高等职业学校"十四五"规划书证融通特色教材

数字案例版

▶ 供护理、助产、临床医学、预防医学、药学、医学检验技术、康复治疗技术、医学影像技术等专业使用

用药基础

（数字案例版）

主　编　叶宝华　雷　湘　叶　新

副主编　牛美兰　房　宇　张晓宇

编　者　（按姓氏汉语拼音排序）

房　宇　汉中职业技术学院

雷　湘　武汉铁路职业技术学院

马彩霞　渭南职业技术学院

牛美兰　黄河科技学院

屈朝霞　镇江高等专科学校

童江涛　云南省怒江州民族中等专业学校

王双冉　上海济光职业技术学院

叶宝华　镇江高等专科学校

叶　新　上海济光职业技术学院

张国恩　云南省怒江州民族中等专业学校

张晓宇　上海东海职业技术学院

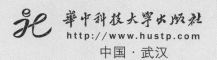

华中科技大学出版社

http://www.hustp.com

中国·武汉

U0370515

内 容 提 要

本书为高等职业学校"十四五"规划书证融通特色教材（数字案例版），内容包括总论、作用于传出神经系统的药物、局麻药、作用于中枢神经系统的药物等十四章，主要介绍药物的作用、临床应用、不良反应、禁忌证及药物的相互作用等知识。本书开篇均以案例导入，并附有案例答案，每章节精选的自测题以在线答题的形式呈现。本书设有十五个实验。

本书可供护理、助产、临床医学、预防医学、药学、医学检验技术、康复治疗技术、医学影像技术等专业使用。

图书在版编目（CIP）数据

用药基础：数字案例版/叶宝华，雷湘，叶新主编.—武汉：华中科技大学出版社，2021.1（2023.1 重印）
ISBN 978-7-5680-6882-6

Ⅰ.①用… Ⅱ.①叶… ②雷… ③叶… Ⅲ.①用药法-教材 Ⅳ.①R452

中国版本图书馆 CIP 数据核字（2021）第 013750 号

用药基础（数字案例版）   叶宝华   雷   湘   叶   新   主编
Yongyao Jichu(Shuzi Anli Ban)

策划编辑：蔡秀芳
责任编辑：孙基寿
封面设计：原色设计
责任校对：阮 敏
责任监印：周治超
出版发行：华中科技大学出版社（中国·武汉）   电话：（027）81321913
           武汉市东湖新技术开发区华工科技园   邮编：430223
录   排：华中科技大学惠友文印中心
印   刷：武汉科源印刷设计有限公司
开   本：880mm×1230mm   1/16
印   张：14.25
字   数：414 千字
版   次：2023 年 1 月第 1 版第 2 次印刷
定   价：49.80 元

高等职业学校"十四五"规划书证融通特色教材（数字案例版）

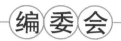

编委会

丛书学术顾问　文历阳　胡　野

委员（以姓氏笔画为序）

王　兵	湖南交通工程学院
王高峰	贵州工程职业学院
卢　兵	镇江高等专科学校
朱　红	山西同文职业技术学院
刘义成	汉中职业技术学院
孙凯华	广东岭南职业技术学院
杨美玲	宁夏医科大学
邹金梅	四川卫生康复职业学院
张　捷	上海中侨职业技术学院
陈小红	铜仁职业技术学院
陈丽霞	泉州医学高等专科学校
陈国富	泰州职业技术学院
陈晓霞	肇庆医学高等专科学校
武　江	镇江高等专科学校
林爱琴	郑州铁路职业技术学院
金庆跃	上海济光职业技术学院
郑纪宁	承德医学院
费素定	宁波卫生职业技术学院
唐忠辉	漳州卫生职业学院
桑未心	上海东海职业技术学院
黄　涛	黄河科技学院
黄岩松	长沙民政职业技术学院
黄绪山	安康职业技术学院
曹新妹	上海交通大学医学院附属精神卫生中心
程红萍	长治医学院
雷良蓉	随州职业技术学院
戴　波	聊城职业技术学院

网络增值服务使用说明

欢迎使用华中科技大学出版社医学资源网yixue.hustp.com

1.教师使用流程

（1）登录网址：**http://yixue.hustp.com** （注册时请选择教师用户）

（2）审核通过后，您可以在网站使用以下功能：

管理学生

建立课程　　　　　　　　布置作业

下载教学
资源　　　　教师　　　查询学生学习
　　　　　　　　　　　　记录等

2.学员使用流程

建议学员在PC端完成注册、登录、完善个人信息的操作。

（1）PC端学员操作步骤

①登录网址：**http://yixue.hustp.com** （注册时请选择普通用户）

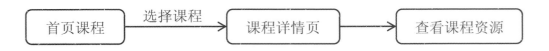

②查看课程资源

如有学习码，请在个人中心-学习码验证中先验证，再进行操作。

首页课程 ──选择课程──→ 课程详情页 ──→ 查看课程资源

（2）手机端扫码操作步骤

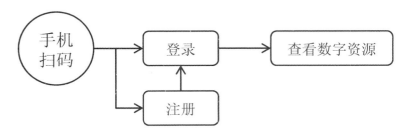

总　序

2019 年国务院正式印发《国家职业教育改革实施方案》(简称《方案》),对职业教育改革提出了全方位设想。《方案》明确指出,职业教育与普通教育是两种不同教育类型,具有同等重要地位,要将职业教育摆在教育改革创新和经济社会发展中更加突出的位置。职业教育的重要性被提高到了"没有职业教育现代化就没有教育现代化"的地位,作为高等职业教育重要组成部分的高等卫生职业教育,同样受到关注。

高等卫生职业教育既具有职业教育的普遍特性,又具有医学教育的特殊性。医学专业的专科人才培养要求以职业技能的培养为根本,以促进就业和适应产业发展需求为导向,与执业资格考试紧密结合,突出职业教育的特色,着力培养高素质复合型技术技能人才,力求满足学科、教学和社会三方面的需求。

为了进一步贯彻落实文件精神,适应医学专业高职教育改革发展的需要,满足"健康中国"对高素质复合型技术技能人才培养的需求,充分发挥教材建设在提高人才培养质量中的基础性作用。经调研后,在全国卫生职业教育教学指导委员会专家和部分高职高专示范院校领导的指导下,华中科技大学出版社组织了全国近 50 所高职高专医药院校的 200 多位老师编写了这套高等职业学校"十四五"规划书证融通特色教材(数字案例版)。

本套教材强调以就业为导向、以能力为本位、以岗位需求为标准的原则。按照人才培养目标,遵循"三基"(基本理论、基本知识、基本技能)、"五性"(思想性、科学性、先进性、启发性、适应性)、"三特定"(特定目标、特定对象、特定限制)的编写原则,充分反映各院校的教学改革成果和研究成果,教材编写体系和内容均有所创新,在编写过程中重点突出以下特点。

(1)紧跟教改,接轨"1＋X"制度。紧跟高等卫生职业教育的改革步伐,引领职业教育教材发展趋势,注重体现"学历证书＋若干职业技能等级证书"制度(即"1＋X证书"制度),提升学生的就业竞争力。

(2)坚持知行合一、工学结合。教材融传授知识、培养能力、提高技能、提高素质为一体,注重职业教育人才德能并重、知行合一和崇高职业精神的培养。

(3)创新模式,提高效用。教材大量应用问题导入、案例教学、探究教学等编写理念,将"案例"作为基础与临床课程改革的逻辑起点,引导课程内容的优化与传授,适应当下短学制医学生的学习特点,提高教材的趣味性、可读性、简约性。

(4)纸质数字,融合发展。教材对接科技发展趋势和市场需求,将新的教学技术融入教材建设中,开发多媒体教材、数字教材等新媒体教材形式,推进教材的数字化建设。

(5)紧扣大纲,直通医考。紧扣教育部制定的高等卫生职业教育教学大纲和最新执业资格考试要求,随章节配套习题,全面覆盖知识点和考点,有效提高执业资格考试通过率。

本套教材得到了专家和领导的大力支持与高度关注,我们衷心希望这套教材能在相关课程的教学中发挥积极作用,并得到读者的青睐。我们也相信这套教材在使用过程中,通过教学实践的检验和实际问题的解决,能不断得到改进、完善和提高。

高等职业学校"十四五"规划书证融通特色教材
(数字案例版)编写委员会

Preface | 前 言

用药基础是以药理学理论为基础,以合理用药为目的,阐述临床用药护理措施及护理工作者在合理用药中的地位和作用的一门课程,是护理类专业的核心课程。其主要目的是通过系统介绍药物的作用、临床应用、不良反应、禁忌证及药物的相互作用等知识,使护理专业人员具备正确解释和执行医嘱的能力,具备对药物治疗进行有效监护及有效判断、处理不良反应的能力,具备指导患者合理用药的能力,使药物在临床应用中发挥最佳疗效,减少毒副反应,以达到安全用药的目的。

本书开篇均以案例导入,并附有案例答案。本书以"岗位需要、够用为度"为原则,以护士执业资格考试大纲和教学标准的要求为依据,与护理、助产岗位紧密结合,介绍相关的背景知识、相关事件及学科发展前沿知识,丰富医学人文知识。本书每章节精选的自测题以在线答题的形式呈现。本书每章节有配套的电子课件,方便教师教学和学生课后使用。

本书编写过程中得到了各参编单位及编委的大力支持和配合,在此表示诚挚的感谢!本书还参考了国内本科、专科层次的相关教材,引用了相关图表,在此一并表示衷心的感谢!

限于编者水平,书中难免有不足和疏漏之处,敬请广大读者批评指正。

编 者

目 录

MULU

第一章 总 论

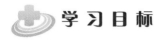 学习目标

掌握:药物作用和药物的体内过程的有关概念。
熟悉:药动学的基本概念和参数,影响药物作用的因素。
了解:药物作用机制,药物的一般知识。

PPT

第一节 绪 言

一、药物及其相关概念

药物是作用于机体,可以影响机体的生理功能和病理状态,用于预防、治疗、诊断疾病或计划生育的化学物质。根据来源可分为天然药物、化学合成药物、基因工程药物三大类。药物具有两重性,既可对人体产生有利作用,又会对人体产生不良反应。因此,合理用药并做好用药护理对维护人类健康非常重要。

用药基础是以药理学理论为基础,以护理合理用药为目的,阐述临床用药护理措施及护理工作者在合理用药中的地位和作用的一门课程。药理学是研究药物与机体相互作用规律及其机制的科学,研究内容包括药物效应动力学和药物代谢动力学。其中研究药物对机体作用规律及其机制的科学称为药物效应动力学(简称药效学),研究机体对药物的处置过程及血药浓度随时间而变化规律的科学称为药物代谢动力学(简称药动学),包括药物在体内的吸收、分布、生物转化和排泄过程。

二、用药基础的研究内容和任务

本课程坚持以培养用药护理能力为中心,重点阐述药物的作用、临床应用、主要不良反应和用药护理等知识,侧重于培养学生在以后的护理工作中给药及观察给药后反应的基本职业能力,在加强"三基"的基础上,贴近临床护理岗位,突出用药护理能力培训,融知识与能力、过程与方法、情感态度与价值观为一体,以适应护理岗位的需求。其研究内容包括药物的作用、用途、不良反应与用药护理等。其任务为在阐明药物应用基础理论和基本知识的基础上,突出临床护理用药中如何观察药物疗效和不良反应,采取相应的防治措施以防止或减少药源性疾病,保证临床安全合理用药。

三、用药基础的学习方法

用药基础是联系基础医学与临床护理课程的桥梁课程,为护理专业课程及临床药物治疗提供支

Note

撑服务。药物种类繁多、作用各异,掌握学习方法尤为重要。

1.联系基础知识 药物通过影响或改变机体原有的生理、生化功能或病理功能状态发挥作用。掌握生理、生化和病理等基础知识有助于对药物作用、应用及不良反应等知识的理解学习,因此要对相关知识进行有针对性的复习。

2.联系临床知识 药物均有各自的适应证,在学习过程中可通过生活事例或临床案例,分析疾病的临床表现,掌握用药原则,学会用药护理。

3.掌握药物的特点 药物种类很多,但首先要掌握药物的分类及其代表药物,进而分析比较其共性,抓住特性,及时归纳总结,加深记忆。

4.加强实际应用 要立足于对药物作用、用途、不良反应与用药护理的学习,注重实际应用。通过综合实训及实验,培养分析问题和解决实际问题的能力。

第二节 药物的一般知识

一、药品的名称

药品的名称包括通用名、商品名(专利名)和化学名等。

1.通用名 由研发该药的制药公司命名,被国家药政管理部门认定,常用在教科书、期刊中的药品名称。药品通用名可作为国家药典收载的法定名称,同一品种的药品只能使用一个。如对乙酰氨基酚、头孢他啶、盐酸小檗碱、阿司匹林等都是药品的通用名。我国规定,药品通用名应当显著、突出,对于横版标签,必须在上三分之一范围内的显著位置标出;竖版标签,必须在右三分之一范围内的显著位置标出,以便容易识别。

2.商品名 由生产厂商命名并在国家食品药品监督管理局注册的药品名称,常在右上角标有⑧符号。药品的商品名往往因厂而异。同一种药品只能有一个通用名,但可有多个商品名。商品名反映的是药品生产厂家的不同,品牌的不同。如巴米尔为阿司匹林的商品名,又如对乙酰氨基酚的商品名有百服宁、必理通等。

3.化学名 依据药物的化学组成按公认的命名法给药品命名。化学名因过于烦琐,临床很少采用。

二、药物剂型

药物在供给临床使用前,必须制成适合于医疗和预防应用的形式,这种形式称为药物的剂型,根据其形态可分为液体剂型、固体剂型、半固体剂型三类。

(一)液体剂型

1.水剂 挥发油或其他挥发性芳香物质的饱和或近饱和溶液,如薄荷水。

2.溶液剂 非挥发性的药物的澄明水溶液,可供内服和外用,外用溶液应在瓶签上注明"外用"及"切勿内服"的字样。

3.酊剂 一定浓度的生药乙醇浸出液或化学药品的乙醇溶液,如橙皮酊。

4.合剂 含有可溶性或不溶性粉末药物的透明或悬浊液,多供内服,如胃蛋白酶合剂。

5.洗剂 含有不溶性药物专供外用的悬浊制剂,如炉甘石洗剂。

6.糖浆剂 含有药物或芳香物质的近饱和浓度的蔗糖水溶液,如可待因糖浆。

7.流浸膏 生药材的浸出液,经浓缩调整其浓度至规定标准后的液体制剂,一般每毫升应与原

知识链接
1-2-1

生药 1 g 相当。

8. 注射剂　供注入人体内使用的药物灭菌制剂,常用的分装容器有安瓿、西林瓶、大输液瓶等。

9. 其他液体剂型　如胶浆剂、喷雾剂、气雾剂、滴眼剂、滴鼻剂等。

（二）固体剂型

1. 片剂　药物与适宜的赋形剂混合,通过制剂技术制成的固体制剂,主要供口服,包括包衣片以及一些新型片剂,如缓控释片剂、泡腾片等。

2. 胶囊剂　将药物填装于空心胶囊中或密封于弹性软质胶囊中而制成的固体制剂。

3. 丸剂　将药物与黏合剂或辅料混合做成的球形固体制剂。

4. 冲剂　也称颗粒剂,是生药提取物或药物加适量辅料制成的干燥颗粒状内服制剂,服用时用温开水冲化即可。

5. 其他固体制剂　如散剂、微型胶囊、膜剂等。

（三）半固体制剂

1. 软膏剂　药物与适宜基质混合均匀制成的膏状外用制剂。多供皮肤用药。

2. 眼膏剂　供眼用的细腻灭菌软膏。

3. 栓剂　供人体腔道内给药的半固体制剂,形状和大小因用药腔道而异,进入人体腔道后可软化、溶解、释放出药物。

4. 乳膏剂　由脂肪酸与碱性物质作用而制成的一种稠厚乳状剂型,较软膏易于吸收,不污染衣物。

三、药品的管理

（一）处方药与非处方药

依据国家药品分类管理规定,将药品分成处方药和非处方药,并作出相应的管理规定。实施药品分类管理,可以保证公众用药安全、有效、方便,同时推动医保制度改革,促进国际接轨。

1. 处方药　必须凭执业医师或助理执业医师的处方才可调配、购买和使用的药品。处方药不得在大众媒体进行宣传。

2. 非处方药　经国家药政管理部门批准,不需要凭执业医师或助理执业医师的处方,即可按药品说明书自行判断、购买和使用的安全有效的药品,又称为"柜台药"(OTC)。根据药物的安全性又分为甲类和乙类,甲类非处方药只限于在医疗机构和社会药房,在药师指导下购买使用,而乙类非处方药可以在经药品监督管理部门批准的普通商业企业零售。处方药和非处方药的差异见表 1-2-1。

知识链接
1-2-2

表 1-2-1　处方药与非处方药的差异

项目	处方药	非处方药
药物剂型	各种剂型	仅限口服和外用剂型
使用决定权	有执业资格的医师、助理医师等	在药师指导下,由使用者决定
使用疗程	由病情决定	有明确限制,一般疗程较短
经营部门	医疗机构、社会药店	医疗机构、社会药店、商店
广告宣传范围	医药卫生类学术刊物	大众传播媒介
药品外包装	无特殊要求	印有 OTC 专有标识
药品说明书	用专业术语介绍	用科学易懂、详细准确的文字介绍

（二）特殊管理药品

根据《中华人民共和国药品管理法》规定,对麻醉药品、精神药品、毒性药品、放射性药品实行特殊管理。特殊管理药品在药品包装和说明书中均有特殊标识(图 1-2-1)。这些药品如果应用不当,会给社会和个人带来危害,要严格按国家有关规定进行管理和使用。

1. 麻醉药品 连续用药可产生身体依赖性的药品,包括阿片类、可卡因类和大麻类等。临床上对此类药品实行"五专"(专人、专用处方、专柜加锁、专账、专册)管理,从领取到应用都应遵守严格的程序。处方注射剂不得超过 1 次常用量;片剂、酊剂和糖浆剂等不得超过 3 日常用量,连续使用不得超过 7 日。处方须留存 3 年。

2. 精神药品 指直接作用于中枢神经系统,产生兴奋或抑制作用,连续应用易产生精神依赖性的药品,包括镇静催眠药、苯丙胺类中枢兴奋药和致幻药等。依据依赖的程度和危害,分为第一类精神药品和第二类精神药品,第一类精神药品(如安钠咖、哌甲酯、咖啡因等)比第二类精神药品(如地西泮、苯巴比妥、三唑仑等)更易产生依赖性。第一类精神药品处方,注射剂为 1 次常用量,其他剂型处方不得超过 3 日用量;第二类精神药品处方一般不得超过 7 日用量。处方须留存 2 年。

3. 医疗用毒性药品 指作用强烈,毒性极大,治疗剂量与中毒剂量比较接近,使用不当会导致中毒甚至危及生命的药品,如强心苷类、阿托品等。处方每次不得超过 2 日剂量。处方留存 2 年。

4. 放射性药品 含有放射性元素的一类特殊药品,可释放射线供医学诊断或治疗使用,如放射性碘等。

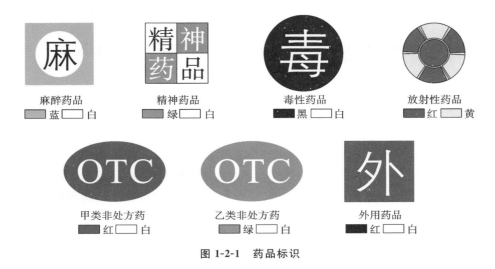

图 1-2-1 药品标识

(三)国家基本药物

国家基本药物是指由国家政府制定的《国家基本药物目录》中的药品,所列品种是专家和基层广大医药工作者从我国临床应用的各类药物中通过科学评价筛选出来的具有代表性的药物。这些药物具有疗效好、不良反应少、质量稳定、价格合理、使用方便等特点,制定该《目录》的目的是要在国家有限的资金资源下获得最大、合理的全民保健效益。基本药物是公认的医疗中的基本药物,也是对公众健康产生最大影响的药物。基本药物不是最便宜的药品,但可以说是最好的药品,基本药物是经过综合考虑的,能满足临床基本和必要的需求。由于疗效好,使得治疗总成本最低,也就是说它在兼顾临床最大治疗效益的同时又满足了大多数人整体保健的需要。未被选入该目录的药品不属于医疗保险支付范围。其遴选原则为:临床必需、安全有效、价格合理、使用方便、中西药并重。随着药物的发展和防病治病的需要,每两年调整一次。

四、药品的标识

1. 批号 药品批号一般指药品生产的批次,是同一原料、同一辅料、同一生产工艺、同一日期或同一周期生产所得药品的编号,国内多采用 6 位数表示,前两位表示年份,中间两位表示月份,最后两位表示日期,如 051208 表示 2005 年 12 月 8 日生产。如 051208-3,后面"-3"一般表示厂内当日生产的第 3 批产品。

2. 有效期 指在一定的储存条件下可保证药品安全有效使用的期限,其表示方法如下。①直接标明有效期,以有效月份最后 1 天为到期日,如某药的有效期为 2013 年 11 月,表示该药可使用至 2013 年 11 月 30 日。②直接标明失效期,进口药品一般多采用失效期,用 Exp. Date 或 Use before 来表示。如标明 Exp. Date:May. 2010,表明该药失效期为 2010 年 5 月,可使用至 2010 年 4 月 30 日。

五、处方与医嘱

(一) 处方的概念及种类

处方是由注册的执业医师和执业助理医师开具的,由药学专业技术人员审核、调配、核对,并作为医疗用药发药凭证的医疗文书,也是患者取药的凭证,是一种重要的具有法律意义的医疗文件。医、护、药人员一定要认真开写及执行。麻醉药品处方、急诊处方、儿科处方、普通处方的印刷用纸应分别为淡红色、淡黄色、淡绿色和白色。执行处方是护士的日常工作,直接关系到患者的治疗效果和生命安危,应严肃认真对待。在医疗工作中所应用的处方一般有医疗处方、法定处方和协定处方三类,在临床医疗工作中以医疗处方为最常用。

(二) 处方结构

处方由处方前记、处方正文、处方后记三部分组成。

1. 前记 包括医疗、预防、保健机构名称,处方编号,费用,患者姓名,性别、年龄,门诊或住院病历号,科别或病室和床位,临床诊断,开具日期等,并可添列专科要求的项目。麻醉药品和第一类精神药品处方还应当包括患者身份证明编号、代办人姓名、身份证明编号。

2. 正文 以 Rp 或 R 标示,分列药品名称、规格、数量、用法用量。

3. 后记 医师签名或者加盖专用签章,药品金额以及审核、调配、核对、发药药师签名或者加盖专用签章。

(三) 处方的书写规则

处方必须在专用处方笺上用钢笔或水性笔书写,亦可用打字机打印,要求字迹清晰,内容完整,剂量准确,不得涂改。如有涂改,医师必须在修改处签名及注明修改日期。

处方中药品剂量与数量一律用阿拉伯数字表示,剂量应当使用 SI 制单位:固体或半固体药物以克(g)、毫克(mg)、微克(μg)、纳克(ng)为单位;液体药物以升(L)或毫升(ml)为单位;少数药物以国际单位(IU)或单位(U)表示。药物浓度一般采用百分浓度。普通处方一般不得超过 7 日用量,急诊处方一般不得超过 3 日用量,对于某些慢性病、老年病或特殊情况,处方用量可适当延长,但医师必须注明理由。急诊处方应在处方笺左上角写"急"或"cito"字样,以便优先发药。处方只限当日有效,过期需经医师更改日期并签字方能生效。处方中任何差错和疏漏都必须经医师修改签字方可调配。处方中计量单位及用法常用拉丁文缩写词表示(表 1-2-2)。

表 1-2-2 处方中常用拉丁文缩写词及中文意义

缩写	中文意义	缩写	中文意义	缩写	中文意义
1.常用制剂/剂量单位		2.给药时间/给药次数		3.给药途径/其他	
Amp	安瓿剂	ac	饭前	ID	皮内注射
Caps	胶囊剂	am	上午	IM	肌内注射
Emui	乳剂	hs	睡前	IP	腹腔注射

续表

缩写	中文意义	缩写	中文意义	缩写	中文意义
1.常用制剂/剂量单位		2.给药时间/给药次数		3.给药途径/其他	
inj.	注射剂	a. c.	饭前	i. v.	静脉注射
ocul.	眼膏剂	p. c.	饭后	iv. gtt	静脉滴注
ol.	油剂	q. d.	每日一次	H	皮下注射
sol.	溶液剂	b. i. d.	每日二次	p. o.	口服
syr.	糖浆剂	t. i. d.	每日三次	pr. dos	顿服
tab.	片剂	q. i. d.	每日四次	aa.	各
tr.	酊剂	q. m.	每晨	u. ext	外用
ung.	软膏剂	q. n.	每晚	p. r.	直肠给药
gtt.	滴	s. o. s.	必要时	Test/ast	皮试后
g	克	p. r. n.	必要时(可重复)	Co.	复方的
U	单位	Sig	用法	No.	数量
μg	微克	stat.	立即	NS	生理盐水
mg	毫克	Lent.	慢慢的	GS	葡萄糖水
ml	毫升	Cito!	急速的	GNS	糖盐水

(四)医嘱

医嘱是由医师拟订并由护理人员执行的治疗计划,包括长期医嘱、临时医嘱、备用医嘱和停止医嘱。医嘱内容包括护理常规、护理级别、饮食种类、体位、各种检查和治疗、药物名称、剂量和用法、医师、护士签名等。医嘱必须由医师写在医嘱单上,然后由护士按医嘱种类分别转抄至医嘱执行单上,经医师签名后方可生效,护士一般不执行口头医嘱,在抢救或手术过程中医师下达的口头医嘱,护士必须复述一遍,双方确认无误后方可执行,事后应及时补记。用药医嘱与处方书写格式的不同点是用药医嘱无 Rp(请取)、用法(用法)字样,无需写出规格量、总量,其余相同。

(叶宝华)

第三节 药物效应动力学

药物效应动力学简称药效学,是研究药物对机体的作用及其机制的学科,其中机体反应包括药物的不良反应。

一、药物的基本作用

药物的基本作用是指药物对机体原有生理功能的影响。凡是使机体组织器官原有的生理功能增强的作用称为兴奋作用,如肾上腺素升高血压的作用、尼可刹米加快呼吸的作用等;反之,凡能使机体组织器官原有的生理功能减弱的作用称为抑制作用,如地西泮产生镇静催眠作用。兴奋作用和抑制作用在一定条件下可以相互转化,如中枢神经过度兴奋可导致惊厥,长时间惊厥又会引起中枢衰竭、抑制甚至死亡。

二、药物作用的类型

1. 局部作用和吸收作用 局部作用是指药物在用药部位所产生的作用,如碘酒、酒精对皮肤表面的消毒作用,口服抗酸药中和胃酸的作用。吸收作用又称为全身作用,是指药物从给药部位进入血液并分布到机体相应组织器官所产生的作用,如地西泮的镇静催眠作用,洋地黄的抗心衰作用。

2. 直接作用和间接作用 药物在所分布的组织器官直接产生的作用为直接作用,如局麻药的局部麻醉作用,洋地黄选择性作用于心脏,加强心肌的收缩力,改善心力衰竭症状,均属直接作用。间接作用又称续发作用,是指由直接作用而引起的其他反应,往往通过神经反射或体液调节而产生,洋地黄加强心肌收缩力,这是直接作用,随之而产生的心率减慢、传导阻滞和利尿效应,则是心肌收缩后机体调节出现的间接作用。

3. 药物选择性作用和普遍细胞作用

药物对组织器官作用有差异,在治疗剂量时,通常只对某些或某个组织器官产生明显作用,而对其他组织器官作用较弱或无作用,称为药物作用的选择性。这是由于药物对这些细胞组织具有较强亲和力,或机体不同组织器官对药物敏感性有差异。选择性高的药物针对性强,如洋地黄对心肌的兴奋作用,青霉素主要对革兰阳性菌有杀菌作用等;选择性低的药物作用广泛,应用时副作用较多,如阿托品具有扩瞳、口干、心率加快等多方面作用。药物的选择性是临床用药的基础,也是药物分类的基础。药物作用的选择性往往是相对的,常与应用时剂量有关,如咖啡因对大脑皮层有兴奋作用,可以提神,消除疲劳,而大剂量应用时广泛兴奋中枢神经系统,引起惊厥。因此,临床应根据药物选择性作用的规律,对不同的疾病选择不同的药物。

普遍细胞作用是指药物的选择性较低,在治疗剂量时即对多种组织器官产生类似的作用,药物的不良反应较多。如抗恶性肿瘤药对机体细胞的普遍细胞作用而产生骨髓造血功能抑制等不良反应。

三、药物作用的两重性

药物既有防治疾病的作用,也能产生不良反应,是药物作用的两重性表现。

(一) 防治作用

凡符合用药目的能达到防治疾病效果的作用称为防治作用。防治作用包括预防作用和治疗作用。预防作用是指提前用药,防止疾病发生,如疫苗接种;治疗作用是指疾病发生后,用药物消除病因或缓解症状,分为对因治疗和对症治疗。对因治疗是指能消除原发致病因子,彻底治疗疾病,又称治本,如用抗生素杀灭或抑制体内的病原体,解毒药清除体内毒物;用药目的在于改善临床症状或减轻患者痛苦,称为对症治疗,又称治标,如阿司匹林的降低体温作用,吗啡缓解晚期癌症患者引起的剧痛。对症治疗不能消除病因,但在某些危急情况下是非常必要的,如休克、惊厥、心搏骤停等,及时给予对症治疗,可防止病情恶化。在临床实践中,应根据患者具体情况,遵循"急则治标,缓则治本,标本兼治"的原则,妥善处理好对因治疗和对症治疗的关系。

(二) 不良反应

用药后产生的与治疗目的无关,且给患者带来不适或痛苦的反应,称为不良反应。药物的不良反应可分为如下几种。

1. 副作用 指药物在治疗剂量时产生的与治疗目的无关的作用。产生的原因是药物的选择性低,作用广泛。药物的治疗作用和副作用可随治疗目的不同而变化,当其中一种作用成为治疗作用时,其他的作用就成为副作用。如阿托品用于治疗胃肠痉挛所致的胃肠绞痛,在松弛平滑肌的同时,可引起口干、便秘、心悸等副作用,若用于麻醉前给药时,其抑制腺体分泌作用为治疗作用,而松弛平滑肌引起的腹胀气和尿潴留则成为副作用。

副作用是药物本身固有的作用,可以预知,危害较小,难以避免。护理人员在用药过程中,应告知患者,同时设法纠正副作用,如用麻黄碱治疗支气管哮喘时有中枢兴奋作用,可引起失眠,若同时服用催眠药可纠正。

2. 毒性反应 用药剂量过大、用药时间过长所产生的对机体有明显危害的反应。用药后迅速发生的毒性反应称为急性毒性,多损害循环、呼吸及神经系统功能;长期用药使毒性在体内逐渐积蓄而发生的毒性反应称为慢性毒性,多损害肝、肾、骨髓、内分泌等器官功能,如链霉素引起的耳鸣、耳聋,氯霉素抑制骨髓造血功能等。用药时应注意避免毒性反应发生。药物的致癌、致畸、致突变反应称为药物的"三致"作用,是药物特殊慢性毒性反应。

3. 变态反应 又称过敏反应,是指少数过敏体质者对某些药物产生的一种病理性免疫反应。过敏反应的发生与用药剂量无关,且不易预知,危害程度轻重不一。致敏原刺激机体免疫系统,产生相应抗体,待药物再次进入机体后就可以产生抗原抗体反应,临床表现常见的有药热、皮疹、血管神经性水肿、哮喘等,严重时可发生过敏性休克。在应用抗生素、磺胺类、阿司匹林、碘等半抗原药物,以及生物制品等全抗原药物时应慎重。

对于易致过敏的药物或过敏体质者,用药前应详细询问有无用药过敏史,并按有关规定确定是否需要做过敏试验,凡有过敏史或过敏试验阳性反应者禁用。

4. 继发反应 继发于药物治疗作用的不良后果,称继发反应,如长期服用广谱抗生素引起二重感染。

5. 后遗效应 停药后血药浓度已降至阈浓度以下时残存的药理效应。这种效应可以很短暂,也可以较持久。如服用长效巴比妥类催眠药后,次晨仍有困倦、头晕、乏力等"宿醉现象"。

6. 停药反应 长期应用某些药物,突然停药使原来疾病加重或复发的现象,称为停药反应。如长期应用普萘洛尔降血压,突然停药可出现血压骤升。

7. 特异质反应 少数先天性遗传异常患者对某些药物所产生的特殊反应,称为特异质反应。如缺乏葡萄糖-6-磷酸脱氢酶的患者,在食用新鲜蚕豆以及伯氨喹、磺胺类药物时发生急性溶血现象。特异质反应只在极少数人中发生,通常是有害的,甚至是致命的。特异质反应发生与剂量无关,但严重程度与剂量有关。

8. 依赖性 长期应用某些药物后患者对药物产生主观和客观上连续用药的现象,称为依赖性。若停药后仅表现为主观上的不适,没有客观上的体征表现,称为习惯性或精神依赖性;若用药时产生欣快感,而停药后不仅出现主观上的不适,还发生严重生理功能紊乱的戒断症状,如烦躁不安、流泪、打哈欠、腹痛、腹泻等,只有再次用药症状才会消失,称为成瘾性或生理依赖性。

9. 耐受性、耐药性 连续用药后机体对药物敏感性下降,出现药效逐渐降低,需加大剂量才能达到原有疗效的现象,称为耐受性。耐药性又称抗药性,是指病原体或肿瘤细胞与药物多次接触后,对药物的敏感性降低甚至消失,为耐药性。

四、药物剂量与效应的关系

1. 量效关系 剂量即用药的分量。在一定范围内,药物效应随着剂量增加或浓度增高而增强。这种剂量与效应的关系称为药物剂量-效应关系。通过量-效关系研究,可定量分析和阐明药物剂量与效应之间的变化规律,为临床用药提供参考(图1-3-1)。

剂量太小,不出现药理效应,为无效量;随着剂量增加,出现疗效时的最小剂量称为最小有效量,又称阈剂量;极量是能引起最大效应而又不至于中毒的剂量,又称最大治疗量,是国家药典明确规定允许使用的最大剂量。超过极量用药有中毒的危险。介于最小有效量和极量之间,能对机体产生明显效应而又不引起毒性反应的剂量,称为治疗量(therapeutic dose);比最小有效量大,比极量小,临床常用的剂量称为常用量;药物引起毒性反应的最小剂量为最小中毒量,引起死亡的最小剂量为最小致死量。

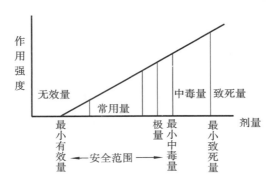

图 1-3-1 药物剂量与效应之间关系

2. 量效曲线 药物剂量和效应关系可用量-效曲线表示。以药物作用强度为纵坐标,以药物剂量(或浓度)为横坐标,绘制出的长尾 S 形曲线称为量-效曲线。根据所观察的药物效应指标不同,可将量-效曲线分为量反应量-效曲线和质反应量-效曲线。

（一）量反应量-效曲线

药物效应强度可用数据或量的分级来表示,如心率、血压、血糖浓度、尿量、酶活性等,将连续增减的量变称为量反应。如用药物剂量(浓度)的对数值为横坐标,效应强度为纵坐标,则呈典型的对称 S 形曲线,这就是量反应量-效曲线(图 1-3-2)。

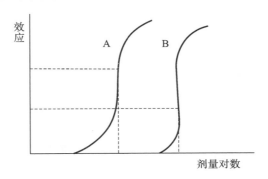

图 1-3-2 药物的量反应量-效曲线

由量反应量-效曲线可得出如下结论。

1. 效能 指药物所能产生的最大效应。随着剂量增加,药物效应相应增强达到极限,再增加剂量,效应不再增强,称为药物最大效应,可反映药物内在活性大小。

2. 效价强度 简称效价,是指引起同等效应所需的剂量,所需的剂量愈小,效价强度愈高。如药物是通过受体机制起作用的,则效价强度可反映药物与受体亲和力的大小。

效能与效价强度反映药物的不同性质,两者之间无相关性,效能高的药物其效价强度不一定高,效价强度低的药物其效能不一定低。例如,利尿药以每日排钠量为效应指标进行比较,氢氯噻嗪的效价强度大于呋塞米,但呋塞米的效能大于氢氯噻嗪(图 1-3-3)。

（二）质反应量-效曲线

质反应是指药物的效应不能用数量来表示,只能用有或无、阳性或阴性、存活或死亡等表示,不呈连续量变。其研究对象为一个群体。若以对数剂量为横坐标,以阳性反应百分率为纵坐标作图,可得到呈正态分布的倒钟形曲线,当纵坐标为累加阳性反应百分数时,则得到对称的 S 形曲线(图 1-3-4)。S 形曲线正中点的阳性率为 50%,故可求得 50% 阳性率时的剂量。

1. 半数有效量(ED_{50}) 在动物实验中,常采用在一群动物中引起半数动物产生阳性反应的剂量,称为半数有效量。

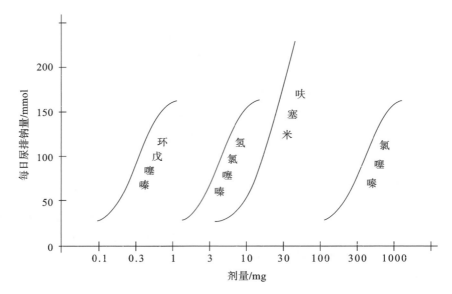

图 1-3-3　各种利尿药效能与效价强度比较

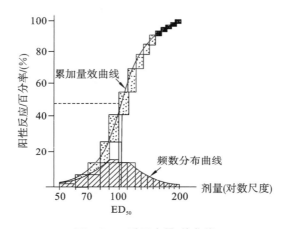

图 1-3-4　质反应量-效曲线

2. 半数致死量(LD$_{50}$)　能引起半数动物死亡的剂量称为半数致死量。

（三）安全性评价

量效关系可用于药物安全性分析,目前,评价药物安全性的指标主要有如下两种。

1. 安全范围　最小有效量和最小中毒量之间的剂量范围称为安全范围。一个药物的安全范围愈大,则用药愈安全,反之则易中毒,如洋地黄类安全范围小,剂量稍大时很容易引起中毒反应。

2. 治疗指数(TI)　半数致死量与半数有效量的比值,$TI = LD_{50}/ED_{50}$,治疗指数越大,用药越安全。

五、药物的作用机制

药物的作用机制是指药物产生作用的原理。药物作用机制研究有助于阐述药物的治疗作用和不良反应,指导临床合理用药,是药效学研究的重要内容。

（一）药物受体作用机制

1. 受体和配体的概念　受体是指存在于细胞膜或细胞内的一类功能蛋白质,能识别、结合特异性生物活性物质(神经递质、激素、自体活性物质、药物)等,并通过信息放大系统,引起生理反应或药理效应。能与受体特异性结合的物质称为配体。

2. 受体的特性 受体与配体的结合必须具有下列特性。

（1）灵敏性 受体与配体有高亲和力，多数配体在很低浓度时就产生明显的效应。

（2）特异性 特定的受体只能与特定配体结合，产生特定的生理效应。受体只能与其结构性适应的配体结合，即具有结构专一性。

（3）饱和性 受体的数量是一定的，因此配体与受体的结合具有饱和性，作用于同一受体的配体之间存在竞争现象。

（4）可逆性 配体与受体的结合是可逆的。配体-受体复合物可以解离或被其他结构相似的配体所置换。

（5）多样性 同一类型的受体可广泛分布到不同的细胞而产生不同效应，受体多样性是受体亚型分布的基础。

3. 受体的药物分类 药物与受体结合产生效应。药物作用的强度与被药物占领的受体数量成正比。药物与受体结合产生效应，必须具备两个条件：一个是药物与受体结合的能力，即亲和力；另一个是药物与受体结合后，激活受体产生生物效应的能力，称内在活性，决定了药物作用的最大效应。

（1）激动药 又称兴奋药，是药物与受体有较强的亲和力，又有较强内在活性。药物能兴奋受体产生效应，如吗啡激动阿片受体引起镇痛作用。

（2）拮抗药 又称阻断药，是指药物与受体有较强亲和力，但没有内在活性，故不能引起效应。但能阻断激动药与受体的结合，与激动药有对抗作用。如纳洛酮本身无明显药理作用，但在体内和吗啡竞争同一受体，具有对抗吗啡的药理作用。

（3）部分激动药 本类药物与受体有亲和力，但只有弱的内在活性，具有激动药和拮抗药双重作用。但剂量很小或单独应用时，能发挥激动受体的作用并产生效应。但随着剂量增加，则表现出竞争性对抗作用。

4. 受体的调节 受体的数量、亲和力及效应力受到多种因素（生理、病理或药物等）影响而发生的变化，称为受体的调节，受体的调节是维持机体内环境稳定的重要因素。根据其调节的效果可分为如下两种。

（1）向上调节 受体数目增多、亲和力增大或效应力增强，称为向上调节。长期应用受体拮抗药，可使相应受体数目增加、受体的敏感性和反应性增强，出现增敏现象。如长期应用 β 受体阻断药，可使 β 受体向上调节，一旦突然停药，可使递质去甲肾上腺素产生强烈反应，引起心动过速、心律失常甚至心肌梗死等。向上调节是造成某些药物突然停药后出现撤药反应或反跳现象的原因之一。

（2）向下调节 受体数目减少、亲和力降低或效应力减少，称为向下调节。长期应用激动药，可使相应受体数目减少，受体的敏感性和反应性降低，药效减弱，此现象称为受体脱敏，是产生耐受性的原因之一。

（二）药物其他作用机制

1. 参与或影响细胞代谢 如 Fe^{2+} 参与血红蛋白形成，治疗缺铁性贫血；维生素 D 参与钙、磷代谢，可治疗佝偻病；甲氨蝶呤、氟尿嘧啶等通过阻碍 DNA、RNA 的合成而抑制肿瘤细胞生成。

2. 影响酶的活性 如新斯的明通过抑制胆碱酯酶产生拟胆碱作用；卡托普利通过抑制血管紧张素转化酶而减少血管紧张素 II 的形成，降低血压；奥美拉唑通过抑制胃黏膜壁细胞的 H^+-K^+-ATP 酶而抑制胃酸分泌。

3. 影响离子通道 局部麻醉药阻滞神经细胞上的钠通道，阻断神经冲动的传导；硝苯地平阻滞血管平滑肌的钙通道，扩张小动脉，降低血压；利多卡因作用于心肌，阻断钠通道，开放钾通道，而纠正室性心律失常。

4. 影响物质转运 如麻黄碱促进去甲肾上腺素能神经释放去甲肾上腺素;大剂量碘抑制甲状腺激素释放而发挥抗甲状腺作用;丙磺舒竞争性抑制尿酸从肾小管重吸收而增加排泄,治疗痛风。

5. 影响免疫功能 白细胞介素-2 能诱导 B 细胞、T 辅助细胞和杀伤性 T 细胞的增殖与分化,具有免疫增强作用。

6. 改变理化环境 甘露醇溶液通过提高血浆渗透压对周围组织产生脱水作用,消除脑水肿;抗酸药通过中和胃酸而治疗消化性溃疡;口服碳酸氢钠可使尿液碱化,促进巴比妥类等酸性药物排泄。

第四节 药物代谢动力学

药物代谢动力学简称药动学,是研究机体与药物相互作用时体内血药浓度随时间变化规律的学科。机体与药物相互作用包括药物的吸收、分布、代谢和排泄,称为药物的体内过程。

一、药物跨膜转运

药物在体内吸收、分布、代谢和排泄都要通过各种生物膜,这一过程称为跨膜转运。药物跨膜转运方式分为被动转运和主动转运。

1. 被动转运 被动转运是指药物分子顺着生物膜两侧的浓度差,从高浓度侧向低浓度侧扩散的转运,不消耗能量,又称顺差转运。多数药物以这种方式转运,转运的速度与生物膜两侧的浓度梯度成正比。浓度梯度越大,扩散愈容易。被动转运有以下几种类型。

(1)简单扩散 又称脂溶扩散,脂溶性药物直接溶入生物膜脂质层的一种转运方式。扩散速度与膜两侧的浓度梯度、药物理化性质有关。弱酸性药物在酸性环境中,解离度小、极性小、脂溶性大,易通过生物膜;弱碱性药物在酸性环境中解离度大,不易跨膜转运,而在碱性环境中不易解离,容易跨膜转运。可通过改变药物所在环境的 pH 值来影响药物的跨膜转运。如碱化尿液,可使酸性药物的解离度增大,减少肾小管和集合管重吸收,而加速酸性药物中毒的排泄。

(2)滤过 又称膜孔扩散,是水溶性药物通过生物膜孔转运的一种方式。多数药物可通过毛细血管壁膜孔转运;大多数药物及其代谢产物可经过肾小球膜孔滤过而排泄;但多数细胞膜的膜孔较小,只有小分子药物可以通过。

(3)易化扩散 指某些药物依赖生物膜上特定载体通过生物膜的一种转运方式。其特点是需要载体、有竞争性抑制及饱和限速现象。葡萄糖、氨基酸、核苷酸等通过此种方式转运。

2. 主动转运 主动转运是指药物分子能逆生物膜两侧浓度梯度,从低浓度一侧向高浓度一侧转运。其特点是需要载体、消耗能量、有饱和现象和竞争性抑制现象。如细胞内 Na^+ 转运到细胞外、细胞外 K^+ 转运到细胞内、血液中碘进入甲状腺腺泡的转运以及青霉素等弱酸性药物和弱碱性药物在肾近曲小管的分泌均为主动转运。

二、药物的体内过程

药物从进入机体到消除的全过程称为药物的体内过程,药物的体内过程一般包括吸收、分布、生物转化和排泄四个过程(图 1-4-1 药物的代谢过程)。

(一)吸收

药物从给药部位进入血液循环的过程称为吸收,药物吸收直接影响着药物起效的快慢和作用的强弱。影响药物吸收的因素如下。

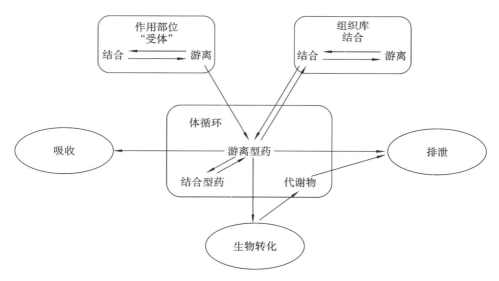

图 1-4-1　药物的代谢过程

1. 给药途径　除静脉给药直接进入血液循环外,其他给药途径均存在吸收过程。给药途径影响吸收的速度和程度。一般来说,吸收快慢顺序为:吸入＞肌内注射＞皮下注射＞舌下＞直肠＞口服＞皮肤。

（1）口服给药　口服是最常用的给药途径,大多数药物口服后在胃肠道内以简单扩散的方式吸收。小肠是吸收的主要部位,由于小肠吸收面积大（200 m^2）、黏膜薄、绒毛多、血流丰富、蠕动快、偏中性等原因,对弱酸性药物或弱碱性药物均易吸收。其吸收过程是:药物先通过胃肠黏膜,进入毛细血管,然后经门静脉进入肝脏,最后进入体循环。

影响药物吸收的因素如下。①药物的剂型:液体制剂易于吸收,片剂、胶囊剂必须先在胃肠道崩解、溶解后吸收。②胃肠道酸碱性:酸碱性决定胃肠道非解离型药物分子的多少,改变胃肠道的酸碱性可改变胃肠道吸收药物的速度和数量。③胃肠内容物、胃排空速度和肠蠕动快慢均可影响药物的吸收。④首关效应（first pass effect）:药物胃肠吸收时,经胃肠及肝细胞代谢酶的作用部分代谢灭活,使进入体循环的药量减少,药效降低,这种现象称为首关效应或首关消除（first pass elimination）或第一关卡效应。首关效应明显的药物不宜口服给药,如硝酸甘油口服后 90％被灭活,不宜口服给药。

（2）舌下给药　舌下黏膜血管丰富,但吸收面积较小,适用于脂溶性较高、用量较小的药物。此方法起效快,给药方便,且无首关效应。

（3）直肠给药　制成栓剂或溶液,经肛门塞入或灌肠,药物由直肠或结肠黏膜吸收,起效快,且无首关效应。

（4）注射给药　常见的注射给药有静脉注射、静脉滴注和皮下注射、肌内注射。

①静脉注射和静脉滴注　将药物直接注入体循环,没有吸收过程。

②皮下注射或肌内注射　药物经毛细血管壁吸收进入血液循环。药物一般吸收较快而完全,其吸收速率与注射部位的血流量及药物的剂型有关。肌肉组织的血流量比皮下组织丰富,故肌内注射比皮下注射吸收快;但周围循环衰竭时,皮下及肌内注射药物的吸收速度大大减慢。水剂吸收快;混悬剂、油剂或植入片剂吸收慢。

（5）吸入给药　肺泡表面积大,血流量丰富,吸收迅速。气体及挥发性药物（如吸入麻醉药）可直接进入肺泡吸收;气雾剂将药液雾化为微粒,可从肺泡迅速吸收。

（6）皮肤、黏膜给药　传统医学使用膏药通过皮肤给药,治疗肌肉和关节疼痛等。近年来发现不少药物能透过皮肤吸收,而发挥长效作用,如临睡前应用硝酸甘油透皮贴剂贴于前臂内侧或胸前区可预防夜间心绞痛发作。

2. 其他因素

(1) 药物的理化性质　分子量小、脂溶性高、极性低的药物易被吸收,反之则难被吸收。

(2) 药物的剂型　口服给药时,溶液剂较片剂、胶囊剂等固体制剂吸收快,片剂的崩解、胶囊剂的溶解等均可影响药物的吸收速度。肌内或皮下注射时,水溶液比油剂、混悬剂吸收快。

(3) 吸收环境　吸收部分的血液循环、pH 值、吸收面积、胃肠内容物的多少和性质、胃排空的速度、肠蠕动的快慢等均可影响药物的吸收。

(二) 药物的分布

分布是指药物随着血液循环运转到组织器官的过程。多数药物在体内的分布是不均匀的。影响分布的因素主要如下。

1. 药物与血浆蛋白结合　药物吸收进入血液循环后,可不同程度地与血浆蛋白结合,以结合型和游离型两种形式存在。只有游离型药物能通过毛细血管壁到达组织细胞产生药理作用。而结合型药物暂时失去药理活性,不被代谢或排泄,故血浆蛋白结合率高的药物在体内消除慢,作用维持时间长。结合型药物有以下特点:①药理活性暂时消失;②结合型药物分子较大,不易跨膜转运;③结合是可逆的,游离型和结合型可相互转化,处于动态平衡状态;④两种与血浆蛋白结合率高的药物同时应用时,可产生竞争性置换现象,从而引起血浆中游离型药物浓度增加,使药理效应增强或毒性增大;⑤药物与血浆蛋白结合具有饱和性,血药浓度过高,血浆蛋白结合达到饱和时,游离型药物可增多,可使药效增强甚至出现毒性反应。

2. 药物的理化性质和体液 pH 值　药物的理化性质如分子大小、脂溶性等均可影响药物的分布。脂溶性药物或水溶性小分子药物均易透过毛细血管进入组织;水溶性大分子药物或离子型药物则难以透过血管壁而进入组织,如右旋糖酐由于其分子较大,不易透过血管壁,故静脉注射后,可改变血浆胶体渗透压,从而达到扩充血容量的目的。体液 pH 值也能影响药物的分布,生理情况下细胞内液的 pH 值约为 7.0,细胞外液 pH 值约为 7.4;弱酸性药物在细胞内液中解离较少,而在细胞外液中解离较多,容易从细胞内向细胞外转运。提高血液 pH 值,可使细胞内的弱酸性药物向细胞外转运。如应用碳酸氢钠碱化血液和尿液,能促进巴比妥类(弱酸性)药物由脑组织向血浆转运,并使肾小管重吸收减少,加速其从尿液排出,常用于巴比妥类药物中毒的解救。

3. 局部器官的血流量　药物吸收后首先到达血流量大的组织器官如肝、肾、脑、肺等,随后再向血流量少的组织转运。静脉注射麻醉药硫喷妥钠,首先分布到血流丰富的脑组织发挥作用,随后由于其脂溶性高又向血流量少的脂肪组织转移,致使脑组织内硫喷妥钠浓度降低,麻醉作用迅速消失,这种现象称为药物在体内的再分布。

4. 药物与组织的亲和力　有些药物对某些组织有特殊亲和力,使其在该组织中的浓度明显高于其他组织,如碘在甲状腺肿的浓度比在血浆中的浓度高约 25 倍,比其他组织高约 1 万倍;氯喹在肝组织中的浓度高于血浆 700 倍,适用于治疗阿米巴肝脓肿。药物对某些组织有特殊亲和力是药物作用部位具有选择性的重要原因。

5. 体内屏障

(1) 血-脑屏障　位于血液与脑组织之间、血液与脑脊液之间、脑脊液与脑组织之间三种隔膜的总称,脑组织内的毛细血管内皮细胞间连接紧密、无间隙结构,这种特殊结构构成了血-脑屏障,对脑组织有一定的保护作用。可阻碍许多大分子、水溶性或解离型药物通过,只有脂溶性高的药物才能以简单扩散的方式通过血脑屏障。在有些情况下,血-脑屏障的通透性会发生改变,如脑膜炎症时,其通透性增加,某些药物通过血-脑屏障而发挥作用。如脑膜炎时对青霉素 G 的通透性增加,脑脊液中可达到有效治疗浓度。

(2) 胎盘屏障　胎盘绒毛与子宫血窦之间的屏障称为胎盘屏障。因胎盘对药物的通透性与一般毛细血管无明显差异,几乎所有进入母体的药物都能穿透胎盘屏障进入胎儿体内,胎盘屏障对药物的转运并无屏障作用,只是程度、快慢有别。因此,对孕妇用药要特别慎重,应禁用可引起畸胎或对胎儿有毒性的药物。

(3)血眼屏障　血液与视网膜之间、血液与房水之间、血液与玻璃体之间三种屏障的总称。此屏障作用可影响药物向眼内的分布,若采用全身给药的方法治疗眼病,则很难在眼内达到有效治疗浓度,故治疗眼病应采用局部滴眼、结膜下注射及球后注射给药,可提高眼内浓度,减少全身不良反应。

(三)生物转化

生物转化也称药物代谢,是指药物在体内发生化学结构变化的过程。

1. 生物转化的意义　多数药物经代谢后药理活性减弱或消失,称为灭活;少数药物如环磷酰胺经代谢后才具有活性,称为活化,也有药物(如青霉素)在体内不被代谢而以原型从肾排出。药物生物转化的最终目的是促进药物及其代谢产物排出体外,代谢药物的器官主要是肝脏,其次是肠、肾、肺等组织。

2. 生物转化的方式　药物在体内代谢一般分为两个步骤:第一步骤是氧化、还原及水解反应,这一步骤反应使大部分有活性的药物转化为无活性的药物代谢物;第二步骤是结合反应,经第一步骤反应的代谢物或某些原型药物可与体内的葡萄糖醛酸等内源性物质结合,结合后的产物药理活性降低或消失,水溶性和极性增加,易经肾脏排泄。

3. 生物转化酶系　药物的代谢依赖于酶的催化,体内催化药物代谢的酶被称为药物代谢酶,简称药酶。药酶根据特异性不同分为专一性酶和非专一性酶。

(1)专一性酶　催化作用选择性很高的酶,如胆碱酯酶水解乙酰胆碱、单胺氧化酶催化单胺类药物等。

(2)非专一性酶　一般指肝细胞微粒体混合功能酶系统(细胞色素 P-450 酶系),又称肝药酶,是促进药物转化的主要酶系统,其特点:①选择性低,能催化多种药物代谢,药物之间可发生竞争性抑制;②个体差异性大,常因遗传、年龄、机体状态、营养状态、疾病的影响而产生明显的个体差异;③酶活性可变,受外界某些化学物质及药物的影响而增强或减弱。

4. 药酶诱导剂或药酶抑制剂　某些药物可改变药酶的活性,因而影响本身及其他药物的代谢速度并可影响药物疗效,在临床合并用药时应注意。

(1)药酶诱导剂　凡能增强药酶活性或加速药酶合成的药物称为药酶诱导剂,如苯巴比妥、苯妥英钠、利福平等。药酶诱导作用可解释连续用药产生的耐受性、交叉耐受性、停药敏化现象、药物相互作用、个体差异等。当被肝药酶代谢的药物与药酶诱导剂合用时,代谢加快,药效降低,应适当增加剂量。当苯巴比妥与抗凝血药合用时,在苯巴比妥的药酶诱导作用下,可使双香豆素的代谢加快,血药浓度降低,抗凝作用减弱,连续应用苯巴比妥,可加速其本身代谢而产生耐药性(表 1-4-1)。

表 1-4-1　常用药酶诱导剂及影响结果

诱导剂	增强代谢的药物	结果
巴比妥类	洋地黄毒苷、类固醇激素等	血药浓度下降,药效减弱
保泰松、苯妥英钠	口服降糖药、氢化可的松、茶碱	或不良反应减轻
利福霉素、灰黄霉素	口服抗凝药、普萘洛尔、美托洛尔	

(2)药酶抑制剂　凡能减弱药酶活性或减少药酶生成的药物称为药酶抑制剂,如氯霉素、西咪替丁、异烟肼等。药酶抑制剂与被药酶代谢的药物合用,使该药物的药理活性增强,氯霉素与苯妥英钠合用,可使苯妥英钠在肝内的生物转化减慢,血药浓度升高,作用增强,甚至可引起毒性反应,应适当减少剂量(表 1-4-2)。

表 1-4-2　常用药酶抑制剂及影响结果

抑制剂	抑制代谢的药物	结　果
西咪替丁、阿司匹林	苯二氮䓬类	血药浓度升高,药效增强
氯霉素、异烟肼	苯妥英钠、口服降糖药	出现毒性反应
别嘌醇	口服抗凝药、硫唑嘌呤	
肾上腺皮质激素	三环抗抑郁药、环磷酰胺	

(四) 药物的排泄

排泄是指药物原型及其代谢产物通过排泄器官或分泌器官排出体外的过程。肾为最重要的排泄器官,胆汁、肺、乳汁、唾液、汗腺等也有一定的排泄功能。

1. 肾排泄　大多数游离型药物及其代谢产物主要经过肾小球滤过,少数药物经过肾小管主动分泌。有些弱酸性或弱碱性药物经肾小管滤过后,部分在肾小管重吸收,重吸收多少与尿液的酸碱性有关,如弱酸性药物在酸性尿液中解离少,肾小管重吸收多,排泄慢,若要加快其肾排泄,则碱化尿液。如苯巴比妥中毒时,可碱化尿液加速药物排泄。

自肾小管分泌的药物有弱酸性和弱碱性两大类,各有其转运载体。当两种药物以同一类载体转运时,两者间可发生竞争抑制现象,从而影响药物的排泄,如青霉素与丙磺舒合用时,相互竞争弱酸性载体,丙磺舒可抑制青霉素的主动分泌,使青霉素的排泄减慢,作用时间延长,药效增强。

2. 胆道排泄　某些药物及其代谢产物经胆汁排入肠道随粪便排出。有些药物在肠腔内又被重吸收入血,形成肝肠循环,使药物作用时间延长,如洋地黄毒苷、地高辛等。从胆汁排泄的抗菌药如利福平、多西环素、红霉素等,有利于胆道感染的治疗。

3. 其他途径排泄　药物可自乳汁排出,弱碱性药物(如吗啡、阿托品、甲巯咪唑等)及脂溶性高的药物易由乳汁排泄而影响乳儿,故哺乳期妇女用药应慎重。有些药物可从唾液排出,且排出量与血药浓度有相关性。气体或挥发性药物主要从肺排出。某些药物可从汗腺排泄,微量金属也可从头发排出,具有一定诊断意义。

三、药物的速率过程

药物在体内过程中,始终伴随着药物浓度随时间变化而变化的动态过程,称为药物的速率过程或动力学过程。

(一) 血药浓度-时间曲线

血药浓度-时间曲线(药-时曲线)是指给药后药物浓度随时间迁移发生的变化过程,以血药浓度为纵坐标,以时间为横坐标绘制的血药浓度随时间变化而升降的曲线。

1. 时间段　药物在体内的时间,受到药物的吸收与消除速率的影响。①潜伏期,给药后到开始呈现疗效或达到有效血药浓度的时间,静脉给药无吸收过程。②显效期,药物刚开始产生疗效或达到最小有效血药浓度的时间。③达峰浓度,药物在体内达高峰浓度的时间。④持续期,药物维持最小有效血药浓度或基本疗效的持续时间。⑤残留期,指体内药物降至最小有效浓度以下,到体内完全消除的时间(图 1-4-2)。

2. 曲线下面积(AUC)　坐标轴与时量曲线围成的面积。反应进入体循环药物的相对量,AUC与吸收进入血液的药物相对积累量成比例。如图 1-4-3 所示为口服给药的 AUC。

(二) 消除速率类型

药物在体内的吸收、分布、代谢和排泄是一个连续变化的过程。在药物动力学研究过程中,将血药浓度随时间逐渐下降的过程称为药物的消除速率过程。药物在体内的消除速率过程可分为以下

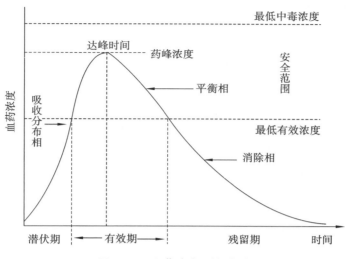

图 1-4-2　血药浓度-时间曲线

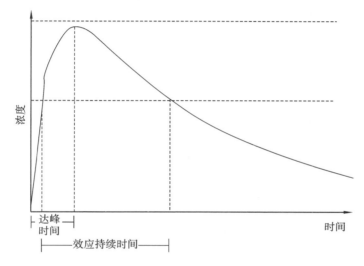

图 1-4-3　口服给药的 AUC

方式。

1. 一级动力学(恒比消除)　单位时间内消除恒定比例的药物。消除速率与血药浓度的高低相关,血药浓度高,单位时间内消除的药量多,消除药量随时间递减。一级动力学消除药物的半衰期与血药浓度高低无关,是恒比值。绝大多数药物按恒比消除,典型药物有利多卡因、普鲁卡因胺、地高辛等。

2. 零级动力学(恒量消除)　单位时间内消除恒定数量的药物,即单位时间内血药浓度降低是恒定数量,即恒量转运。通常出现在机体消除功能低下或用药剂量过大超过机体最大消除能力时。

零级动力学消除与剂量或浓度无关,按恒量转运,其半衰期、总体清除率不恒定。剂量加大,半衰期可超比例延长,总体清除率可超比例减少。

(三)常用的动力学参数及其意义

1. 生物利用度(F)　指药物制剂被吸收进入体循环的程度和速度。

$$F = A/D \times 100\%$$

式中:A 为进入体循环的药量;D 为服药剂量。药物的吸收程度用时量曲线下面积(AUC)来估计,以口服药物为例,其绝对生物利用度和相对生物利用度计算公式为

$$绝对生物利用度＝口服制剂\ ACU/静脉制剂\ ACU×100\%$$
$$相对生物利用度＝被检制剂\ ACU/标准制剂\ ACU×100\%$$

生物利用度是评价药物吸收率、药物制剂质量的一个重要指标。绝对生物利用度可用于评价同一药物不同给药途径的吸收程度,相对生物利用度反映了不同厂家同一种制剂或同一厂家不同批号药品的吸收情况,如地高辛制剂,因各药厂制造工艺差异,甚至同一药厂生产的不同批号,使地高辛的生物利用度差别很大。生物利用度大,说明药物吸收较好,反之则药物吸收较差。

2. 半衰期($t_{1/2}$) 指血浆药物浓度下降一半所需要的时间,半衰期是反映药物消除速度的重要参数。大多数药物的消除速度属恒比消除。如图1-4-4所示为不同给药途径的药物血浆半衰期。

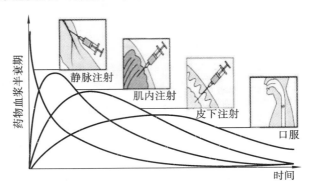

图1-4-4　不同给药途径的药物血浆半衰期

(1)半衰期的特点　每一种按恒比消除的药物都有其固定的半衰期(表1-4-3),不受血药浓度高低、给药途径的影响,但肝功能不良可使经肝生物转化药物的半衰期延长;肾功能不良可使经肾排泄药物的半衰期延长。

表1-4-3　按半衰期给药的药物消除量

次数	半衰期体内药量/(%)	消除药量/(%)	峰值/(%)
1	50.00	50.00	150.00
2	25.00	75.00	175.00
3	12.50	87.50	187.50
4	6.25	93.75	193.75
5	3.13	96.87	196.87
6	1.56	98.44	198.44
7	0.78	99.22	199.22

(2)半衰期的意义　①药物分类的依据:根据半衰期分为长效药、中效药、短效药。②给药间隔时间的依据:根据半衰期决定给药间隔时间,一个半衰期后需要重复给药一次。③预测达到稳态血药浓度的时间:通常恒速静脉滴注或分次恒速给药,经过5个半衰期,消除速度与给药速度相等即达到稳态血药浓度。④预测药物基本消除的时间:一次给药经过5个半衰期,药物消除达到95%以上被认为基本消除。

3. 稳态血药浓度 恒比消除的药物在连续恒速给药或分次恒量给药过程中,血药浓度逐步增高,当给药速度等于消除速度时,血药浓度维持在一个基本稳定的水平,称为血药稳态浓度(c_{ss}),又称坪浓度或坪值(图1-4-5血管内给药稳态血药浓度)。

(1)稳态血药浓度的特点　①凡属恒比消除的药物,恒量给药时达到稳态浓度所需要的时间均为5个半衰期。②静脉恒速滴注能维持稳态浓度而无明显的上下波动。分次肌内注射或口服给药可使稳态浓度随着吸收、分布和消除过程而有明显的上下波动。③稳态浓度的高低取决于恒量给药

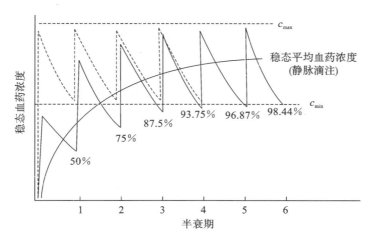

图 1-4-5 血管内给药稳态血药浓度

时连续给药的剂量。剂量大则稳态浓度高,剂量小则稳态浓度低。

（2）稳态血药浓度的意义 ①调整给药剂量的依据:当治疗效果不满意或发生不良反应时,可通过测定稳态浓度对给药剂量加以调整。②确定负荷剂量的依据:病情危急需要立即达到有效血药浓度时,可采用首次剂量加倍给药,即首次剂量就能达到稳态浓度剂量,静脉滴注可采用第一个半衰期剂量的 1.44 倍静脉注射给药。③制定理想给药方案的依据:理想的维持量应使稳态浓度维持在最小中毒浓度与最小有效浓度之间。快速、有效、安全的给药方法是每隔 1 个半衰期给半个有效剂量,并把首次剂量加倍。

第五节 影响药物效应的因素

一、药物方面因素

药物因素主要有药物的理化性质和化学结构、药物剂型、药物剂量和给药途径、合并用药与药物相互作用等。

（一）药物的理化性质和化学结构

不同药物均有不同的理化性质和化学结构,它们只有进入体内,到达作用部位,或通过与其相应的受体结合后才能发挥作用。因此,药物在体内被动转运和药物的溶解度、解离度、酸碱性等因素均可影响药物作用。此外,在药物与受体相互作用时,药物分子结构中的功能部位可与受体的立体结构特异性结合,改变结构会影响药物的结合。

（二）药物剂型

药物的剂型可影响药物的体内过程,主要表现在药物的吸收和消除两方面。一般来说,口服给药的吸收速度为:水溶剂＞散剂＞片剂。缓释制剂可使药物缓慢释放,用药次数减少,药效维持时间延长。

同一种药物的不同剂型,生物利用度往往不同。值得注意的是,不同厂家相同药物的同一制剂,甚至同一厂家相同药物不同批号的制剂,可因生产工艺的微小差异,造成生物利用度的极大差别。

（三）给药途径

多数情况下,不同给药途径能影响药效的强弱和起效快慢,某些情况下还会产生不同的作用和用途。如硫酸镁口服产生导泻和利胆作用，而注射给药却产生镇静和降压作用。事实上，注射给药由于药物吸收快，血药浓度迅速上升，作用快且比口服作用强，适宜于急危重症患者的治疗。其他给药途径有舌下、肛门、直肠给药等，这些给药方式可避免吸收过程中肝和消化液对药物的破坏。临床用药，应综合病情需要，选择合适的给药途径。

不同给药途径起效快慢为：静脉＞吸入＞肌内注射＞皮下＞直肠黏膜＞口服＞皮肤。

（四）药物相互作用

临床上两种或两种以上药物同时或先后序贯应用，目的是增强疗效，减少不良反应，称为联合用药。多种药物合用可产生药物之间或机体与药物之间的相互作用，导致药物在吸收、分布、代谢、排泄及效应方面的相互干扰，从而使药物的效应和毒性发生变化。联合用药后引起的效应可分为协同作用和拮抗作用。

协同作用联合用药使药物的药理作用增强，如 SMP 与 TMP 合用时抗菌作用增强。

拮抗作用联合用药后使药物的药理作用减弱，如氢氧化铝与四环素，在肠道中形成络合物，从而影响四环素吸收，降低四环素的疗效。

不合理的联合用药，不仅难以提高疗效，甚至出现不良反应，这是由于两种药物在药动学或药效学方面的相互干扰所造成的。这种相互作用称为配伍禁忌。

二、机体方面因素

机体因素主要有年龄、性别、遗传因素、心理因素和病理状态等。

（一）年龄

一般所指的药物剂量是指适用于 18～60 岁成年人的剂量，儿童与老年人由于生理特点不同，对药物的反应与成年人也有所不同。

1. 儿童用药　儿童各项生理功能及调节机制还不完善，对药物的代谢和排泄能力差而敏感性高，对中枢抑制药、中枢兴奋药、利尿药、激素类药物反应比成年人强烈，因此药典对儿童用药剂量及计算方法有明确规定，应严格遵守。

2. 老年人用药　老年人生理功能及调节机制逐渐降低，对药物的处理能力较差，用药量一般为成年人剂量的 2/3。老年人肝肾功能随年龄增长而衰退，药物清除率逐年下降，各种药物的血浆半衰期都呈不同程度延长，如地西泮可比正常人的 20～24 h 延长 4 倍；肾排泄的氨基糖苷类抗生素可延长 2 倍。老年人对许多药物的敏感性增强，使用苯二氮䓬类药物易引起精神错乱，而心血管反射减弱，用降压药常引起体位性低血压。

（二）性别

一般来说，性别对药物的敏感性差异不显著，但女性在月经期、妊娠期及哺乳期用药应特别注意，月经期应避免使用作用强烈的泻药、抗凝血药，以免引起月经过多。妊娠期避免使用可引起畸胎或流产的药物，如甲氨蝶呤易引起流产、胎儿畸形（无脑儿、腭裂）；白消安可引起多发性畸胎等。哺乳期妇女应注意有些药物可进入乳汁，对乳儿产生影响，如哺乳期妇女用吗啡可通过乳汁排泄，而抑制新生儿呼吸；哺乳期妇女服用抗甲状腺药可致新生儿甲状腺功能低下，导致呆小症。

（三）遗传因素

遗传因素可影响药物的体内过程，可影响药物的效应，药物作用表现出个体差异和种族差异。当红细胞缺乏葡萄糖-6-磷酸脱氢酶患者在使用阿司匹林、伯氨喹、氯喹、奎宁、维生素 K 及磺胺类等药物时，可产生溶血现象。正常人红细胞内高铁血红蛋白可不断地还原为血红蛋白，但先天性缺乏高铁血红蛋白还原酶患者，接触到硝酸酯类氧化剂时，高铁血红蛋白大量产生，不能迅速还原为血红蛋白，可导致组织缺氧，发绀。

（四）病理状态

病理状态可改变机体处理药物的能力,并影响机体对药物反应的敏感性。如低蛋白血症可使药物血浆蛋白结合率降低,游离型药物增加,药效增强;肝病患者药酶活性降低,可导致某些药物代谢减慢,半衰期延长,作用增强;肾功能不全时,主要由肾排泄的药物从体内消除减慢,半衰期延长,可能发生中毒。

（五）心理因素

患者的精神状态与药物疗效关系密切,安慰剂不含药理活性成分,仅含赋形剂,而对头痛、心绞痛、手术疼痛、感冒咳嗽、神经官能症等患者,使用安慰剂能获得 30%～50% 的疗效。患者对所用药物治疗信心不足或焦虑、恐惧、消极悲观,药物往往难以发挥应有的疗效。这就要求护理人员给予积极的心理治疗,解除患者的心理顾虑,乐观地接受药物治疗,增强战胜疾病的信心,以使药物更好地发挥疗效。

（叶 新）

在线答题

第二章 作用于传出神经系统的药物

PPT

第一节 概　　述

一、传出神经系统的分类

传出神经从解剖学上来分包括自主神经系统及运动神经系统。自主神经系统包括交感神经和副交感神经，主要支配心脏、平滑肌、腺体等效应器，参与多种机体生理功能的调控。运动神经支配骨骼肌，调控骨骼肌的活动。

传出神经按照其神经末梢释放的递质不同，分为胆碱能神经与去甲肾上腺素能神经两大类。

（一）胆碱能神经

该神经兴奋时，其末梢释放的递质为乙酰胆碱（Ach），胆碱能神经包括：①全部交感神经和副交感神经的节前纤维；②全部副交感神经的节后纤维；③运动神经；④极少数交感神经的节后纤维，如支配汗腺、骨骼肌血管的部分神经。

（二）去甲肾上腺素能神经

该神经兴奋时，其末梢释放的递质为去甲肾上腺素（NA），去甲肾上腺素能神经包括绝大部分交感神经节后纤维。

二、传出神经系统递质

当神经冲动到达末梢时，在该部位释放出传递神经信号的化学物质称为神经递质，简称递质。神经递质通过突触间隙作用于次级神经元或效应器突触后膜上的受体，产生相应的生物效应。不同的神经纤维兴奋，其末梢释放的递质不同。传出神经释放的递质有多种，主要递质有乙酰胆碱和去甲肾上腺素。

（一）乙酰胆碱（Ach）

乙酰胆碱是胆碱能神经末梢释放的递质，由胆碱和乙酰辅酶 A 在胆碱乙酰化酶的催化下合成，合成部位在胆碱能神经末梢的胞质内,合成后转运到囊泡中储存起来。当神经冲动到达末梢时,囊泡内的 Ach 以"胞裂外排"的方式从裂孔排出至突触间隙,与突触后膜上对应的受体结合产生相应的效应,释放后的 Ach 在数毫秒内被突触间隙中的胆碱酯酶水解为胆碱和乙酸,胆碱可被神经末梢重新摄取利用,其他的随血液排出。

(二)去甲肾上腺素(NA)

去甲肾上腺素是去甲肾上腺素能神经末梢释放的递质,由酪氨酸在酪氨酸羟化酶催化下生成多巴,再经过多巴脱羧酶脱羧后生成多巴胺,多巴胺进入囊泡,经多巴胺 β-羟化酶催化生成 NA,储存在囊泡中。当神经冲动到达末梢时,囊泡内的 NA 以"胞裂外排"的方式释放到突触间隙,与突触后膜上对应的受体结合产生相应的效应。NA 的消除分为两种方式,一种为突触前膜主动摄取回到神经末梢重复利用,占 $75\%\sim90\%$,另外少部分被血液里的单胺氧化酶(MAO)及儿茶酚胺氧位甲基转移酶(COMT)破坏或被其他组织摄取。

三、传出神经系统受体

在传出神经系统突触后膜和突触前膜上,均存在着能与递质相结合的受体。按照其选择性相结合的递质不同,将传出神经的受体分为胆碱受体、肾上腺素受体。

(一)胆碱受体

胆碱受体是指能选择性地与 Ach 结合的受体,根据其对拟胆碱药敏感性的不同,又可以分为两类:毒蕈碱型受体和烟碱型受体。

1. 毒蕈碱型受体 能选择性地与毒蕈碱相结合的受体,简称 M 受体,主要分布于节后胆碱能神经纤维支配的效应器细胞膜上,如心脏、血管、胃肠道及支气管平滑肌、腺体和瞳孔括约肌等处。M 受体有多种亚型,其中 M_1 主要位于神经节细胞及胃腺等处,M_2 主要位于心脏和突触前膜,M_3 主要位于平滑肌和腺体细胞。当 M 受体兴奋时表现为心脏抑制、血管扩张、内脏平滑肌收缩、腺体分泌增加、瞳孔缩小等。

2. 烟碱型受体 能选择性地与烟碱结合的受体,简称 N 受体,该受体分为 N_1 和 N_2 两种亚型。N_1 受体主要分布在神经节,兴奋时可引起神经节兴奋,导致节后纤维支配的多种效应器功能改变。N_2 受体主要分布于骨骼肌运动终板上,兴奋时可引起骨骼肌收缩。

(二)肾上腺素受体

肾上腺素受体是指能选择性地与去甲肾上腺素或肾上腺素相结合的受体,可分为以下两种类型。

1. α-肾上腺素受体 简称 α 受体,有 α_1 及 α_2 两种亚型,其中 α_1 受体主要位于去甲肾上腺素能神经所支配的效应器的突触后膜上,当 α_1 受体兴奋时表现为皮肤、黏膜、内脏血管收缩、瞳孔扩大。α_2 受体主要位于肾上腺素能神经末梢的突触前膜上,当 α_2 受体兴奋时,表现为负反馈抑制去甲肾上腺素的释放。

2. β-肾上腺素受体 简称 β 受体,有 β_1、β_2 及 β_3 三种亚型,其中 β_1 主要位于心脏和肾球旁细胞,当其兴奋时表现为心脏兴奋,心肌收缩力增强,心率加快,传导加速,肾素分泌增加。β_2 主要位于支气管、骨骼肌血管和冠状血管,当其兴奋时表现为支气管平滑肌舒张,骨骼肌血管和冠状血管扩张。β_3 主要分布在脂肪组织,兴奋时表现为脂肪分解等。

机体多数器官都能接受胆碱能和去甲肾上腺素能双重神经支配,而这两类神经兴奋时所产生的效应往往相互拮抗,当两类神经同时兴奋时,机体表现出来的效应则取决于占优势的神经。一般来说,心血管系统去甲肾上腺素能神经占优势,胃肠道胆碱能神经占优势。

传出神经系统受体的生物效应见表 2-1-1。

表 2-1-1　传出神经系统受体的生物效应

器官	去甲肾上腺素能神经兴奋	胆碱能神经兴奋
心脏	兴奋	抑制
血管	收缩	舒张
胃肠道平滑肌	舒张	收缩
支气管平滑肌	舒张	收缩
膀胱逼尿肌	舒张	收缩
瞳孔	扩大	缩小
唾液	稠	稀
汗腺	手心、脚心出汗	全身分泌
骨骼肌	—	收缩

此外,在肾、肠系膜、心脏、脑等器官的血管平滑肌以及心肌上还有多巴胺受体。多巴胺受体主要可分为 D_1 和 D_2 两种亚型。外周组织主要分布为 D_1 受体,当它激动时可引起相应部位的血管扩张,D_2 受体主要分布在中枢神经系统。

四、传出神经系统药物的作用方式和分类

(一)传出神经系统药物的作用方式

1. 直接作用受体　药物直接与该受体结合,产生激动或阻断受体的效应,分别称为该受体的激动药或阻断药。

2. 影响神经递质　药物通过影响递质的合成、转化、释放或储存,产生拟似或者拮抗递质的作用。

(1)影响递质的转化　例如乙酰胆碱被胆碱酯酶水解破坏,而抗胆碱酯酶药新斯的明通过抑制胆碱酯酶的活性,从而阻碍乙酰胆碱的水解破坏,使其在突触间隙浓度增高,间接产生拟胆碱作用。

(2)影响递质的释放　例如间羟胺促进肾上腺素能神经末梢释放 NA 而发挥拟肾上腺素作用。

(3)影响递质的转运和储存　例如利舍平通过抑制去甲肾上腺素能神经末梢囊泡对 NA 的摄取、储存等环节,耗竭囊泡内的 NA 而发挥拮抗 NA 的作用。

(二)传出神经系统药物的分类

传出神经系统药物的分类见表 2-1-2。

表 2-1-2　传出神经系统药物的分类

	拟似药		拮抗药
胆碱受体激动药	M、N 胆碱受体激动药 中氨甲酰胆碱	胆碱受体阻断药	M 受体阻断药 阿托品
	M 胆碱受体激动药 毛果芸香碱		N_1 受体阻断药 六甲双铵
	N 受体激动药 烟碱		N_2 受体阻断药 琥珀胆碱
	抗胆碱酯酶药 新斯的明		
肾上腺素受体激动药	α、β 受体激动药 肾上腺素	肾上腺素受体阻断药	α、β 受体阻断药 卡维地洛
	α_1、α_2 受体激动药 去甲肾上腺素		α_1、α_2 受体受体阻断药 酚妥拉明
	α_1 受体激动药 去氧肾上腺素		α_1 受体阻断药 哌唑嗪
	α_2 受体激动药 可乐定		α_2 受体阻断药 育享宾
	β_1、β_2 受体激动药 异丙肾上腺素		β_1、β_2 受体阻断药 普萘洛尔
	β_1 受体激动药 多巴酚丁胺		β_1 受体阻断药 美托洛尔
	β_2 受体激动药 沙丁胺醇		

第二节　胆碱受体激动药和抗胆碱酯酶药

案例引导

患者,李某,女,60岁,晚上6点左右与邻居发生剧烈冲突,半夜即出现左眼剧烈疼痛,伴头痛,呕吐2次,次日晨起床后发现左眼视物不清,急来院就诊。诊断为急性闭角性青光眼。讨论:

1. 该患者可选用哪种治疗药,为什么?
2. 在使用该药物滴眼时应注意什么问题?

案例答案
2-2

一、胆碱受体激动药

胆碱受体激动药通过与胆碱受体结合,直接激动胆碱受体,产生与胆碱能神经递质乙酰胆碱相类似的效应。根据胆碱受体激动的作用方式不同,可将其分为 M 受体激动药和 N 受体激动药。

(一) M 受体激动药

毛果芸香碱

毛果芸香碱(pilocarpine)又称匹鲁卡品。1%毛果芸香碱滴眼液滴眼后,易穿透角膜,10～30 min 开始产生作用,75 min 降眼压作用达到高峰,可维持 4～8 h。

【作用】

1. 缩瞳作用　激动瞳孔括约肌上的 M 受体,使瞳孔括约肌收缩,缩小瞳孔。

2. 降低眼内压　眼内压的维持依赖于房水的正常循环。房水是由睫状肌上皮细胞分泌及虹膜血管内的液体渗出而产生的,从后房经瞳孔流入前房,到达前房角间隙,经小梁网(滤帘)流入巩膜静脉窦进入血液循环。房水可以使眼球内具有一定的压力,称为眼内压。如果房水产生过多或者回流障碍,会导致眼内压升高。毛果芸香碱通过激动 M 受体,使瞳孔括约肌收缩,虹膜向中心拉紧,虹膜根部变薄,前房角间隙扩大,房水就容易通过滤帘流入巩膜静脉窦而降低眼压。

3. 调节痉挛　眼睛通过改变晶状体的屈光度,使其聚焦适于近物的过程称为视力调节。毛果芸香碱滴眼后能兴奋睫状肌上的 M 受体,使睫状肌向瞳孔中心方向收缩,悬韧带松弛,晶状体变凸,屈光度增加而视远物模糊,视近物清楚,形成暂时性近视,这一作用称为调节痉挛。

4. 毛果芸香碱　通过激动 M 受体,使腺体分泌增加,以汗腺和唾液腺分泌增加最为明显,泪腺、胃腺、胰腺等分泌也可增加。

【用途】

1. 青光眼　青光眼是常见的眼科疾病,闭角型青光眼因为前房角狭窄,房水回流障碍,使眼内压升高,毛果芸香碱激动 M 受体,对闭角型青光眼疗效好,滴眼后通过缩瞳作用,使前房角间隙扩大,改善房水循环,能迅速降低眼压,从而缓解或消除青光眼的各种症状。开角型青光眼是因为巩膜静脉窦变性或硬化而导致房水回流障碍,毛果芸香碱通过收缩瞳孔拉薄小梁网,对开角型青光眼有一定的作用,但效果不如闭角型青光眼。

Note

2. 虹膜炎 与扩瞳药(如阿托品)交替使用治疗虹膜炎,防止虹膜与晶状体粘连。

3. 胆碱受体阻断剂中毒 皮下注射对抗阿托品等胆碱受体阻断药中毒的外周症状。

4. 口腔黏膜干燥症 长期使用具有 M 受体阻断作用的药物,如抗精神病药、抗肿瘤药等会引起口腔黏膜干燥症,毛果芸香碱可以缓解症状。

【不良反应】

局部应用副作用小,但滴眼浓度过高,可使睫状肌痉挛引起眼痛等症状。过量使用会中毒,出现 M 受体过度兴奋的症状,如恶心、呕吐、腹痛、腹泻、多汗、视物模糊、呼吸困难等,可用足量阿托品解救,并采用对症治疗,如维持血压、人工呼吸等措施。

【用药护理】

滴眼时应压迫眼内眦的鼻泪管开口部位,防止流入鼻腔吸收而产生全身不良反应。

(二)N 受体激动药

烟　碱

烟碱(nicotine)由烟草中提取,又称尼古丁,可兴奋自主神经节 N_1 和神经肌肉接头处 N_2 受体,对 N 受体作用呈双相性,故对 N 受体作用表现为先短暂兴奋,随后持续抑制。由于烟碱作用广泛、复杂,故无临床实用价值,仅有毒理学研究意义或作为药理学工具药应用。

二、抗胆碱酯酶药

抗胆碱酯酶药能与胆碱酯酶结合,结合牢固,从而抑制胆碱酯酶的活性,使神经末梢释放的乙酰胆碱不能被胆碱酯酶水解破坏,从而在突触间隙大量蓄积而激动胆碱受体,表现出 M、N 样作用。按其与胆碱酯酶结合后酶活性恢复的难易程度分为两大类,易逆性抗胆碱酯酶药和难逆性抗胆碱酯酶药。

(一)易逆性抗胆碱酯酶药

新 斯 的 明

新斯的明(neostigmine)为季胺类化合物,脂溶性低,极性大,不易透过血脑屏障及角膜,故对眼及中枢作用较弱。口服吸收少而不规则,一般口服剂量比注射量大 10 倍以上,经皮下注射或肌内注射后,$10\sim30$ min 出现显著疗效,维持 $2\sim4$ h。

【作用】

本药竞争性结合胆碱酯酶,抑制胆碱酯酶的活性,使乙酰胆碱在体内大量蓄积而呈现 M、N 样作用。

(1)骨骼肌兴奋作用 该作用最强,因新斯的明除抑制胆碱酯酶而发挥作用外,还能直接兴奋骨骼肌运动终板膜上的 N_2 受体,并促进运动神经末梢释放乙酰胆碱。

(2)兴奋胃肠道及膀胱平滑肌 该作用较强,可增加胃肠蠕动及膀胱逼尿肌张力,促进排气排尿。

(3)对心血管、腺体及支气管平滑肌的作用较弱。

【用途】

1. 重症肌无力 该病是一种神经肌肉接头传递功能障碍的自身免疫性疾病,患者血清中存在抗乙酰胆碱受体的抗体,使得运动终板上 N_2 受体数目减少,临床上的主要特征是骨骼肌进行性肌无力,表现为眼睑下垂、肢体无力、咀嚼和吞咽困难,严重者呼吸肌麻痹、呼吸困难甚至死亡。应用新斯的明后可明显改善肌无力症状。

2. 手术后腹胀气和尿潴留 兴奋胃肠平滑肌及膀胱逼尿肌,促进排气和排尿。

3. 阵发性室上性心动过速　通过拟胆碱作用使心率减慢。

4. 其他　用于非去极化型肌松药和阿托品类药物过量中毒的解救。

【不良反应】

治疗量不良反应少，过量可引起恶心、呕吐、腹痛、心动过缓和肌肉颤动，中毒量可出现"胆碱能危象"，使骨骼肌由兴奋转入抑制而导致肌无力症状加重。机械性肠梗阻、支气管哮喘及尿路梗阻患者禁止使用。

【用药护理】

（1）新斯的明个体差异较大，其用量应个体化。用药前需要监测心率，使用后要密切观察患者的用药反应，及时调整用药剂量。

（2）有吞咽困难者，应避免口服给药。若患者使用本药后症状不见好转反而加重，要考虑胆碱能危象，及时通知医生，准备好急救药物和设备，发生胆碱能危象，应立即静脉注射硫酸阿托品及氯解磷定，必要时辅助呼吸装备以改善患者的呼吸状况。

毒扁豆碱

毒扁豆碱（physostigmine）又名依色林，其作用与新斯的明相似，为易逆性抗胆碱酯酶药，脂溶性高，可透过血脑屏障，产生中枢神经系统作用，口服及注射均容易吸收，全身用药选择性低，局部滴眼，作用类似毛果芸香碱，但较强而持久，滴眼后 5 min 可使瞳孔缩小，眼内压降低，1～2 h 作用达高峰，一次用药可维持 1～2 天，主要用于治疗青光眼，本药滴眼后易导致睫状肌痉挛，常引起眼痛、头痛等。

吡斯的明

吡斯的明（pyridostigmine）的化学结构及作用机制和新斯的明相似，但作用较新斯的明弱，起效慢而维持时间长，不良反应较少，主要用于治疗重症肌无力，手术后腹胀气和尿潴留，尤其适用于不能耐受新斯的明的患者，禁忌证同新斯的明。

（二）难逆性抗胆碱酯酶药

有机磷酸酯属于难逆性抗胆碱酯酶药，包括内吸磷、对硫磷、敌敌畏、乐果、马拉硫磷等农业杀虫剂，经过皮肤、呼吸道、胃肠道吸收，进入机体后与胆碱酯酶结合成磷酰化胆碱酯酶复合物，使胆碱酯酶失去活性，从而导致大量乙酰胆碱在突触间隙堆积，引起一系列的中毒症状。急性中毒出现严重的 M、N 样症状和中枢症状。慢性中毒临床症状不明显，主要表现为头痛、记忆力下降、多汗、失眠、乏力等。急性有机磷酸酯类中毒，死亡可以发生在 5 min 至 24 h 内，取决于摄入体内的毒物种类、摄入量和其他因素，死亡的原因为呼吸衰竭和循环衰竭，因此，对于有机磷中毒，应及早用药、联合用药、足量用药、重复用药，迅速采取清除毒物，维持呼吸循环功能，保持呼吸道通畅，及早使用 M 受体阻断药阿托品和胆碱酯酶复活药解磷定等解毒药（表 2-2-1）。

表 2-2-1　有机磷酸酯类急性中毒症状

作用	症状
M 样作用	多汗、流涎、流泪、呼吸困难、恶心呕吐、腹痛腹泻、尿频尿急、大小便失禁、瞳孔缩小、视物模糊、血压下降、皮肤苍白
N 样作用	心率加快、血压上升、骨骼肌先兴奋后麻痹
中枢作用	头痛、头晕、烦躁不安、抽搐、意识模糊、呼吸循环衰竭

第三节　胆碱受体阻断药和胆碱酯酶复活药

 案 例 引 导

患者，男，45 岁，半小时前误食含农药的青菜，出现恶心呕吐、腹痛腹泻等症状，急诊入院，诊断为有机磷酸酯农药中毒。讨论：

1. 对此患者如何进行急救？

2. 有哪些注意事项？

一、胆碱受体阻断药

胆碱受体阻断药是一类能与胆碱受体结合，但不能激动或极少激动胆碱受体的药物，能阻碍 Ach、拟胆碱药与胆碱受体结合，从而产生了抗胆碱的作用，又称为抗胆碱药。根据胆碱受体阻断药对 M 受体和 N 受体选择性的不同，可分为 M 胆碱受体阻断药和 N 胆碱受体阻断药。

（一）M 胆碱受体阻断药

阿 托 品

阿托品（atropine）是从茄科植物颠茄、曼陀罗等中提取出的一种生物碱，也可以人工合成。口服容易吸收，1 h 后血药浓度达高峰，作用可维持 3～4 h，注射给药起效更快。吸收后广泛分布于全身各组织，易透过血脑屏障及胎盘屏障，主要经肾脏排泄。

【作用】

1. 松弛内脏平滑肌　阿托品通过阻断内脏平滑肌上的 M 受体，能松弛多种内脏平滑肌，其作用强度与平滑肌的功能状态相关，对痉挛状态的平滑肌松弛作用明显。其中，对胃肠道平滑肌作用最强，对膀胱逼尿肌作用较强，对支气管、胆道、输尿管平滑肌解痉作用较弱，对子宫平滑肌影响很小。

2. 对腺体的作用　阿托品对唾液腺及汗腺抑制作用最强，引起口干、皮肤干燥，大剂量因抑制出汗而使体温升高。对呼吸道腺体的抑制作用较强，较大量还可以抑制胃酸分泌，因胃酸的分泌受到很多因素的调节，所以对其分泌影响较小。

3. 对眼部的作用　阿托品对眼部的作用和毛果芸香碱相反，局部给药和全身给药均可出现对眼部的作用，其维持时间较长。

（1）扩瞳　阻断瞳孔括约肌上的 M 受体，引起瞳孔括约肌松弛，而瞳孔开大肌仍保持原有的收缩状态，从而导致瞳孔扩大。

（2）升高眼压　由于瞳孔扩大，虹膜退向外缘，使虹膜根部变厚，前房角间隙变窄，从而阻碍房水流入巩膜静脉窦，导致眼压升高。

（3）调节麻痹　阻断睫状肌上的 M 受体，使睫状肌松弛而退向外缘，悬韧带拉紧，晶状体扁平，屈光度降低，视近物模糊不清，这一作用称为调节麻痹。

4. 对心血管的作用

（1）心率加快　较大量的阿托品（1～2 mg）可阻断窦房结的 M 受体，解除迷走神经对心脏的抑制,使心率加快,传导加速。此作用因不同年龄的人群其迷走神经张力不同而表现出影响程度不同,年轻人心率加快作用明显,老年人影响较小。

（2）扩张血管　大剂量阿托品可扩张外周血管,解除小血管痉挛,增加组织灌流量,改善微循环。此作用与阻断 M 受体无关,可能是阿托品直接扩张血管平滑肌所致。

5. 兴奋中枢神经系统　不同剂量的阿托品对中枢的作用不同,0.5 mg 对中枢作用不明显,1～2 mg 能兴奋延髓呼吸中枢,3～5 mg 可兴奋大脑皮质,出现烦躁不安、多语、谵妄等症状,10 mg 以上可产生幻觉、定向障碍、运动失调和惊厥现象。

【用途】

1. 缓解各种内脏绞痛　对胃肠道绞痛效果好,对膀胱刺激症状也有效,但对胆绞痛及肾绞痛效果差,常与镇痛药哌替啶合用。

2. 抑制腺体分泌　用于全身麻醉前给药,以减少呼吸道腺体及唾液腺分泌,防止分泌物阻塞呼吸道引起吸入性肺炎,还可用于严重盗汗和流涎症,也可作为消化道内镜检查前用药,预防喉痉挛。

3. 眼科应用

（1）0.5%～1%阿托品局部滴眼,治疗虹膜睫状体炎,防止虹膜与晶状体粘连,常用缩瞳药交替使用。

（2）验光配镜、眼底检查。用于晶状体屈光度的测定和扩瞳检查眼底,但因扩瞳及调节麻痹持续时间长,可持续 1～2 周,视力恢复慢,临床上成人验光配镜已不用,而改用作用时间短的后马托品,但小儿因睫状肌恢复能力强,还需使用。

4. 缓慢型心律失常　用于迷走神经过度兴奋所致的窦性心动过缓、房室传导阻滞等。

5. 感染性休克　如中毒性肺炎、中毒性痢疾等。大剂量的阿托品解除小血管痉挛,改善微循环。但对于休克伴有高热或心率加快的患者不宜使用。

6. 解救有机磷酸酯中毒　阿托品可迅速缓解有机磷酸酯类中毒的 M 样症状。

【不良反应】

1. 副作用　治疗量常见口干、皮肤干燥、潮红、心悸、视物不清、体温升高、排尿困难等,停药后可自行消失,无需特殊处理。

2. 中毒反应　用量过大,除上述症状加重外,还出现中枢神经系统兴奋症状,表现为烦躁不安、幻觉、谵妄、呼吸加快甚至惊厥,严重者由兴奋转为抑制,出现昏迷及呼吸肌麻痹。

3. 中毒解救　阿托品中毒后要立即进行对症处理,可用毛果芸香碱或抗胆碱酯酶药新斯的明对抗外周症状,中枢兴奋症状用地西泮或苯巴比妥对抗,呼吸衰竭时可以用人工呼吸、输氧等。

4. 禁忌证　青光眼、前列腺肥大、幽门梗阻、休克伴有高热或心动过速者禁用。老年人和妊娠期、哺乳期妇女慎用。

【用药护理】

（1）在使用阿托品期间应注意观察心率、体温、血压。如心率＞100 次/分,体温高于 38 ℃及眼压升高的患者禁用阿托品。

（2）用药后要嘱咐患者多饮水及多食富含粗纤维的食物,以防尿潴留或便秘。

（3）滴眼时注意压迫内眦,防止药液经鼻泪管吸收引起全身作用。

山 莨 菪 碱

山莨菪碱(anisodamine)是从茄科植物山莨菪中提取出的生物碱,人工合成品称 654-2。能阻断 M 胆碱受体,其作用与阿托品类似但较弱。对胃肠道平滑肌作用选择性高,不良反应也比阿托品少,目前临床上将其作为阿托品的替代品,主要用于胃肠道痉挛和中毒性休克的治疗。

东 莨 菪 碱

东莨菪碱(scopolamine)是从茄科植物洋金花、颠茄等植物中提取的一种生物碱。其外周抗胆碱作用与阿托品相似,但选择性强。抑制腺体分泌和扩瞳作用强于阿托品,胃肠道解痉作用弱于阿托品。其中枢作用与阿托品不同,一般治疗量既有明显的镇静作用,并随着剂量的增加作用也增强,但无呼吸中枢的抑制作用。东莨菪碱能抑制前庭神经功能,有防晕止吐的作用,可用于晕车、晕船的预防和帕金森病的治疗。

后 马 托 品

后马托品(homatropine)为阿托品扩瞳作用的替代品,其扩瞳作用和调节麻痹作用选择性高,但作用弱,持续1~2天,视力恢复快,临床上用于眼底检查及验光配镜。

(二)N 胆碱受体阻断药

1. N₁ 受体阻断药 又称神经节阻断药,能竞争性阻断神经节细胞膜上的 N_1 受体,从而阻断神经冲动在自主神经节中的传递。本类药物对交感神经节和副交感神经节都有阻断作用,选择性低,不良反应多而严重,现已经较少使用。

2. N₂ 受体阻断药 又称为肌松药,是一类选择性地与神经肌肉运动终板上的 N_2 受体结合,阻断神经冲动向肌肉传递,导致骨骼肌松弛的药物。临床上主要用于全身麻醉的辅助用药。根据作用机制的不同可以分为去极化型肌松药与非去极化型肌松药两类。

1)去极化型肌松药

琥 珀 胆 碱

琥珀胆碱(succinylcholine)(又名司可林)进入机体后被假性胆碱酯酶水解破坏,代谢产物和少量的原型药物经肾脏排泄。

【作用】

与 N_2 受体结合,产生与 Ach 相似但较为持久的去极化作用。使骨骼肌运动终板对 Ach 的敏感性降低,而松弛骨骼肌。作用特点:①起效快,维持时间短,静脉注射 1 min 出现肌肉松弛作用,5 min 内肌肉松弛作用消失,连续用药易产生快速耐受性;②用药后先出现短暂的肌束颤动,以胸、腹部肌肉尤为显著;③胆碱酯酶抑制药不能拮抗其肌肉松弛作用,反而加强其肌肉松弛作用,因此过量使用产生的中毒不能用新斯的明解救。

【用途】

临床上用于气管内插管术及纤维内镜检查,如食管镜、胃镜等各种检查的短时操作。静脉滴注也可用于较长时间的手术,作为辅助麻醉药,以减少麻醉药用量,提高手术安全性。

【不良反应】

常见术后肌痛、血钾浓度升高、过量引起呼吸肌麻痹,一旦出现,立即进行人工呼吸,禁用新斯的明解救。青光眼、白内障晶状体摘除术者禁用。有遗传学胆碱酯酶缺乏的患者应禁用,严重肝肾功能障碍的患者也应禁止使用。

2)非去极化型肌松药

筒 箭 毒 碱

筒箭毒碱(d-tubocurarine)是从南美洲防己科植物箭毒中提取出的一种生物碱,是临床上最早使用的非去极化型肌松药,因作用时间长,副作用多,目前已少用。

【作用】

与神经肌肉运动终板上的 N_2 受体结合，竞争性阻断 Ach 对 N_2 受体的激动作用而松弛骨骼肌，是一种竞争性肌松药。其特点为：①肌肉松弛前无肌束震颤；②胆碱酯酶抑制药可对抗其作用，过量中毒可用新斯的明解救。

【用途】

临床主要用于外科麻醉辅助用药，与全麻药合用。

【不良反应】

可导致短暂性血压下降，支气管痉挛，故支气管哮喘、重症肌无力及严重休克患者禁用。

二、胆碱酯酶复活药

胆碱酯酶复活药能使磷酰化胆碱酯酶解离，使胆碱酯酶恢复活力，能对抗有机磷农药所致的神经肌肉接头阻断的症状。

氯 解 磷 定

氯解磷定（pralidoxime chloride，PAM-CL）溶解度大，溶液稳定，可静脉、肌内给药。

【作用】

本品可与磷酰化胆碱酯酶的磷酰基结合，形成磷酰化解磷定，恢复胆碱酯酶活性。还可以直接和游离的有机磷酸酯类结合生成无毒的磷酰化解磷定而由肾排出。

【用途】

临床上用于各种急性有机磷酸酯类中毒，能迅速解除 N 样症状，消除肌束颤动，但对 M 样作用改善不明显，应与阿托品联合使用。对中毒已久而磷酰化胆碱酯酶老化者疗效不佳，故而应早期、足量、重复给药。

【不良反应】

肌注有局部疼痛。剂量超过 2 g 时，可出现轻度乏力、恶心、呕吐、心动过速、视物模糊、眩晕等症状。

碘 解 磷 定

碘解磷定（pralidoxime iodide，PAM-I）的药理作用和临床应用与氯解磷定相似，但不良反应多，只做静脉给药，不能肌内注射。

第四节　肾上腺素受体激动药

案 例 引 导

患者，男，20 岁，因溺水而致心搏骤停，医护人员积极进行人工呼吸及心脏按压。
讨论：应选择何种药物进行抢救？其原因是什么？

案例答案
2-4

肾上腺素受体激动药又称拟肾上腺素药，它能通过直接或间接激动肾上腺素受体，产生与肾上腺素能神经递质相似的作用。按照对受体选择性不同分为 α、β 受体激动药，α 受体激动药，β 受体激动药三大类。

一、α、β 受体激动药

肾 上 腺 素

肾上腺素(adrenaline,AD)是肾上腺髓质分泌的主要激素,药用的肾上腺素是从家畜肾上腺提取或人工合成的。本品化学性质不稳定,遇光、热、碱性溶液可氧化而失去药理活性,故而不能与碱性药物配伍。口服容易被碱性肠液破坏而失去作用,宜注射给药。皮下注射因局部血管收缩,吸收缓慢,作用维持时间约 1 h,肌内注射吸收较快,一次用药可维持 10~30 min。静脉注射立即生效,维持时间数分钟。肾上腺素被突触前膜再摄取或被组织中的 MAO、COMT 代谢失活,其代谢产物经肾排泄。

【作用】

肾上腺素直接激动 α、β 受体,产生相应的效应。

1. 兴奋心脏 激动心脏 $β_1$ 受体,使心肌收缩力增强,心率加快,传导加速,心输出量增加,心肌耗氧量增加。舒张冠状血管,改善心肌的血液供应。如剂量过大或静脉给药速度过快易引起心律失常,甚至引起心室颤动。

2. 对血管的作用 肾上腺素激动血管平滑肌的 $α_1$ 受体和 $β_2$ 受体。皮肤、黏膜、内脏血管的平滑肌 α 受体占优势,出现血管收缩的效应;骨骼肌血管和冠状血管是 $β_2$ 受体占优势,出现血管舒张的效应。

3. 对血压的影响 肾上腺素对血压的影响与其剂量有关。治疗量的肾上腺素兴奋 $β_1$ 受体,使心肌收缩力增强,心输出量增加,故而收缩压升高。但因激动 $β_2$ 受体,骨骼肌血管舒张作用抵消或超过了激动 $α_1$ 受体引起的皮肤、黏膜和内脏血管的收缩作用,故而舒张压不变或稍微下降。较大剂量肾上腺素使血管平滑肌兴奋占优势,血管收缩效应超过血管舒张效应,外周阻力增加,收缩压和舒张压均升高。

当机体 α 受体被阻断后再使用肾上腺素,则取消了肾上腺素激动 α 受体的血管收缩作用,肾上腺素激动 β 受体的骨骼肌血管舒张作用得以表现,使原来的升压作用变为降压作用,此现象称为肾上腺素升压作用的翻转。

肾上腺素激动肾小球旁细胞 $β_1$ 受体促进肾素分泌液可使血压升高。

4. 扩张支气管 肾上腺素能激动支气管平滑肌上的 $β_2$ 受体,使支气管平滑肌舒张;并能抑制肥大细胞释放过敏介质,还可以激动 α 受体,使支气管黏膜血管收缩,减轻黏膜充血水肿,有利于消除支气管黏膜水肿。

5. 影响代谢 肾上腺素激动 α 和 $β_2$ 受体,提高机体代谢,增加细胞耗氧量,促进糖原和脂肪的分解,抑制外周组织对葡萄糖的摄取,使血糖升高,血中游离脂肪酸增加。

【用途】

1. 心搏骤停 对溺水、麻醉、手术意外、药物中毒、急性传染病及心脏传导阻滞等引起的心搏骤停,可用肾上腺素静脉注射或心室内注射,以兴奋心脏、恢复窦性心率,同时进行心脏按压、人工呼吸和纠正酸中毒等。对电击伤所致的心搏骤停,应配合除颤器或利多卡因除颤后再用肾上腺素。

2. 过敏性休克 肾上腺素是抢救过敏性休克的首选药物,通过兴奋心脏、收缩血管、升高血压、舒张支气管平滑肌、抑制过敏介质的释放,迅速缓解过敏性休克的症状。

3. 支气管哮喘 肾上腺素舒张支气管平滑肌、减轻黏膜水肿的作用可以用于控制哮喘急性发作。

4. 局部止血 当鼻黏膜或牙龈出血时,用浸有 0.1% 肾上腺素的棉球填塞出血处。

5. 与局麻药配伍　在局麻药中加入少量的肾上腺素,可收缩局部黏膜血管,从而减慢局麻药的吸收,延长局麻药作用时间,减少局麻药中毒。手指、足趾、阴茎等远端手术不宜使用肾上腺素,以免引起局部组织缺血坏死。

【不良反应】

可引起心悸、头痛、烦躁、皮肤苍白,剂量过大或静脉注射过快可出现血压骤升,搏动性头痛,严重者可致心律失常或心室纤颤。故而要严格掌握剂量和控制给药速度。器质性心脏病、高血压、冠心病、甲状腺功能亢进症和糖尿病患者禁用,老年人慎用。

【用药护理】

使用时严格控制剂量,密切观察患者的血压、脉搏及情绪变化。

麻　黄　碱

麻黄碱(ephedrine)是从中药麻黄中提取的生物碱,也可以人工合成。本品化学性质稳定,可以口服。吸收后大部分以原型经过肾脏排出体外,作用维持时间 3～6 h。

【作用】

直接激动 α、β 受体,并可促进肾上腺素能神经末梢释放 NA。对心脏、血管、支气管平滑肌作用与肾上腺素相似,但作用温和、缓慢而持久。中枢兴奋作用强,易致失眠。短期内反复使用易产生快速耐受性。

【用途】

(1) 防治蛛网膜下腔麻醉和硬脊膜外腔麻醉所导致的低血压。

(2) 治疗某些变态反应性疾病及鼻黏膜充血肿胀引起的鼻塞。

(3) 预防支气管哮喘发作和慢性轻症的治疗。

【不良反应】

可引起中枢神经系统兴奋症状,如头痛、不安、失眠、震颤等,故不要在晚间用药。禁忌证同肾上腺素。

多　巴　胺

多巴胺(dopamine,DA)是体内去甲肾上腺素合成的前体,药用为人工合成。口服无效,在体内迅速被 COMT 和 MAO 水解灭活,作用时间短暂。因不易透过血脑屏障而无中枢作用。

【作用】

直接激动 α、β 受体和外周多巴胺受体,并可促进肾上腺素能神经末梢释放 NA。

1. 兴奋心脏　能激动心脏 β₁ 受体,使心肌收缩力增强,心输出量增加,治疗量对心率影响小,大剂量可加快心率,较少引起心律失常。

2. 对血管的作用　治疗量的 DA 激动多巴胺受体,使肾、肠系膜、脑血管和冠状血管扩张,大剂量激动 α₁ 受体,使皮肤、黏膜、内脏血管收缩。

3. 升高血压　治疗量的 DA 使收缩压升高,舒张压不变或稍微升高。大剂量激动 α 受体占优势,使收缩压及舒张压均升高。

4. 改善肾功能　治疗量的多巴胺激动肾脏多巴胺受体,使肾脏血管舒张,增加肾血流量和肾小球滤过率,改善肾功能,还可以直接抑制肾小管对钠离子的重吸收,产生排钠利尿作用。大剂量兴奋肾脏 α 受体,使肾脏血管收缩,肾血流量减少,加重肾衰竭。

【用途】

1. 抗休克　主要用于感染性、心源性、出血性休克等,尤其适合伴有心肌收缩力减弱、尿量减少而血容量已补足的休克患者,为临床常用的较理想的抗休克药。

2．治疗急性肾衰竭　与利尿药合用可增加尿量，改善肾功能，增强疗效。

【不良反应】

治疗量不良反应较轻，剂量较大或静脉滴速太快会出现心动过速、血压升高、头痛、心律失常和肾血管收缩等。心肌梗死、动脉硬化、高血压、室性心律失常患者慎用。

二、α 受体激动药

去甲肾上腺素

去甲肾上腺素（noradrenaline，NA）是肾上腺素能神经末梢释放的主要递质，药用为人工合成品。化学性质不稳定，遇光容易分解，在碱性溶液中迅速氧化而失效。口服无吸收，皮下注射和肌内注射因强烈收缩血管，易引起局部组织坏死，故禁止皮下注射和肌内注射。临床采用静脉滴注给药。

【作用】

去甲肾上腺素主要激动 α 受体，对 β_1 受体有较弱的兴奋作用，对 β_2 受体无作用。

1．收缩血管　激动 α_1 受体，使全身小动脉、小静脉收缩，以皮肤、黏膜血管收缩最为明显，其次是肾、脑、肠系膜、骨骼肌血管等。因心脏兴奋，代谢产物增多而使得冠状血管舒张。

2．兴奋心脏　激动心脏 β_1 受体，使心肌收缩力增强，心率加快，传导加速，心输出量增加，但在整体情况下，因血压升高，反射性兴奋迷走神经而使得心率减慢。

3．升高血压　因兴奋心脏，增加心输出量从而使收缩压升高；收缩血管，增加外周阻力，舒张压也升高。

【用途】

1．休克和低血压　用于神经源性休克早期、过敏性休克、感染性休克等引起的低血压，因副作用较大，此应用被间羟胺取代。

2．上消化道出血　用 1～3 mg 本品稀释后口服，可使食管和胃黏膜血管收缩，产生局部止血效应。

【不良反应】

（1）静脉滴注时间过长、浓度过高或药液漏出血管外，会引起局部血管强烈收缩而导致局部组织缺血坏死。

（2）剂量过大或滴注时间过长，使肾血管强烈收缩，肾血流量减少，可出现少尿、无尿现象，引起急性肾衰竭。

（3）高血压、动脉硬化、器质性心脏病、少尿、尿闭者禁用。

【用药护理】

用药期间要密切观察患者的尿量变化，尿量要保持在 25 ml/h 以上。每隔 1 h 观察一次局部反应，防止药液外漏，一旦外漏，应立即停药，局部热敷，严重者用 α 受体阻断药酚妥拉明做局部浸润注射进行解救。

间　羟　胺

间羟胺（metaraminol，阿拉明 aramine）为人工合成的肾上腺素药，性质稳定不易被破坏，维持时间长，使用方便，可肌内注射、静脉注射、静脉滴注。直接激动 α 受体，还可以促进肾上腺素能神经末梢释放递质，升压作用比 NA 弱而持久，对心率影响小，很少引起心律失常。对肾血管收缩作用弱，不易引起急性肾衰竭。临床上去甲肾上腺素的代用品用于各种休克早期低血压的防治。

去氧肾上腺素

去氧肾上腺素（phenylephrine，苯肾上腺素）在体内作用时间长，可静脉和肌内注射。选择性激

动 α_1 受体,收缩血管,升高血压,升压作用较肾上腺素弱而持久,由于血压升高反射性兴奋迷走神经使心率减慢。临床上用于治疗阵发性室上性心动过速。去氧肾上腺素还能激动瞳孔开大肌的 α_1 受体,使开大肌收缩而产生扩瞳作用,与阿托品比较,其扩瞳作用弱,起效快,维持时间短,不升高眼压,不调节麻痹,临床上用于眼底检查。

三、β 受体激动药

异丙肾上腺素

异丙肾上腺素(isoprenaline)为人工合成品,口服易被消化酶破坏失效,常用其气雾剂吸入给药、舌下给药或静脉滴注,体内维持时间比肾上腺素略长。

【作用】

激动 β_1、β_2 受体作用强,对 α 受体几乎无作用。

1. 兴奋心脏　激动心脏 β_1 受体,使心肌收缩力增强,心率加快,传导加速,心输出量增加。与肾上腺素比较,本药对正位起搏点的作用强,而对异位起搏点影响小,故而较少引起心律失常。

2. 舒张血管　激动 β_2 受体,使骨骼肌血管、冠状血管舒张,外周阻力下降,但对肾和肠系膜血管舒张作用弱。

3. 对血压的影响　由于心输出量增加和外周阻力下降,故使收缩压升高而舒张压下降,脉压差增大。

4. 扩张支气管平滑肌　激动支气管平滑肌上的 β_2 受体,舒张支气管平滑肌,缓解支气管痉挛,特别对痉挛状态的支气管平滑肌作用更加明显。但对支气管黏膜的血管无收缩作用,故不能缓解支气管黏膜充血和水肿。

5. 促进代谢　促进糖原和脂肪的分解,使血糖升高,血中游离脂肪酸增加,组织耗氧量增加。

【用途】

1. 支气管哮喘　气雾吸入或舌下给药用于控制哮喘急性发作。

2. 心搏骤停　主要用于窦房结功能障碍,心室自身节律缓慢或高度房室传导阻滞而并发的心搏骤停。常与间羟胺、阿托品联合使用做心内注射,以兴奋心脏,使停搏的心脏恢复跳动。

3. 房室传导阻滞　舌下给药或静脉滴注治疗Ⅱ、Ⅲ度房室传导阻滞,以加速心脏传导。

4. 抗休克　在补足血容量基础上,通过兴奋心脏,使心肌收缩增强,心排出量增加,血管扩张,可用于治疗中心静脉压升高和心排出量低的感染性休克。

【不良反应】

常有心悸、头痛、头晕等不良反应。用量过大可引起心律失常和诱发加剧心绞痛,久用可产生耐受性。冠心病、心肌炎及甲状腺功能亢进症患者禁用。

第五节　肾上腺素受体阻断药

肾上腺素受体阻断药是一类能选择性地与肾上腺素受体结合,本身不产生或较少产生激动作用,但可以阻断肾上腺素受体激动药与受体结合而产生拮抗效应的一类药物,又称为抗肾上腺素药。根据药物对受体选择性的不同,可分为 α 受体阻断药、β 受体阻断药等类型。

一、α 受体阻断药

α 受体阻断药能选择性地与 α 受体结合,阻断神经递质或肾上腺素受体激动药与受体结合,从而

拮抗 α 受体激动所产生的一系列效应。根据药物对 α 受体的选择性不同可将药物分为非选择性 α 受体阻断药、选择性 α₁ 受体阻断药等类型。

（一）非选择性 α 受体阻断药

酚 妥 拉 明

酚妥拉明（phentolamine，立其丁（regitine））与 α 受体结合较疏松，易于解离，为竞争性 α 受体阻断药。本品口服生物利用度低，起效快，作用维持时间为 3～4 h，肌内注射作用持续 30～40 min，临床常采用肌内注射或静脉给药。

【作用】

1. 舒张血管 可阻断血管平滑肌上的 α₁ 受体和直接松弛血管平滑肌，使血管舒张、肺动脉压和外周阻力下降，血压下降。

2. 兴奋心脏 因血管扩张，血压下降而反射性兴奋交感神经，又因阻断突触前膜上的 α₂ 受体，反馈性地使去甲肾上腺素释放增加而增强心肌的收缩力，加快心率，增加心输出量。

3. 拟胆碱及组胺样作用 使胃肠道平滑肌兴奋，胃酸分泌增加。

【用途】

1. 外周血管痉挛性疾病 如肢端动脉痉挛症（雷诺综合征）、血栓栓塞性脉管炎、冻伤后遗症等。

2. 抗休克 通过舒张血管降低外周阻力、兴奋心脏增加心输出量，而改善微循环增加组织灌流量。适用于感染性、神经源性和心源性休克，但用药前需补充血容量，否则会导致血压下降。

3. 顽固性充血性心力衰竭 本品通过扩张小动脉、小静脉，降低心脏前、后负荷，使左心室舒张末压和肺动脉压下降，同时能增加心肌收缩力，增加心输出量，而改善心衰症状。

4. 嗜铬细胞瘤 用于嗜铬细胞瘤的鉴别诊断、嗜铬细胞瘤所致的高血压危象及手术前治疗。

5. 去甲肾上腺素静脉滴注外漏 当发生严重的去甲肾上腺素滴注外漏时，应立即将本品做浸润注射，以拮抗去甲肾上腺素的血管收缩作用，防止局部组织缺血坏死。

【不良反应】

常见的不良反应为体位性低血压和胃肠道反应，有恶心、呕吐、腹痛、腹泻、胃酸分泌增多等症状，可诱发或加重消化性溃疡，故消化性溃疡患者慎用。

【用药护理】

用药过程中应注意监测血压、脉搏变化。给药后叮嘱患者静卧 30 min，起床时逐渐改变体位，一旦发生体位性低血压，让患者平卧，取头低脚高位，进行补液，同时用间羟胺。注意：出现低血压时不能使用肾上腺素（肾上腺素升压作用的翻转）。

妥 拉 唑 啉

妥拉唑啉（tolazoline）的药理作用、持续时间及临床应用与酚妥拉明相似，但对 α 受体阻断作用较弱，而拟胆碱和组胺样作用较强，临床上主要用于血管痉挛性疾病和去甲肾上腺素滴注外漏，不良反应与酚妥拉明相似，但发生率较高。

酚 苄 明

酚苄明（phenoxybenzamine）是长效 α 受体阻断剂，与 α 受体以共价键结合，不易解离，故而又称为非竞争性 α 受体阻断药。本品脂溶性高，大剂量用药可蓄积在脂肪组织中，消除缓慢，停药一周后仍有少量残留。药理作用同酚妥拉明，但起效慢，作用强而持久，适用于外周血管痉挛性疾病、不宜手术的嗜铬细胞瘤或恶性嗜铬细胞瘤患者的治疗等。不良反应常见体位性低血压。静脉滴注过快会引起心动过速、心律失常和心绞痛,用药过程中要注意监测血压、脉搏等变化。其他不良反应还有消化道反应及皮肤潮红等。冠心病、消化性溃疡患者慎用。

(二)选择性 α₁ 受体阻断药

哌　唑　嗪

哌唑嗪(prazosin)口服吸收良好,30 min 起效,1～2 h 达高峰,持续时间 6～10 h,主要在肝脏代谢,首过效应明显。

【作用】

本品选择性阻断血管平滑肌上的 α₁ 受体,舒张小动脉、小静脉,使外周阻力下降而降压,对阻力血管扩张强于容量血管,所以舒张压下降明显。降压时不伴有反射性心率加快,不增加肾素分泌,不影响肾脏血流量,还可增加血中高密度脂蛋白、减少低密度脂蛋白,改善脂质代谢。

【应用】

适用于轻、中度伴有心、肾功能不全的高血压患者,与 β 受体阻断药及利尿药合用可增强其降压作用,也可用于治疗顽固性充血性心力衰竭。

【不良反应】

(1)常见头痛、乏力、鼻塞等。

(2)部分患者出现"首剂现象",表现为首次服用哌唑嗪后 1 h 内出现恶心、眩晕、心悸、直立性低血压等,严重者可致晕厥。若首剂改为 0.5 mg,并于睡前服用,可避免发生。

(3)偶有视物模糊、便秘、口干、抑郁等。

二、β 受体阻断药

β 受体阻断药能选择性地与 β 受体结合,竞争性地阻断去甲肾上腺素能神经递质或肾上腺素激动药与 β 受体结合,从而产生拮抗 β 受体效应的药物。本类药物包括普萘洛尔、噻吗洛尔、吲哚洛尔等。以普萘洛尔为代表进行介绍。

普　萘　洛　尔

普萘洛尔(propranolol,心得安)为非选择性 β 受体阻断剂,通过阻断 β₁、β₂ 受体,产生缓慢、温和、持久的降压作用。本品脂溶性高,口服吸收快而完全,首关效应明显,口服生物利用度较低。体内分布广,与血浆蛋白结合率高,口服血浆高峰浓度存在明显个体差异,故而从小剂量开始逐渐增加到适当的剂量。

【作用】

1. 心血管系统　通过阻断心脏 β₁ 受体,抑制心肌收缩力并减慢心率,使心输出量减少,心肌耗氧量降低,血压下降。

2. 对肾素分泌的影响　阻断肾脏 β₁ 受体,抑制肾球旁细胞分泌释放肾素而降压。

3. 支气管平滑肌　阻断支气管平滑肌上 β₂ 受体,导致支气管平滑肌收缩,气道阻力增加,容易诱发支气管哮喘或加重哮喘的发作。

4. 对代谢的影响　本品可抑制交感神经兴奋引起的脂肪分解,可以延缓糖尿病患者用胰岛素治疗后血糖水平的恢复,也会掩盖低血糖反应的症状如心悸等,抑制甲状腺素 T₄ 转变为三碘甲状腺原氨酸 T₃ 的过程。

5. 高浓度时　能降低细胞膜对钠、钾离子的通透性,有膜稳定作用,但是产生这个作用的浓度比临床有效浓度高出 50～100 倍,所以,临床应用意义不大。

6. 其他作用　抑制血小板聚集,降低眼内压。

【应用】

用于治疗轻、中度高血压,特别是心排出量高及肾素活性偏高的高血压患者,对高血压合并有心绞痛、偏头痛、焦虑症及某些心律失常的患者更为适用。

【不良反应】

常见不良反应有头晕、乏力、恶心、呕吐、腹痛、腹泻等,停药后可自行消失。

普萘洛尔可使心率减慢、房室传导阻滞,诱发心力衰竭,严重心功能衰竭的患者禁止使用。因阻断了支气管平滑肌上的 β_2 受体而诱发或加重支气管哮喘。

窦性心动过缓、支气管哮喘、严重房室传导阻滞、低血压患者禁用。

【用药护理】

因药物剂量个体差异较大,用药应从小剂量开始,逐渐增至治疗量。本品长期应用后会使 β 受体数目增多,突然停药会使原来的病情加重,所以不能突然停药。

（雷　湘）

在线答题

第三章 局 麻 药

PPT

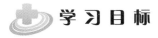

学习目标

掌握:局麻药的药理作用和作用特点。
熟悉:局麻药的不良反应。
了解:局麻药的应用方法。

第一节 常用局麻药

案 例 引 导

患者,王某,男,24 岁,体重 65 kg,确诊为慢性扁桃体炎,拟于局麻下行扁桃体摘除术。入室后常规监测生命体征,BP 119/78 mmHg,HR 67 次/分,R 16 次/分,SpO_2 100%。在右侧舌腭弓注入 2% 利多卡因 10 ml,约 10 s 后患者突然牙关紧闭,角弓反张,全身抽搐,唤之无意识。

讨论:该患者出现了什么问题?

案例答案
3-1

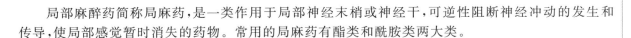

局部麻醉药简称局麻药,是一类作用于局部神经末梢或神经干,可逆性阻断神经冲动的发生和传导,使局部感觉暂时消失的药物。常用的局麻药有酯类和酰胺类两大类。

普 鲁 卡 因

普鲁卡因(procaine)是酯类局麻药,注射给药 1~3 min 起效,维持 30 min,能透过血脑屏障进入中枢神经系统。在体内被假性胆碱酯酶水解成对氨基苯甲酸和二乙氨基乙醇。

【作用】

普鲁卡因具有亲脂性,可以穿透神经细胞膜,进入神经细胞膜内表面后成为解离型带电荷的阳离子,与 Na^+ 通道结合,引起通道蛋白构象发生变化,从而阻滞 Na^+ 的内流,阻止动作电位的产生和神经冲动的传导,产生局麻作用。

【应用】

1. 局部麻醉 采用注射给药方法,适用于浸润麻醉、传导麻醉、蛛网膜下腔麻醉和硬膜外麻醉。对组织无刺激性,毒性小,应用广泛。因穿透力较差不宜用于表面麻醉。

Note

2. 局部封闭 0.25％～5％溶液注射在病变的神经周围或病变部位,可减少病灶对中枢神经系统产生的恶性刺激,改善病变局部组织的营养过程,使炎症得以缓解。

【不良反应】

1. 毒性反应 用量过大会引起中枢反应,表现为先兴奋后抑制,血压下降,心脏停搏。可用地西泮对抗其惊厥。

2. 低血压 腰麻和硬膜外麻醉时常出现血压下降,可以在术前静脉滴注或缓慢静脉推注麻黄碱预防。

3. 过敏反应 极少数患者用药后会出现皮疹、哮喘甚至休克等过敏反应。

【用药护理】

(1)用药前与患者充分沟通,消除紧张情绪,询问过敏史并做皮试。

(2)传导麻醉和浸润麻醉,应避免药物误入血管,每次推药前回抽注射器,无回血方可注射。若采用腰麻的患者清醒后出现头痛、尿闭现象,可保持患者头底脚高仰卧位。麻醉后吞咽功能没有完全恢复前不宜饮水、进食,以免误入呼吸道。

(3)避免与磺胺类、强心苷类、胆碱酯酶抑制药联合使用。本药与葡萄糖配伍药效降低,应用生理盐水稀释。

(4)用药后出现过敏反应,应立即停药,并用肾上腺素等抗过敏药物抢救。

利 多 卡 因

利多卡因(lidocaine)是酰胺类局麻药,脂溶性高,穿透力强,对组织无刺激性,维持时间1～2 h,麻醉效率是普鲁卡因的2倍。临床上用于各种麻醉。毒性与普鲁卡因相似,用量过大会引起惊厥及心脏停搏。肝功能不全、严重房室传导阻滞、有癫痫大发作史的患者禁用。

丁 卡 因

丁卡因(tetracaine)是脂类局麻药,穿透力强,作用快,维持时间长,麻醉效应是普鲁卡因的10倍。因维持时间长,毒性也很大,一般不做浸润麻醉。主要用于眼科、耳鼻喉科、口腔科做表面麻醉。

布 比 卡 因

布比卡因(bupivacaine)是酰胺类局麻药,麻醉效应比普鲁卡因强10倍,血药浓度低,是一种较为安全的长效局麻药,因穿透力弱,临床上用于除了表面麻醉外的其他麻醉。

第二节 局麻药的作用特点

一、局麻药对不同种类的神经纤维的作用

局麻药的作用与神经细胞或神经纤维的直径大小及神经组织解剖特点有关,细的神经纤维,表面积小,药物易于饱和,对局麻药的敏感性高,产生作用快;粗的及有髓鞘包裹的神经纤维,药物渗透慢,对局麻药的敏感性低,所需要的剂量大。交感、副交感神经对局麻药敏感性高,运动神经敏感性低。感觉消失时,首先消失的是持续性钝痛(如压痛),而后是短暂性锐痛,继之依次消失的是冷觉、温觉、触觉、压觉。神经冲动传导的恢复按相反的顺序进行。

二、局麻药在体内的分布

（1）局麻药为弱碱性药物,容易向 pH 值高的组织扩散和分布。

（2）血流量越大,药物分布越快、越多。

三、局麻药在体内的消除

酯类局麻药在体内被假性胆碱酯酶水解,酰胺类局麻药在体内被肝药酶代谢。

四、减少局麻药毒副作用的方法

（1）局麻药液中常加入微量肾上腺素（1∶（100000～200000））。因为肾上腺素可以收缩黏膜血管,减少局麻药的吸收,延长局麻作用维持时间。但在指、趾甲、鼻尖、阴茎等远端手术中禁用肾上腺素,以免组织缺血坏死。

（2）低比重的局麻药有扩散入颅腔的危险。在腰麻时,通常在局麻药中加 10％葡萄糖注射液（GS）,使其比重高于脑脊液,防止扩散进入颅内。

第三节　局部麻醉方法

一、表面麻醉

表面麻醉又称黏膜麻醉,将穿透力强的局麻药涂于黏膜表面,使黏膜下感觉神经末梢麻醉。可用于鼻、咽、喉、眼及尿道等黏膜部位的手术。

二、浸润麻醉

将药液注入皮下或手术切口部位,使局部感觉神经末梢被麻醉。常用于浅表小手术。

三、传导麻醉

传导麻醉又称阻滞麻醉、神经干麻醉。将药液注射在神经干周围,阻断神经传导,使该神经所支配的区域被麻醉。常用于四肢及口腔手术。

四、蛛网膜下腔麻醉

蛛网膜下腔麻醉又称腰麻、脊髓麻醉,将药液注入蛛网膜下腔,使该部位的脊神经根被麻醉。常用于下腹部及下肢手术。

五、硬膜外麻醉

将药液注入硬脊膜外腔,使通过此腔穿出椎间孔的脊神经根麻醉。适用范围广,可用于颈部至下肢的手术。特别适用于上腹部手术。

（雷　湘）

在线答题

第四章　作用于中枢神经系统的药物

第一节　镇静催眠药

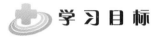

学习目标

掌握：地西泮的作用、用途、不良反应和用药护理。

熟悉：巴比妥类药物的作用和用途、不良反应和用药护理。

了解：了解各类药物作用机制、作用特点，能根据失眠特点为患者选用安全有效的催眠药。

案例引导1

患者，杨某，男，21岁，咳嗽，有痰，痰中带血丝，紧张异常，不能入睡。T 36.7 ℃，P 78次/分，R19 次/分，BP 130/80 mmHg，诊断为急性支气管炎、焦虑症。医生开具枇杷止咳颗粒、阿莫西林克拉维酸钾、安定片剂。医嘱：多喝水，睡前少运动，禁止饮酒、喝茶、喝咖啡。

讨论：医生为什么开具安定片剂？

案例引导2

患者，男，30岁，因突然发作性全身抽搐，口吐白沫，意识丧失，大小便失禁。类似发作接连发生，神志不清，诊断为癫痫持续状态。

讨论：

(1) 应选择什么药物治疗？

(2) 用药护理包括哪些内容？

镇静催眠药（sedative-hypnotics）是一类抑制中枢神经系统，小剂量镇静，较大剂量引起类似生理性睡眠的药物。有些药物随着剂量增大，还可以产生抗惊厥、抗癫痫和麻醉作用。中毒剂量可深度抑制中枢,出现昏迷、呼吸衰竭,严重者甚至死亡。其中苯二氮䓬类药物安全范围大,不良反应少,还有明显的抗焦虑和骨骼肌松弛作用,临床上较为常用。

常用的镇静催眠药包括苯二氮䓬类、巴比妥类及其他类。

一、苯二氮䓬类

苯二氮䓬类(benzodiazepines)多为1,4-苯并二氮䓬的衍生物。临床常用的有20余种,它们结构相似,但不同衍生物之间,抗焦虑、镇静催眠、抗惊厥和肌肉松弛作用各有侧重。根据作用时间的长短,分为长效、中效、短效三类(表4-1-1)。①长效类:地西泮(diazepam,安定)、氟西泮(flurazepam,氟安定)、氯氮䓬(chlordiazepoxide,利眠宁)。②中效类:硝西泮(nitrazepam,硝基安定)、氯硝西泮(clonazepam,氯硝安定)、奥沙西泮(oxazepam,去甲羟基安定,舒宁)等。③短效类:三唑仑(triazolam,酣乐欣)、咪达唑仑(midazolam)。

表 4-1-1 常用苯二氮䓬类药物分类、作用特点比较

类别	药物	主要特点及用途	不良反应及用药护理
长效类 ($t_{1/2}>30$ h)	氟西泮	催眠作用强而持久,不易产生耐受性	眩晕、嗜睡、共济失调等,肝、肾功能不全者及孕妇慎用,15岁以下儿童禁用
中效类 ($t_{1/2}$ 5~30 h)	硝西泮	催眠、抗癫痫效果较好	眩晕、嗜睡、共济失调等,服药期间禁酒,重症肌无力患者禁用
	氯硝西泮	抗惊厥、抗癫痫效果较强,用于各种失眠症和术前镇静	常见嗜睡、共济失调及行为紊乱,有时可见焦虑、抑郁、眩晕等。肝肾功能不全者慎用,青光眼患者禁用
	氯氮䓬	作用与地西泮相似但较弱,用于焦虑、失眠、早醒、易醒、抗癫痫及酒精戒断症状	嗜睡、便秘、共济失调等,长期服用可产生耐受性,老年人慎用,孕妇和哺乳期妇女禁用
	奥沙西泮	作用与地西泮相似,抗焦虑及抗惊厥较强,催眠作用较弱	偶见恶心、头晕,肝肾功能不全者慎用,孕妇和哺乳期妇女禁用
	艾司唑仑	镇静、催眠、抗焦虑,宿醉反应少,常用于麻醉前给药	可见嗜睡、乏力,1~2 h可自行消失
短效类 ($t_{1/2}<5$ h)	三唑仑	催眠作用强而短,宿醉反应少,依赖性较强。适用于入睡困难者	眩晕、乏力、嗜睡等。孕妇和哺乳期妇女慎用,急性闭角性青光眼、重症肌无力患者禁用。成瘾性强,被列为一类精神药品管理

地 西 泮

地西泮(diazepam,安定,valium)口服吸收迅速完全,约1 h达血药浓度高峰,蛋白结合率高达99%,因其脂溶性高,首先分布于脑组织,随后分布于脂肪组织中,经肝代谢,肾排泄。可通过胎盘进入胎儿体内,少量经乳汁排泄,故孕妇、哺乳期妇女禁用。

【作用与用途】

1. 镇静催眠 该药能缩短睡眠诱导时间,延长睡眠持续时间。口服,成人第一日每次10 mg,3~4次/日,以后按需要减至每次5 mg,3~4次/日。特点:①镇静作用快而确定;②安全范围大,过量不引起麻醉,对呼吸循环抑制轻;③对快动眼睡眠(rapid eye movement,REM)影响小,引起近似生理性睡眠,停药后反跳现象及后遗效应较巴比妥类轻,醒后无明显宿醉现象;④用药依赖性相对较

低。临床上广泛用于各种原因引起的失眠症,常用于早醒和易醒患者。

由于本类药物安全范围大,用于麻醉前给药,可缓和患者对手术的恐惧情绪,减少麻醉药用量,产生暂时性记忆缺失。同理,临床也常用于心脏电击复律或内镜检查前给药。多用地西泮静脉注射(10～30 mg,24 h 内总量为 40～50 mg)。

2. 抗焦虑 小剂量(口服,成人每次 2.5～10 mg,2～3 次/日;6 个月以上儿童 10～200 µg/kg,3～4 次/日)时即有良好的抗焦虑作用,显著改善紧张、忧虑、激动和失眠等症状。主要用于焦虑症,但因久用可致依赖性,现临床上多用于无依赖性的多塞平和丁螺环酮。目前,临床上治疗广泛性焦虑症的首选药物为新型抗抑郁药,如帕罗西丁等。

3. 抗惊厥、抗癫痫 具有较强的抗惊厥、抗癫痫作用,常辅助用于小儿高热、破伤风、子痫及药物中毒性惊厥。地西泮静脉注射(10 mg,15 min 后可酌情增量)是治疗癫痫持续状态的首选药物。

4. 中枢性肌肉松弛作用 本类药物可缓解动物的去大脑僵直,对人类大脑损伤所致肌肉僵直有缓解作用,也可用于外周肌肉痉挛,如腰肌劳损等。

【作用机制】

苯二氮䓬类药物可通过增强 γ-氨基丁酸(GABA)能神经的抑制作用而发挥作用。GABA 受体-BZ 受体-Cl^- 通道是大分子复合物,通过促进 GABA 与 $GABA_A$ 受体相结合,使 Cl^- 通道开放频率增加,Cl^- 内流增多,细胞膜超级化,增强中枢抑制作用。

【不良反应】

1. 中枢神经系统 治疗量连续用药可出现头昏、嗜睡、乏力等副作用,长效类尤易发生,大剂量偶致共济失调、精神错乱、言语不清、视物模糊。

2. 耐受性、依赖性 此类药物长期用药可产生一定耐受性和成瘾性,停药后出现反跳和戒断症状(失眠、焦虑、激动、震颤等)。避免长期使用,停药时应逐渐减量。

3. 急性中毒 用药过量或静脉注射过快可导致急性中毒,主要表现为昏迷,呼吸、循环抑制,血压下降,心率减慢,重者可导致呼吸及心跳停止。饮酒或合用其他中枢抑制药尤易发生。中毒抢救主要选择苯二氮䓬受体阻断药氟马西尼(flumazenil),并采取阻止药物吸收、加速药物排泄和对症治疗等措施。

4. 其他 可透过胎盘屏障和随乳汁分泌,有致畸胎作用。偶有过敏反应,较大剂量可致尿潴留、呼吸性酸中毒等。老年患者,肝肾功能和呼吸功能不全者,对本药过敏患者,青光眼、重症肌无力患者,高空作业者,以及驾驶员慎用。孕妇和哺乳妇女、新生儿、阻塞性肺疾病患者禁用。

【用药护理】

(1)用药前向患者介绍有关镇静催眠药产生依赖性和地西泮致畸的危害,妊娠 3 个月以内及哺乳期禁用,青光眼及重症肌无力者慎用,遵医嘱用药,切勿擅自增加药量,宜短期、间断、交替使用,尽量避免长期应用。

(2)配制地西泮注射液时避免选择注射用水、生理盐水、葡萄糖氯化钠、乳酸钠溶液稀释,防止药液混浊,可用 10% 葡萄糖溶液作为溶媒。

(3)用药时注意正确给药方法,镇静催眠多采用口服给药。静脉推注宜慢,成人每分钟不超过 5 mg,小儿不超过 0.08 mg/(kg·min),注射时间大于 5 min。

(4)本品与三环类药物合用,可增强后者的镇静作用并产生阿托品样反应;与利福平、卡马西平等肝药酶诱导剂合用,可使本品消除加快,疗效减弱;与异烟肼、西咪替丁等肝药酶抑制剂合用,可使本品消除减慢,疗效增加,不良反应增加。

(5)嘱患者用药期间禁止饮酒,避免与中枢抑制药合用,以防出现嗜睡及呼吸抑制甚至死亡,呼吸中枢严重抑制者必要时选择氟马西尼抢救;避免饮用茶、咖啡等含咖啡因类饮品,以防减弱疗效。

(6)用药后注意观察失眠、焦虑等状态是否得到改善。静脉注射地西泮时应观察患者呼吸、血压、心率。

二、巴比妥类

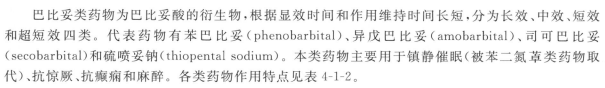

案例答案
4-1-3

案 例 引 导

患者,女,40岁,因与丈夫发生争执,负气之下服用大量苯巴比妥,患者深度昏迷,血压75/45 mmHg(10/6 kPa),呼吸8次/分,腱反应消失。

讨论:抢救措施有哪些?

巴比妥类药物为巴比妥酸的衍生物,根据显效时间和作用维持时间长短,分为长效、中效、短效和超短效四类。代表药物有苯巴比妥(phenobarbital)、异戊巴比妥(amobarbital)、司可巴比妥(secobarbital)和硫喷妥钠(thiopental sodium)。本类药物主要用于镇静催眠(被苯二氮䓬类药物取代)、抗惊厥、抗癫痫和麻醉。各类药物作用特点见表4-1-2。

表 4-1-2 巴比妥类作用特点和用途比较表

分类	药物	显效时间/h	作用持续时间/h	主要用途
长效类	苯巴比妥	0.5~1	6~8	抗惊厥
中效类	异戊巴比妥	0.25~0.5	3~6	镇静催眠
短效类	司可巴比妥	0.25	2~3	抗惊厥、镇静催眠
超短效类	硫喷妥钠	立即	0.25	全身麻醉

【作用和用途】

1. 镇静催眠 目前很少用于镇静催眠。与苯二氮䓬类药物比较,巴比妥类药物具有如下特点:①安全范围小,大剂量引起麻醉,过量易致呼吸肌麻痹甚至死亡;②缩短快动眼睡眠明显,久用易出现停药反应,连续使用易产生耐受性和成瘾性;③不良反应多,后遗效应明显;④有肝药酶诱导作用,药物相互干扰明显。

2. 抗惊厥、抗癫痫 巴比妥类药物有强大的抗惊厥作用,可用于小儿高热、破伤风、子痫、脑膜炎、中枢兴奋药中毒引起的惊厥。巴比妥类药物小剂量既有抗癫痫作用,常用于治疗癫痫大发作和癫痫持续状态。

3. 麻醉及麻醉前给药 硫喷妥钠用于静脉麻醉和诱导麻醉,其他药物仅用作麻醉前给药。

巴比妥类药物选择性抑制脑干网状上行激活系统,抑制大脑皮层兴奋性,增强GABA介导Cl⁻内流的作用,使Cl⁻通道开放时间延长,从而使细胞膜超级化,最终发挥中枢抑制作用。

【不良反应及用药护理】

1. 后遗反应 也称"宿醉"反应,是指用药次晨出现眩晕和困倦,精细运动不协调、定向障碍等现象。高空作业和驾驶员应慎用。

2. 耐受性和依赖性 长期反复使用本药可产生耐受性及依赖性,突然停药可出现反跳现象并诱发戒断症状,如激动、失眠、焦虑,甚至惊厥。故而对该类药物应实施严格管理,以防滥用。

3. 变态反应 少数人可发生皮疹、血管神经性水肿、荨麻疹、粒细胞减少、血小板减少,偶可致剥脱性皮炎等。过敏患者、哮喘患者,严重肺功能不全患者,心、肝、肾、功能不良者,以及老年患者慎用或禁用。

4. 急性中毒 大剂量使用或静脉注射过速可引起急性中毒。表现为昏睡、呼吸抑制、血压和体温下降,呼吸衰竭是致死的主要原因。急性中毒的解救措施:口服中毒者应立即洗胃(生理盐水或

0.01％～0.02％高锰酸钾溶液);以 10～15 g 硫酸钠导泻等(忌用硫酸镁),碱化尿液(静脉滴注碳酸氢钠或乳酸钙)或利尿,必要时血液透析,主要是维持呼吸和循环功能;注意保温,预防感染。

5. 透过胎盘 本类药物可透过胎盘并经乳汁排泄,孕妇、哺乳期妇女、临产妇女禁用。硫喷妥钠应临用前配制,发现沉淀、浑浊、变色即不能使用,避免与硫酸镁同用,以免发生中枢抑制加深,硫喷妥钠呈强碱性,注射速度不宜过快,漏出血管或皮下可引起组织坏死,误入动脉可出现血管痉挛、血栓形成,重者肢端坏死。

三、其他类

水 合 氯 醛

水合氯醛(chloral hydrate)性质稳定,口服易吸收,约 15 min 起效,维持 6～8 h。此药催眠作用强,不缩短快动眼睡眠时间,无宿醉现象,停药时也无代偿性快动眼睡眠时间延长,主要用于顽固性失眠或其他催眠药效果不佳者。对胃有刺激性,一般以 10％溶液口服。直肠给药,以减少刺激性。久服也可引起耐受性、依赖性和成瘾性。

丁 螺 环 酮

丁螺环酮(buspirone)为 5 羟色胺(5-HT$_{1A}$)受体部分激动药,抗焦虑作用与地西泮相似,但无催眠、肌肉松弛和抗惊厥作用。临床上主要用于各种类型的焦虑症和焦虑引起的失眠。不良反应主要为胃肠道症状、头晕,无明显的依赖性。对本品过敏者,严重肝肾功能不良、重症肌无力患者,分娩期妇女,以及 18 岁以下儿童禁用。

多 塞 平

多塞平(doxepin,多虑平)是 5HT 再摄取抑制剂,具有较强的抗焦虑作用和抗抑郁作用。不良反应少,无依赖性,常见口干、便秘、视物模糊等不良反应,常用于治疗焦虑性抑郁症或神经性抑郁症。青光眼、三环类抗抑郁药过敏、心肌梗死恢复期患者禁用。

佐 匹 克 隆

佐匹克隆(zopiclone)药理作用类似苯二氮䓬类,口服吸收迅速,用于各种原因引起的失眠症状,尤其适用于不能耐受后遗作用的失眠患者。不良反应少,可出现口干、便秘、恶心、嗜睡、肌无力等,长期用药突然停药可出现戒断症状。

第二节　抗癫痫药和抗惊厥药

学 习 目 标

掌握:苯妥英钠的作用、用途、不良反应和用药护理。

熟悉:苯巴比妥、乙琥胺、卡马西平、地西泮、硫酸镁的应用、不良反应和用药护理。

了解:抗癫痫药应用的一般原则。

案 例 引 导

案例答案
4-2-1

张某,女,21岁,上课期间突然倒地,意义丧失,全身阵挛性抽搐,抽搐时面色青紫,口吐白沫,持续1~3 min,后患者进入意识模糊状态,30 min后逐渐恢复。

诊断:癫痫大发作。

讨论:

1.该患者可选用哪种抗癫痫药,为什么?

2.运用该类药物有哪些注意事项?

一、抗癫痫药

(一)概述

癫痫是一种中枢神经系统疾病,特点为突然、短暂、反复发作,表现出意识、运动、精神及脑电图异常。按病因可分为原发性癫痫及继发于外伤、肿瘤、感染、发育异常或脑血管病等的即发性或症状性癫痫。目前治疗方法以药物为主,但仅可减少或防止发作,不能根治,需长期用药。癫痫主要发作类型和症状表现见表4-2-1。

表 4-2-1 癫痫主要发作类型和症状表现

发作类型		症状表现及特点
全身性发作	强直-阵挛性发作（大发作）	较为常见,表现为突然意识丧失。全身阵挛性抽搐,持续数分钟
	失神性发作（小发作）	儿童多见,表现为突然短暂意识丧失,双目凝视失神,动作中断,但无抽搐,每天可反复发作数十次
	肌阵挛性发作	部分肌群发生短暂(约1 s)抽搐
	癫痫持续性发作	特指大发作持续状态。患者反复抽搐,持续昏迷,可危及生命,应及时抢救
局部性发作	单纯局限性发作	一般无意识障碍,局部肢体或部分肌群发生抽搐或感觉异常,持续20~60 s
	复合性局限性发作（神经运动性发作）	突发性行为异常,无意识动作,如唇抽动、摇头等,持续30 s到2 min

抗癫痫药的作用机制,有两种方式:一是通过药物抑制病灶神经元过度放电;二是作用于病灶周围正常神经组织,防止异常放电的扩散。大多数药物是通过第二种作用:改变脑组织对引起发作的各种刺激的反应性。

(二)常用抗癫痫药

苯 妥 英 钠

苯妥英钠(phenytoin sodium,大仑丁)呈强碱性(pH 10.4),刺激性大,其水溶性受限,肌内注射吸收慢而不规则,故不宜肌内注射。口服吸收慢而不规则,宜饭后服用,连续每日服药0.3~0.6 g,需6~10日始能达到稳态血药浓度(10~20 μg/ml)。苯妥英钠血药浓度个体差异较大,应通过血药

Note

浓度监测调整给药剂量。

【作用与用途】

1. 抗癫痫 苯妥英钠是治疗强直-阵挛性发作(大发作)的首选药,静脉注射可缓解癫痫大发作;对复杂局限性发作及单纯局限性发作疗效次之;对失神发作(小发作)无效,甚至使病情恶化。

2. 治疗外周神经痛 用于治疗三叉神经、坐骨神经和舌咽神经痛。其中对三叉神经痛疗效较好,使疼痛减轻,发作次数减少。

3. 抗心律失常 用于室性心律失常,是强心苷中毒所致室性心律失常的首选药。

【不良反应】

严重的不良反应较少,但一般性不良反应发生率高。

1. 局部刺激 本药为强碱性,可刺激胃肠道引起恶心、呕吐、食欲减退、上腹痛等,餐后服用可减轻。肌内注射局部刺激大,故不做肌注给药。静脉注射可导致静脉炎,注射速度宜慢(小于 30 mg/min),过快时,可致心律失常、心脏抑制和血压下降。

2. 牙龈增生 多见于青少年,发生率约 20%,注意口腔卫生,经常按摩牙龈,可防止或减轻。一般停药 3~6 个月后可恢复。

3. 血液系统反应 本品有抗叶酸作用,可致全血细胞减少和巨幼细胞性贫血。用叶酸和维生素 B_{12} 治疗有效。

4. 过敏反应与自身免疫病 常见于各种皮疹,偶见剥脱性皮炎,也可见粒细胞缺乏、再生障碍性贫血,血小板减少,或过敏性肝损坏,甚至发生红斑狼疮样反应。

5. 神经系统反应 轻度中毒(血药浓度大于 20 μg/ml)可出现眼球震颤,继而出现眩晕、复视、共济失调等。重度中毒(血药浓度大于 40 μg/ml)可出现谵妄、幻觉。

6. 其他反应 诱导肝药酶,加速维生素 D 代谢,儿童久用可致佝偻病;致畸,故生育期和妊娠期妇女禁用;偶见男性乳房增大,女性多毛症、淋巴结肿大等。小儿中毒症状不易发现,故小儿不宜使用。苯妥英钠对全身性发作中的失神发作(小发作)和肌阵挛发作无效,反而会增加发作频率,故禁用。

【用药护理】

1. 用药前护理 ①用药前与患者进行沟通,了解癫痫发作的类型、肝肾功能及用药情况;②保泰松、磺胺类和水杨酸类可与苯妥英钠竞争血浆蛋白的结合部位,使后者游离型血药浓度增加,毒副作用增强,应适当减量;③苯妥英钠通过诱导肝药酶,加速多种药物的代谢并降低药效,如避孕药等;④氯霉素等能抑制肝药酶从而提高苯妥英钠的血药浓度,应适当减量;⑤苯巴比妥能诱导肝药酶,加速苯妥英钠的代谢,降低药效。

2. 用药中护理 ①口服药物应饭后服用,静脉注射宜缓慢。癫痫持续状态,静脉注射不超过 50 mg/min,随后应注射生理盐水以减少对静脉的刺激。②剂量个体化,小剂量开始,用药过程密切观察,定期检测肝肾功能、骨骼、牙龈等情况,出现异常,及时上报并做相应处理。

3. 用药后护理 ①苯妥英钠各种剂型有显著不同的生物利用度,建议患者使用同一厂家的制剂;②叮嘱患者注意口腔卫生,经常按摩牙龈;③叮嘱患者不可擅自停药,应遵医嘱,否则会诱发癫痫发作。

卡 马 西 平

【作用和用途】

1. 抗癫痫 卡马西平(carbamazepine,酰胺咪嗪)对各类癫痫均有效,对精神运动型发作、单纯性局限性发作为首选,对小发作和肌阵挛性发作效果差或无效。

2. 抗外周神经痛 治疗三叉神经痛和舌咽神经痛,其疗效优于苯妥英钠。

3. 抗躁狂、抗抑郁 治疗躁狂症疗效优于碳酸锂,且副作用少。

4. 抗利尿　促进抗利尿激素分泌,用于治疗神经性尿崩症。

【不良反应】

用药早期可出现多种不良反应,如胃肠道刺激,头昏、眩晕、恶心、呕吐和共济失调等,偶见骨髓抑制(再生障碍性贫血、粒细胞减少和血小板减少)、肝损害、心率失常、幻觉、系统性红斑狼疮样综合征。

苯 巴 比 妥

【作用和用途】

苯巴比妥(phenobarbital,鲁米那,luminal)是最先应用的有效抗癫痫药,毒性较低,目前仍是治疗大发作的首选药之一,也可用于癫痫持续状态,对失神小发作效果差。

【不良反应和用药护理】

苯巴比妥副作用少。有中枢抑制作用,常见一过性嗜睡、困倦,可逐渐耐受,偶见巨幼红细胞性贫血、白细胞缺乏、血小板减少。

扑 米 酮

扑米酮(primidone,扑癫酮)在体内代谢成苯巴比妥和苯乙基丙二酰胺。本品与苯巴比妥相比无特殊优势,只用于其他药物不能控制的患者,不良反应同苯巴比妥。

乙 琥 胺

乙琥胺(ethosuximide,札兰丁)属于琥珀酰亚胺类药物,是此类药物中抗戊四唑惊厥最强的药物,是失神性小发作的首选药,对其他型癫痫无效。常见副作用有嗜睡、眩晕、呃逆、食欲不振和恶心、呕吐等。偶见粒细胞缺乏症和再生障碍性贫血,应定期检查血常规。因可引起精神行为异常,有精神病史者慎用。

丙 戊 酸 钠

丙戊酸钠(sodium valproate)为广谱抗癫痫药,可用于各种癫痫。对大发作的疗效不及苯妥英钠和苯巴比妥;对小发作的疗效优于乙琥胺,肝毒性严重,一般不作为首选药;对非典型失神性发作,疗效不及氯硝西泮;对精神运动型发作,疗效与卡马西平相似。本品可致畸,孕妇禁用。

苯二氮䓬类

苯二氮䓬类(benzodiazepines)用于癫痫治疗者有地西泮、氯硝西泮、硝西泮等,地西泮是控制癫痫持续状态的首选药,静脉滴注迅速控制发作,但作用时间短,须与苯妥英钠或苯巴比妥同用。硝西泮用于肌阵挛性发作和癫痫持续状态。氯硝西泮对各种癫痫有效,以失神发作、婴儿痉挛和肌阵挛性发作疗效较好。

普 洛 格 柏

普洛格柏(progabide)是 GABA 受体激动药,对局限性发作、大发作、肌阵挛性发作和帕金森病有效。有肝毒性,目前仅用于其他药物难以控制的患者。

托 吡 酯

托吡酯(topiramate)是广谱抗癫痫药,作用类似于苯妥英钠,对大发作、部分性发作和失神发作有效。不良反应主要是中枢抑制性。孕妇慎用。

氨 己 烯 酸

氨己烯酸(vigabatrin)可提高脑内 GABA 浓度,主要用于顽固性部分性癫痫发作,特别是儿童患者,不良反应主要是中枢抑制。

拉 莫 三 嗪

拉莫三嗪(lamotrigine)为广谱抗癫痫药,对部分性发作、强直-阵挛性发作、失神性发作和儿童肌阵挛性发作具有一定效果。

左乙拉西坦

左乙拉西坦(levetiracetam)具有较强的抗癫痫作用。对部分性发作和强直-阵挛性发作均有效。作用机制不完全明了,治疗指数大,长期用药无耐药性或停药综合征。常见不良反应为嗜睡、乏力、头昏、健忘等,肝肾功能不良患者、孕妇、哺乳期妇女禁用。

二、抗惊厥药

案例答案
4-2-2

案 例 引 导

患者,李某,临产,午后突感头痛,恶心,相继发生抽搐,出现下肢水肿,医生处方开具静脉注射硫酸镁治疗,1 周后,顺产,侧切,医生处方中开具硫酸镁外用。

讨论:

1. 硫酸镁静脉注射、外用有什么区别?
2. 运用该类药物有哪些注意事项?

惊厥是各种原因引起的中枢神经过度兴奋的一种症状,表现为全身骨骼肌不自主的强烈收缩。常见于小儿高热、破伤风、癫痫大发作、子痫和中枢兴奋药中毒等。常用抗惊厥药有地西泮、巴比妥类、水合氯醛、硫酸镁等。

硫 酸 镁

【作用与用途】

1. 抗惊厥和降低血压(静脉注射) Ca^{2+} 参与神经化学传递和骨骼肌收缩,Mg^{2+} 与 Ca^{2+} 化学性质相似,可特异性地竞争 Ca^{2+} 受点,拮抗 Ca^{2+} 的作用,抑制神经化学传递和骨骼肌收缩,引起骨骼肌和平滑肌松弛,心肌收缩力减弱,产生抗惊厥、降血压的作用。用于缓解子痫、破伤风所致惊厥,也作为高血压危象、高血压脑病的抢救药物。

2. 导泻、利胆(口服) 本药口服吸收较少,主要用于便秘、食物或药物中毒、阻塞性黄疸及慢性胆囊炎。

3. 消炎去肿(外用) 常用 50% 溶液外用热敷。

【不良反应】 硫酸镁(magnesium sulfate)安全范围小,过量时可引起呼吸抑制、血压骤降甚至死亡。呼吸抑制先兆是腱反射消失,中毒时应立即停药,进行人工呼吸,静脉缓慢注射氯化钙或葡萄糖酸钙,可立即消除 Mg^{2+} 的作用。中枢抑制药中毒时,宜选用硫酸钠,禁用硫酸镁。口服导泻时,妊娠妇女、月经期妇女、体弱者和老年人慎用。

在线答题
4-2

Note

(房 宇)

第三节　抗精神失常药

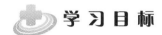

学习目标

掌握：氯丙嗪的作用、用途、不良反应和用药的注意事项。
熟悉：抗精神失常类药物的特点、用途和用药的注意事项。
了解：碳酸锂、丙米嗪的作用和用途。

 案 例 引 导

　　患者，男，50岁，自感时常昏昏沉沉，总感觉有人在暗害自己，感觉自己的脑神经被别人串联了，出门总是被别人跟踪、控制。不能看镜子类物品（包括电视黑屏状态），看见人影，会情绪激动，出现砸水杯、砸电视等行为。
　　讨论：
　　1. 请分析患者属于什么精神疾病？
　　2. 使用什么药物治疗？

案例答案
4-3-1

　　精神失常（psychiatric disorders）是多种原因（遗传、生物学等）引起的认知、情感、意志、行为等精神活动不同程度异常的一类疾病，包括精神分裂症、躁狂症、抑郁症和焦虑症等疾病。治疗这些疾病的药物统称为抗精神失常药。根据作用和治疗应用，分为四类：抗精神病药、抗躁狂症药、抗抑郁症药和抗焦虑药。

一、抗精神病药

　　抗精神病药在临床上主要用于治疗精神分裂症。但对其他精神失常的躁狂症状也有效。根据化学结构可将常用抗精神病药分为吩噻嗪类、硫杂蒽类、丁酰苯类及其他药物。

　　（一）吩噻嗪类

　　吩噻嗪是由硫、氮原子联结两个苯环（称为吩噻嗪母核）的一类化合物。目前国内临床常用的有氯丙嗪、氟奋乃静及三氟拉嗪等，以氯丙嗪应用最广，是吩噻嗪类的代表药。

氯　丙　嗪

　　氯丙嗪（chlorpromazine，冬眠灵，wintermin）口服吸收慢，肌注吸收迅速，但因刺激性强，应深部注射；脂溶性高，易透过血脑屏障，脑组织中分布较广，主要经肾排泄。老年患者对氯丙嗪的代谢与消除速率减慢。不同个体口服相同剂量氯丙嗪后，血浆药物浓度相差可达10倍以上，因此，临床用药应个体化。

知识链接
4-3-1

【作用】

1. 中枢神经系统

（1）抗精神病　　氯丙嗪阻断于中脑-边缘和中脑皮层通路的 DA_2 受体，能消除精神分裂症的幻觉、妄想,减轻思维、情感和行为障碍,但对抑郁、情感淡漠等症状疗效较差。作用特点:不易产生耐受性;加大剂量不引起麻醉;不影响感觉功能。正常人服用治疗量的氯丙嗪,出现安定、镇静、感情淡漠和对周围事物不感兴趣,活动减少。在安静环境中易诱导入睡,易唤醒,醒后神志清楚。

(2)镇吐作用　氯丙嗪镇吐作用强,小剂量能抑制延髓第四脑室催吐化学感受区,大剂量能直接抑制呕吐中枢。对妊娠中毒、其他疾病或化学物质引起的呕吐均有效,但对前庭刺激引起的呕吐无效。也可抑制呃逆中枢。

(3)对体温调节的影响　氯丙嗪抑制下丘脑体温调节中枢,使体温调节失灵,因而机体体温随环境温度变化而升降。在低温环境中体温降低,而在高温环境中则体温升高。氯丙嗪不仅能降低发热患者体温,而且能略微降低正常人体温。

(4)加强中枢抑制药的作用　氯丙嗪可加强麻醉药、镇静催眠药、镇痛药及乙醇的作用。上述药物与氯丙嗪合用时,应适当减量,以免加深对中枢神经系统的抑制。

2. 自主神经系统　氯丙嗪能阻断 α 受体和 M 胆碱受体。阻断 α 受体时可翻转肾上腺素的升压效应,同时还能抑制血管运动中枢,并有直接舒张血管平滑肌的作用,因而能扩张血管、降低血压。阻断 M 受体,出现口干、视物模糊、便秘等,作用弱,无治疗意义。

3. 内分泌系统　氯丙嗪能减少下丘脑释放催乳素抑制因子,使催乳素分泌增加,引起乳房肿大及泌乳。抑制促性腺激素的分泌,使卵泡刺激素和黄体生成素释放减少,引起排卵延迟。还能抑制促皮质激素和生长激素的分泌。

【用途】

1. 治疗精神病　对急、慢性精神分裂症均有效,对急性患者疗效较好。能控制精神分裂症的幻觉、妄想、兴奋躁动、紧张不安等症状。多数患者症状缓解,半数能痊愈,并减少复发。氯丙嗪抗幻觉及抗妄想作用一般需连续用药 6 周至 6 个月才充分显效,且无耐受性。但再连续用药后,安定及镇静作用则逐渐减弱,出现耐受性。对抑郁、木僵等阴性症状疗效差。

2. 止吐　对尿毒症、胃肠炎、放射病、癌症的呕吐有效。也能对抗洋地黄、吗啡等药物所致的呕吐。对妊娠呕吐也有效。但对晕动病(晕船、晕车等)所致的呕吐无效。

3. 人工冬眠　氯丙嗪在物理降温配合下,可使体温降到正常范围以下,可使机体进入"冬眠"状态。降低基础代谢,使机体对各种病理刺激的反应降低,提高组织(特别是脑组织)对缺氧的耐受力。扩张血管,增加器官血液供应,改善微循环。临床常用氯丙嗪与抗组织胺药异丙嗪和镇痛药哌替啶组成冬眠合剂,用于低温麻醉和治疗严重感染、中毒性高热、惊厥、甲状腺危象、妊娠毒血症等。

4. 其他　氯丙嗪与镇痛药联合应用,治疗癌症晚期患者的剧痛。也可治疗顽固性呃逆。

【不良反应】

氯丙嗪安全范围大,但长期大量应用,不良反应较多。

1. 一般不良反应　有嗜睡、无力、视物模糊、鼻塞、心动过速、口干、便秘等中枢神经及自主神经系统的副作用。长期应用易致内分泌紊乱,导致乳房肿大、闭经及生长减慢等。

2. 锥体外系反应　长期大量应用氯丙嗪可阻断黑质-纹状体的多巴胺受体,出现锥体外系反应,其发生率与药物剂量、疗程和个体因素有关。其表现如下。①帕金森综合征:出现肌张力增高、面容呆板(面具脸)、动作迟缓、肌肉震颤、流涎等,老年人多见。②急性肌张力障碍:患者出现强迫性张口、伸舌、斜颈、呼吸运动障碍及吞咽困难。③静坐不能:患者出现坐立不安,反复徘徊,好发于中年人。④迟发性运动障碍:发生机制不明。

3. 过敏反应　常见皮疹、光敏性皮炎。少数患者出现肝细胞内微胆管阻塞性黄疸。也有少数患者出现急性粒细胞缺乏,出现时应立即停药。

4. 急性中毒　一次吞服超大剂量(1~2 g)氯丙嗪后,可发生急性中毒,出现昏睡、血压下降,甚至休克,并出现心动过速、心电图异常(P-R 间期或 Q-T 间期延长,T 波低平或倒置),应立即进行对症治疗。

5. 药源性精神异常　可引起兴奋、躁动、抑郁、幻觉、妄想、意识障碍等,一旦发生立即停药。

6. 神经松弛剂　恶性综合征表现为高热、肌僵直、妄想、意识不清和循环衰竭,可致死。停药后应用溴隐亭治疗。

【用药护理】

1. 用药前沟通　①用药前了解患者精神疾病的类型、程度及用药情况。②严重肝功能损害、昏迷、青光眼者禁用,有癫痫史者、冠心病及心血管疾病的老人慎用。③药物吸收速度受剂型、胃内食物的影响,口服吸收慢,肌注吸收迅速,但因刺激性强,应深部注射或者以生理盐水或葡萄糖溶液稀释后缓慢注射。④静脉注射可引起血栓性静脉炎,一般不超过每次 50 mg,缓慢静滴。

2. 用药后护理　①长期用药应小剂量维持,以防椎体外系反应的发生,一旦出现帕金森综合征、静坐不能、急性肌张力障碍,立即减量,选择苯海索对抗。②静注或肌注后,可出现体位性低血压,卧床 1~2 h 后方可缓慢起立。③出现急性中毒,选择 NA 升血压。④用药期间应检查血常规、肝功能、心电图。

3. 用药护理评价　根据患者精神状态改善情况、不良反应发生情况评估药物疗程。

其他吩噻嗪类药物

奋乃静(perphenazine)、氟奋乃静(fluphenazine)及三氟拉嗪(trifluoperazine)是吩噻嗪类中的哌嗪衍生物,其共同特点是抗精神病作用强,锥体外系副作用显著,而镇静作用弱。

(二)硫杂蒽类

氯 普 噻 吨

氯普噻吨(chlorprothixene,氯丙硫蒽,泰尔登)口服吸收快,$t_{1/2}$ 达 30 h,作用机制与氯丙嗪相似,抗精神分裂症和抗幻觉、妄想作用比氯丙嗪弱,但镇静作用强,而抗肾上腺素作用和抗胆碱作用较弱。有较弱的抗抑郁作用。适用于伴有焦虑或焦虑性抑郁的精神分裂症、焦虑性神经官能症、更年期抑郁症等。不良反应与氯丙嗪相似,锥体外系反应较少。孕妇、哺乳期妇女慎用,心血管、肝功能损伤、青光眼、帕金森病、前列腺肥大患者慎用。禁用于癫痫患者。

(三)丁酰苯类

氟 哌 啶 醇

氟哌啶醇(haloperidol,氟哌丁苯,氟哌醇)药理作用及机制与氯丙嗪相似,能选择性地阻断多巴胺受体的作用。抗精神病作用及锥体外系反应均很强,镇静、降压作用弱。因抗躁狂、抗幻觉、妄想作用显著,常用于治疗以兴奋躁动、幻觉、妄想为主的精神分裂症及躁狂症,也用于治疗难治性焦虑症、舞蹈症、药物和酒精依赖的戒断症状。镇吐作用较氯丙嗪强 50 倍,用于多种疾病及药物引起的呕吐,对持续性呃逆也有效。

锥体外系反应发生率高达 80%,常见急性肌张力障碍和静坐不能。大量长期应用可致心肌损伤、心律失常、神经松弛剂恶性综合征。

氟 哌 利 多

氟哌利多(droperidol)作用与氟哌啶醇相似,但作用更快、更强、更短,氟哌利多是目前临床麻醉中应用最广的强安定药,常与镇痛药芬太尼合用,作为神经安定镇痛剂用于烧伤、换药、外科小手术等。

(四) 其他类

五 氟 利 多

五氟利多(penfluridol)为长效抗精神病药。口服后 8～16 h 血药浓度达峰值,128 h 后,血药浓度仍为峰值的 30%,其长效原因与其储存于脂肪组织,并自其中缓慢释放入血及进入脑组织有关。每周口服一次即可维持疗效。疗效与氟哌啶醇相似,但无明显镇静作用。不良反应为锥体外系反应和室性心律失常。心脏病患者禁用。

氯 氮 平

氯氮平(clozapine)抗精神病作用较强,对其他药物无效的病例仍可有效,也适用于慢性精神分裂症。几乎无锥体外系统反应,这可能与氯氮平有较强的抗胆碱作用有关。可引起粒细胞减少,应予以警惕。

利 培 酮

利培酮(risperidone)为一新型抗精神病药,除能拮抗多巴胺受体(D_2)外,尚可拮抗 5-HT$_2$ 受体,但不拮抗胆碱受体。有良好的抗精神病作用,可以改善精神分裂症的阳性症状,而锥体外系等副作用较轻。

二、抗躁狂症药

躁狂症的临床表现有活动、思维、言语不能自制,烦躁不安、情绪高涨。发病机制可能与脑内 5-HT 减少,NA 释放过多有关。

碳 酸 锂

知识链接
4-3-2

【作用与用途】

治疗量碳酸锂(lithium carbonate)对正常人精神活动几乎无影响,但对躁狂症发作者则有显著疗效,使言语、行为恢复正常。作用是可抑制脑内 NA 及 DA 的释放,并促进其再摄取,使突触间隙 NA 浓度降低,而产生抗躁狂作用。主要用于治疗躁狂症。对精神分裂症的兴奋躁动也有效。

【不良反应】

碳酸锂不良反应较多,有个体差异性。用药初期有恶心、呕吐、腹泻、疲乏、肌肉无力、肢体震颤、口干、多尿等症状。能引起甲状腺功能低或甲状腺肿大。因为安全范围窄,应每日测定血锂浓度,当血锂浓度高至 1.6 mmol/L 时,应立即减量或停药,静注生理盐水加速排泄。锂主要自肾排泄,在近曲小管与 Na 竞争重吸收,故增加 Na 摄入可促进其排泄,而缺钠或肾小球滤出减少时,可导致体内锂潴留,引起中毒。碳酸锂中毒主要表现为中枢神经症状,如意识障碍、昏迷、肌张力增高、深反射亢进、共济失调、震颤及癫痫发作。妊娠妇女、肾病患者及电解质紊乱者禁用。

三、抗抑郁症药

抑郁症的表现主要是思维迟钝、情绪低落、言语减少、自责消极、有自杀倾向。抗抑郁药具有振奋精神、提高情绪的作用。分为三环类抗抑郁药(同时抑制 5-HT 和 NA 再摄取)、去甲肾上腺素再摄取抑制药、5-羟色胺再摄取抑制药及其他药。

Note

案例引导

　　某男,55 岁,汉族,小学文化,情绪低落、悲观焦躁 6 个月,加重 2 个月伴自杀行为遂住院。家族史:其父有精神障碍,并于患者 11 岁时去世。其子患有精神分裂症,于 6 个月前经改良电休克治疗(MECT)、奥氮平(再普乐)治疗 3 个月痊愈。

　　现病史:患者在 6 个月前陪护儿子住院治疗精神分裂症期间,出现紧张不安、情绪低落,担心儿子的病,经常与医生哭诉,不能为儿子的治疗与医生进行商讨,犹豫不决。失眠,每天只能睡 4～5 h。2 个月来病情加重,整日忧心忡忡,高兴不起来;不愿料理家务;话少;活动少,总爱躺在床上,感觉没有精力。担心家里没有钱,因此戒烟戒酒,不看电视,怕费电,不让家人吃肉,要省钱。对以前做过的事情感到自责,向妻子承认替别人做担保太草率。患者感到终日不能入睡片刻,认为自己也患了"精神分裂症",感到绝望,曾试图自缢,被家人发现制止。

　　讨论:

　　1. 请分析该患者的治疗方案。

　　2. 注意事项有哪些?

(一) 三环类抗抑郁药

丙　米　嗪

　　丙米嗪(imipramine,米帕明)口服吸收良好,但个体差异大。血药浓度于 2～8 h 达峰值,血浆 $t_{1/2}$ 为 10～20 h。广泛分布于全身各组织,以脑、肝、肾及心肌分布较多。主要在肝代谢,自尿排出。

　　【作用与用途】

　　正常人口服本药后,出现困倦、头晕、口干、视物模糊及血压稍降等症状,抑郁症患者连续服药后,情绪提高,精神振奋,出现明显抗抑郁作用。丙米嗪起效缓慢,连续用药 2～3 周后才见效,故不宜用于应急治疗。主要用于各型抑郁症的治疗。对内源性、反应性及更年期抑郁症疗效较好,而对精神分裂症的抑郁状态疗效较差。也可治疗小儿遗尿症、强迫症和恐惧症。

　　【不良反应及用药护理】

　　宜餐后服用,减少胃肠刺激。最常见的副作用为阿托品样作用的口干、便秘、视物模糊、心悸等。可引起内分泌紊乱,出现乳房增大、溢乳等现象。因易致尿潴留及升高眼内压,故前列腺肥大及青光眼患者禁用。中枢神经方面表现为乏力、肌肉震颤。老年人易发生直立性低血压。极少数患者出现皮疹、粒细胞缺乏及黄疸等过敏反应,宜定期监测血常规及肝功能。严重心脏病、支气管哮喘患者,孕妇,以及 6 岁以下儿童禁用。

(二) NA 再摄取抗抑郁药

马　普　替　林

　　马普替林(maprotiline)为近年来合成的四环类抗抑郁药,能选择性抑制 NA 的再摄取。为广谱抗抑郁药,具有起效快、副作用小的特点。临床上用于各型抑郁症,适用于精神或疾病因素引起的焦虑、抑郁症。还可用于伴有抑郁的儿童。老年抑郁症患者尤为适用。

（三）5-HT 再摄取抗抑郁药

5-HT 再摄取抑制剂为第三代抗抑郁药，常用药物有氟西丁（fluoxetine，百忧解）、舍曲林（sertraline，郁乐复）等。作用与三环类抗抑郁药相似，对心血管和自主神经系统功能影响小，具有抗抑郁和抗焦虑双重作用。

四、抗焦虑药

焦虑是多种精神病的常见症状，焦虑症则是一种以急性焦虑反复发作为特征的神经官能症，并伴有自主神经功能紊乱。发作时，患者多自觉恐惧、紧张、忧虑、心悸、出冷汗、震颤及有睡眠障碍等。无论是焦虑症还是焦虑状态，临床上多用抗焦虑药治疗。常用的为苯二氮䓬类，此外，尚有丁螺环酮（buspirone）、选择性 5-HTIA 受体的部分激动药，降低 5-HT 释放量，不直接影响 $GABA_A$ 受体。在解除焦虑症状时不产生显著的镇静、催眠或致遗忘等作用。它与苯二氮䓬之间无交叉耐受性。不良反应较少，药物依赖性也较低。

在线答题
4-3

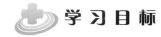

第四节　镇　痛　药

　学习目标

掌握：吗啡、哌替啶的应用、用途、不良反应、禁忌证及用药护理。

熟悉：芬太尼、美沙酮、喷他佐辛、罗通定、纳洛酮的作用特点和用途。

了解：其他镇痛药的作用及用途。

疼痛是一种因组织损伤或潜在的组织损伤而产生的痛苦感觉，常伴有不愉快的情绪变化。疼痛是机体的一种保护性机制，提醒机体避开或处理伤害，但剧烈疼痛可引起机体生理功能紊乱，甚至诱发休克，所以控制疼痛是临床药物治疗的主要目的之一，疼痛是很多疾病的重要表现和诊断依据，故在诊断尚未明确之前，应慎用镇痛药，以免掩盖病情，贻误诊断和治疗。

按痛觉冲动的发生特性不同，可分为急性痛（亦称锐痛）和慢性痛（亦称钝痛）两种。广义的缓解疼痛的药物包括阿片类镇痛药、解热镇痛抗炎药、局部麻醉药等。本章所介绍的镇痛药（analgesics）作用于中枢神经系统特定部位，在不影响患者意识状态下选择性地解除或减轻疼痛，并同时缓解疼痛引起的不愉快情绪。因其镇痛作用与激动阿片受体有关，且易产生药物依赖性或成瘾性，故称为阿片类镇痛药、麻醉性镇痛药、成瘾性镇痛药。本类药中的绝大多数属于麻醉药品，其生产、销售和使用必须严格遵守《中华人民共和国药品管理法》和《麻醉药品和精神药品管理条例》。

根据来源，本章镇痛药可分为三类：①阿片生物碱类镇痛药，如吗啡、可待因等；②人工合成镇痛药，如哌替啶、美沙酮等；③其他镇痛药，如罗通定。

一、阿片生物碱类镇痛药

　案例引导

患者，陈某，男，57 岁，心绞痛入院治疗，进行心脏支架手术治疗，手术顺利，心率由手术前 30 次/分，恢复到 55 次/分，当天夜晚，术后疼痛难忍，难以入睡，告知值班医生，医生开具吗啡,注射后,随即入眠。

讨论:

　　1. 应用该药物的原理是什么?

　　2. 应用该药应注意什么问题?

案例答案
4-4-1

　　阿片为罂粟科植物罂粟未成熟蒴果浆汁的干燥物,含有吗啡、可待因和罂粟碱等 20 余种生物碱,吗啡是阿片中的主要生物碱。

吗　　啡

　　吗啡(morphine)口服后胃肠道吸收快,首关消除明显,生物利用度约为 25%。常采用皮下注射给药,半衰期为 2～3 h,作用维持 4～6 h,本品脂溶性较低,仅有少量通过血-脑屏障,亦可较强发挥中枢性作用。可通过胎盘到达胎儿体内。主要在肝脏代谢,主要经肾排泄,少量经乳腺排泄。孕妇、哺乳期妇女禁用。

　　【作用】　　吗啡为阿片受体激动药,属强效镇痛药。

　　1. 中枢神经系统

　　(1)镇痛、镇静作用　　吗啡具有强大的镇痛作用。对多数急、慢性疼痛的镇痛效果良好,对持续性钝痛作用大于间断性锐痛,镇痛但不影响意识和其他感觉,作用可持续。小剂量皮下注射(5～10 mg)就可改善由疼痛所引起的焦虑、紧张、恐惧等情绪反应,产生镇痛、镇静作用,提高对疼痛的耐受力,作用维持 4～6 h。给药后,患者常出现嗜睡、意识模糊等,在安静环境易诱导入睡,但亦易被唤醒。吗啡还可引起欣快满足和飘然欲仙的感觉。这些是吗啡镇痛的重要因素,同时也是产生依赖性的重要原因。

　　正常人体内存在由脑啡肽神经元、脑啡肽及阿片受体共同组成的"内源性抗痛系统",刺激脑啡肽神经通路可引起脑啡肽的释放。阿片受体与脑啡肽结合,调控疼痛感觉,维持正常痛阈,起生理性抗痛作用。镇痛药能与阿片受体结合并兴奋阿片受体,阻断痛觉冲动的传导而产生中枢性镇痛作用。

　　(2)呼吸抑制　　治疗量即可抑制呼吸,呼吸频率减慢尤为突出,急性中毒时呼吸频率可减慢至 3～4 次/分。呼吸抑制是吗啡急性中毒致死的主要原因。

　　(3)镇咳　　直接抑制咳嗽中枢,产生镇咳作用。因成瘾性较大,临床不用于镇咳。

　　(4)缩瞳　　吗啡可兴奋支配瞳孔的副交感神经,引起瞳孔括约肌收缩,使瞳孔缩小。吗啡中毒时瞳孔极度缩小,针尖样瞳孔为其中毒特征。

　　(5)催吐　　兴奋延髓催吐化学感受触发区,引起恶心和呕吐。

　　2. 兴奋平滑肌

　　(1)胃肠道平滑肌　　吗啡提高胃、小肠及大肠平滑肌张力,减弱推进性蠕动,导致胃肠内容物通过延缓和水分吸收增加,提高回盲瓣及肛门括约肌张力,肠内容物通过受阻,减弱便意和排便反射,因而易引起便秘。同时,吗啡还能抑制消化腺的分泌,影响食物消化吸收。

　　(2)胆道平滑肌　　治疗量吗啡引起胆道奥狄括约肌痉挛性收缩,使胆道排空受阻,胆囊内压明显提高,可致上腹不适甚至胆绞痛。吗啡可联合解痉药(如阿托品)共同治疗胆绞痛。

　　(3)子宫平滑肌　　吗啡降低子宫张力,可延长产妇分娩时程,禁用于分娩止痛。

　　(4)其他平滑肌　　提高输尿管平滑肌及膀胱括约肌张力,可引起尿潴留;治疗量对支气管平滑肌兴奋作用不明显,但大剂量可引起支气管收缩,诱发或加重哮喘。

　　3. 心血管系统　　吗啡能扩张血管,降低外周阻力,可发生直立性低血压。吗啡抑制呼吸,使体内 CO_2 蓄积,引起脑血管扩张和阻力降低,导致脑血流增加和颅内压增高。此外,吗啡可扩张皮肤血

Note

57

管,使脸颊、胸前等皮肤发红,与促组胺释放有关。

4. 其他 吗啡对免疫系统有抑制作用,包括抑制淋巴细胞增殖,减弱自然杀伤细胞(NKC)的细胞毒作用。同时,抑制人类免疫缺陷病毒(HIV)蛋白诱导的免疫反应。

【用途】

1. 镇痛 对各种疼痛都有效,但反复使用易致依赖性。可缓解急性锐痛如严重创伤、烧伤、手术等引起的剧痛;对内脏平滑肌痉挛引起的绞痛如胆绞痛和肾绞痛需合用解痉药如阿托品;对心肌梗死引起的剧痛,除能缓解疼痛和减轻焦虑外,其扩血管作用可减轻患者心脏负担。久用易成瘾,不用于慢性钝痛。诊断未明前慎用,以免掩盖病情而延误诊断。

2. 心源性哮喘 吗啡是治疗心源性哮喘的首选药。心源性哮喘是由左心衰竭突发急性肺水肿引起的呼吸困难;治疗措施主要是应用强心苷、氨茶碱、吸入氧气及静脉注射吗啡。其机制如下:①吗啡抑制呼吸中枢可降低呼吸中枢对 CO_2 的敏感性,使呼吸频率变慢加深,缓解急促表浅的呼吸;②吗啡扩张外周血管,减轻心脏前后负荷,缓解左心衰竭引起的急性肺水肿;③对中枢的镇静作用有利于消除患者焦虑、恐惧的情绪。

3. 止泻 适用于急、慢性消耗性腹泻以减轻症状。现已少用。

【不良反应】

1. 治疗量 吗啡可引起眩晕、恶心、呕吐、便秘、呼吸抑制、尿少、排尿困难(老年多见)、胆道压力升高甚至胆绞痛、直立性低血压(低血容量者易发生)、免疫抑制等。

2. 耐受性及依赖性 吗啡按常规剂量连用2~3周即可产生耐受性。剂量越大,给药间隔越短,耐受发生越快越强,且与其他阿片类药物有交叉耐受性。使用吗啡后能导致躯体依赖性,一旦停药则产生如兴奋、失眠、流泪、流涕、出汗、呕吐、腹泻,甚至虚脱、意识丧失等"戒断症状"。患者为减少痛苦会不择手段地寻觅和使用该药,以获得用药带来的欣快感和避免停药所致戒断症状,社会危害极大,应严格限制使用。

3. 急性中毒 吗啡过量可引起急性中毒,主要表现为昏迷、深度呼吸抑制以及针尖样瞳孔。常伴有血压下降、严重缺氧以及尿潴留。呼吸肌麻痹是致死的主要原因。抢救措施为人工呼吸、适量给氧以及静脉注射阿片受体阻断药纳洛酮。

【用药护理】

1. 药物相互作用

①吗啡与吩噻嗪类、镇静催眠药、单胺氧化酶抑制剂、三环类抗抑郁药、抗组织胺药等合用,可加剧并延长其抑制作用;②吗啡与麻醉药、镇静催眠药以及酒精等合用,加重其呼吸抑制;③吗啡可增强香豆素类药物的抗凝血作用;④吗啡与西咪替丁合用,可能引起呼吸暂停、精神错乱、肌肉抽搐等。

2. 用药前 ①了解患者生活习性、疼痛情况、用药史、既往病史,尤其注意有无用药禁忌基础病症情况存在;向患者介绍麻醉药品的用药目的和危害,嘱患者遵医嘱用药,避免产生依赖性;②吗啡能通过胎盘进入胎儿体内以及对抗缩宫素对子宫的兴奋作用而延长产程,故禁用于分娩止痛;③吗啡可经乳汁分泌,也禁用于哺乳妇女止痛;由于抑制呼吸、抑制咳嗽反射以及释放组胺可致支气管收缩,禁用于支气管哮喘及肺心病患者;④颅脑损伤所致颅内压增高的患者、肝功能严重减退患者及新生儿和婴儿禁用。

3. 用药后 ①评估患者疼痛是否缓解,血压、呼吸、瞳孔有无变化,舌、唇、甲床发绀,有无成瘾和中毒症状;②呼吸抑制发生快慢及程度与给药途径密切相关,静注吗啡5~10 min 或肌注30~90 min 时呼吸抑制最为明显。肌注时勿将药液注入血管。用药后缓慢改变体位以防低血压摔伤;③若出现呼吸频率减慢、瞳孔缩小、嗜睡,及时报告医生,以便停药;如发生急性中毒,立即解救;④对于重度癌痛患者,应个体化给药,逐渐增量,以充分缓解癌痛。首次剂量范围可较大,每日 3~6 次;⑤慢性癌痛患者应用吗啡时可能出现腹胀、排尿困难、便秘等,鼓励患者多食粗粮,多饮水,定时排便,必要时用促排便药。

可 待 因

可待因（codeine）的药理作用与吗啡相似，但作用较吗啡弱，镇痛作用为吗啡的 1/12～1/10，镇咳作用为吗啡的 1/4，对呼吸中枢抑制也较轻，无明显的镇静作用。临床上用于中等程度疼痛和剧烈干咳。无明显便秘、尿潴留及直立性低血压等副作用，欣快感及成瘾性也低于吗啡，但仍按麻醉药品管理。

二、人工合成镇痛药

案 例 引 导

　　患者，张某，男，20 岁，在校大学生，平日不爱饮水，喜食可乐等碳酸饮料。夏日某天，突发下腹部疼痛入院治疗，经影像学诊断证实为尿路结石。
　　讨论：
　　1. 运用什么药物可缓解疼痛？
　　2. 简述药物的作用机制。

案例答案
4-4-2

哌 替 啶

哌替啶（pethidine，杜冷丁，dolantin）口服易吸收，首关消除明显。因刺激性大，临床常用肌内注射给药。该药能透过胎盘屏障，进入胎儿体内。哌替啶在肝内代谢，经肾排泄。肝硬化患者肝内代谢时间显著延长。

【作用】

药理作用与吗啡基本相同，镇痛作用是吗啡的 1/10；成瘾性比吗啡轻。镇静、呼吸抑制、致欣快和扩血管作用与吗啡相当。能兴奋平滑肌，提高平滑肌和括约肌的张力，但较少引起便秘和尿潴留，有轻微兴奋子宫作用，也不对抗缩宫素的作用，不延缓产程。

【用途】

1. 镇痛　哌替啶已替代吗啡用于创伤、术后以及晚期癌症等各种疼痛；与解痉药如阿托品合用治疗内脏绞痛；用于产妇分娩止痛，因可能抑制新生儿呼吸作用，临产前 2～4 h 内禁用。

2. 心源性哮喘　哌替啶已替代吗啡治疗心源性哮喘，效果良好，其机制与吗啡相同。

3. 麻醉前给药及人工冬眠　麻醉前给予哌替啶，能使患者安静，消除患者术前紧张和恐惧情绪，减少麻醉药用量及缩短诱导期。本品与氯丙嗪、异丙嗪组成冬眠合剂，用于人工冬眠。

【不良反应及用药护理】

哌替啶治疗量时不良反应与吗啡相似，可致眩晕、出汗、口干、恶心、呕吐、心悸和直立性低血压等。剂量过大可明显抑制呼吸。偶可致震颤、肌肉痉挛、反射亢进甚至惊厥，中毒解救时可配合抗惊厥药。久用产生耐受性和依赖性。禁忌证与吗啡相同。本品与单胺氧化酶抑制药合用可引起谵妄、高热、多汗、惊厥，严重时出现呼吸抑制、昏迷甚至死亡；氯丙嗪、异丙嗪、三环类抗抑郁药加重哌替啶的呼吸抑制。表 4-4-1 列出了其他人工合成镇痛药作用特点和应用。

表 4-4-1　其他人工合成镇痛药作用特点和应用

药物	作用特点	临床应用	不良反应及应用注意事项
芬太尼	镇痛作用比吗啡强 100 倍,呼吸抑制轻,时间短	急性锐痛。常与氟哌啶合用,实施神经阻滞镇痛术	大剂量致呼吸抑制,禁用于:支气管哮喘患者;脑外伤、脑肿瘤引起昏迷患者;2 岁以下小儿
美沙酮	镇痛作用与吗啡相当。成瘾性发生慢且易治	急性锐痛和阿片脱毒替代疗法	有呼吸抑制作用,孕妇临产前、呼吸功能不全患者、婴幼儿禁用
二氢埃托啡	镇痛作用是吗啡的 12000 倍,且有解痉作用,依赖性小,但维持时间短	急性锐痛和阿片脱毒替代疗法。用于内脏绞痛不必合用阿托品	口服不吸收,常舌下含服。时间短,需 2~3 h 静脉注射或肌内注射一次
喷他佐辛(镇痛新)	镇痛作用是吗啡的 1/3,成瘾性很小。升血压、加快心率(已列为非麻醉药品)	慢性剧痛	大剂量致呼吸抑制,血压升高,心率加快。也可致焦虑、噩梦及幻觉
曲马多	镇痛作用是吗啡的 1/3,无呼吸抑制,无欣快感	急、慢性剧痛和癌性疼痛	长期应用不排除成瘾的可能。肝、肾功能不全患者慎用,孕妇慎用
布桂嗪(强痛定)	镇痛作用是吗啡的 1/3,有止咳作用,成瘾性小	各种剧痛,包括神经性、炎症性、外伤性疼痛,痛经	长期用可成瘾。偶致困倦、恶心、眩晕、头痛等

三、其他镇痛药

延胡索乙素及罗通定

延胡索乙素(tetrahydropalmatine)为中药延胡索(元胡)所含生物碱,即消旋四氢巴马汀,有效部分左旋体即罗通定。有镇静、安定、镇痛和中枢性肌肉松弛作用。镇痛作用较哌替啶弱,但较解热镇痛作用强。镇痛作用与脑内阿片受体及前列腺素系统无关,无明显的成瘾性。罗通定(rotundine)对慢性持续性钝痛效果较好,对创伤或手术后疼痛或晚期癌症的止痛效果较差。可用于治疗胃肠及肝胆系统等引起的钝痛、一般性头痛以及脑震荡后头痛,也可用于痛经及分娩止痛。本类药物对产程及胎儿均无不良影响。

四、阿片受体拮抗药

纳 洛 酮

纳洛酮(naloxone)是阿片受体拮抗药,化学结构与吗啡相似,对阿片受体的亲和力比吗啡强,但无内在活性。作用快而强,口服易吸收,首关消除明显,故常静脉给药。临床适用于阿片类镇痛药急性中毒,解救阿片类药物麻醉术后的呼吸抑制,可使昏迷者迅速复苏。也可用于阿片类药物依赖者的鉴别诊断及急性酒精中毒的解救。

纳曲酮(naltrexone)与纳洛酮相似,临床应用同纳洛酮。

在线答题
4-4

第五节　解热镇痛抗炎药

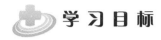

学习目标

掌握：解热镇痛抗炎药作用机制，阿司匹林的作用、用途、不良反应及用药护理。

熟悉：其他常用解热镇痛抗炎药的特点。

了解：抗痛风药的作用特点，了解常用复方制剂的组成和依据。

案例引导

　　患者，男，20岁，感冒3天，鼻塞、流黄浊涕、咽喉肿痛，有痰、伴发热，体温38.6℃，血常规检查发现白细胞、中性粒细胞增多。医生给予抗病原微生物药、白加黑片剂治疗，嘱咐多喝水、多休息，白片、黑片不能颠倒服用。患者症状迅速缓解，用药第二天，患者误将黑片在早晨服用，感到困倦异常。

　　讨论：

　　1. 医生开具处方是否合理？为什么？

　　2. 白加黑片剂治疗原理是什么？患者误在白天服用黑片为什么会出现困倦？有什么注意事项？

案例答案

4-5-1

一、概述

　　解热镇痛抗炎药是一类具有解热、镇痛作用的药物，其中大多数还有抗炎、抗风湿作用。此类药虽然化学结构各异但其共同作用机制为抑制环氧酶（COX，前列腺素合成酶），从而抑制前列腺素（PGs）的生物合成。由于其化学结构和抗炎机制与糖皮质激素（甾体抗炎药）不同，故称为非甾体抗炎药（NSAIDs）。该类药物作用机制如图4-5-1所示。

　　1. 解热作用　在炎症反应中，细菌内毒素引起巨噬细胞释放细胞因子，内热源增加，使PGs（主要是PGE_2）合成释放增加，PGs作用于下丘脑体温调节中枢，使体温调定点上移，导致产热增加，散热减少，引起发热。

　　本类药物通过抑制PGs合成，使体温调定点恢复正常，产生解热作用。本类药物能使发热体温恢复正常，对正常体温无影响。

　　2. 镇痛作用　炎症或损伤时，产生和释放的多种物质（如缓激肽、组胺、PGs、5-羟色胺等）刺激痛觉感受器，具有致炎、致痛、增敏放大等多种作用。

　　本类药物抑制体内PGs的合成，减轻PGs的致痛、致敏作用，产生镇痛作用。对临床常见的慢性钝痛如头痛、牙痛、肌肉痛、神经痛、关节痛、痛经等有良好效果，但对严重创伤性剧痛及内脏绞痛无效。不抑制呼吸，无成瘾性。

　　3. 抗炎、抗风湿作用　本类药物（除苯胺类）通过抑制PGs的合成，减轻炎症引起的红、肿、热、

Note

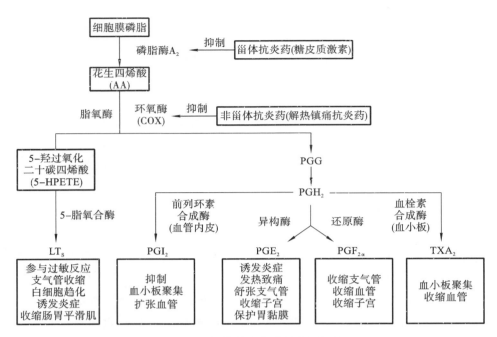

图 4-5-1　解热镇痛抗炎药作用机制

痛等症状，但不能阻止病程发展。临床上主要用于缓解风湿热、风湿、类风湿关节炎的症状。

二、常用解热镇痛抗炎药

案 例 引 导

患儿，男，4 岁，发热急诊入某市中心医院儿科治疗，体温 39 ℃，患儿白细胞未增加，中性粒细胞降低，医生开具扑热息痛解热，奥司他韦抗病毒，要求患儿家长遵医嘱服药。患儿回家服药后三天突发肝衰竭死亡。患儿父母提请仲裁，经调查发现，患儿父母除医院给予药物治疗外，擅自给患儿口服某感冒药（含阿司匹林）。仲裁委员会随即裁定院方不承担医疗责任。

讨论：

1. 医生开具处方是否合理？为什么？

2. 患儿为什么会出现死亡？

（一）水杨酸类

水杨酸类（salicylates）包括乙酰水杨酸和水杨酸钠（sodium salicylate），水杨酸因刺激性强，只外用于抗真菌及角质溶解。最常用的是乙酰水杨酸（acetylsalicylic acid），又名阿司匹林（aspirin）。

阿 司 匹 林

阿司匹林（aspirin，乙酰水杨酸）口服吸收好，1～2 h 达到血药浓度高峰，易被酯酶水解为水杨酸，$t_{1/2}$ 仅为 15 min。血浆蛋白结合率高（80%～90%）。因渗透力强，能进入关节腔、脑脊液和乳汁中,并易通过胎盘。水解后的水杨酸主要在肝脏代谢,代谢物及部分原型药由肾脏排泄。碱化尿液可加速其排泄。

【作用和用途】

1. 解热镇痛、抗炎抗风湿　本品小剂量(每次 325～650 mg)即具有较强的解热镇痛、抗炎抗风湿作用,常与其他解热药配成复方制剂。镇痛作用温和,无中枢作用,是治疗头痛和肌肉痛的首选药,也用于神经痛、关节痛、牙痛、痛经等慢性钝痛。大剂量(4～6 g/d,分 4 次服)能有效控制急性风湿热的渗出性炎症过程,24～48 h 后,受损关节的红、肿、热、痛可显著减轻,是治疗风湿热、急性风湿性关节炎、类风湿关节炎的首选药。

2. 抑制血小板聚集,防止血栓形成　血栓素 A_2(TXA_2)能促进血小板聚集,形成血栓。低浓度(一般每日 40 mg)阿司匹林抑制 COX,减少血小板上的 TXA_2 的生成,从而抑制血小板聚集和血栓形成。但是治疗量阿司匹林能抑制血管壁中的 COX,减少前列环素(PGI_2)的合成,PGI_2 是 TXA_2 的生理对抗剂,反而促进血栓形成。临床上常用小剂量阿司匹林防治一过性脑缺血发作、心肌梗死、心房颤动、人工心脏瓣膜、动静脉瘘或其他手术后的血栓形成。也可用于治疗不稳定型心绞痛,长期运用能降低病死率及再梗死率。

3. 本品对直肠、结肠癌有一定的疗效　定时服用阿司匹林的人群,直肠、结肠癌发病率或病死率降低 40%～50%。口服本品后,部分水解为水杨酸和醋酸,可升高胃液酸度,被吸收后自胆汁排泄,改变胆道内环境,蛔虫厌酸而退出胆道,用于治疗胆道蛔虫病。儿科用本品治疗皮肤黏膜淋巴综合征(川崎病)。

【不良反应】

1. 胃肠道反应　本品短期服用不良反应较少,常见上腹部不适、恶心、呕吐,较大剂量或长期服用可诱发溃疡病甚至胃出血。饭后服用、同服适量抗酸药或服用肠溶片可减轻或避免这些不良反应。溃疡患者禁用。

2. 凝血障碍　治疗量乙酰水杨酸即能抑制血小板聚集,延长出血时间,大剂量(每日 5 g 以上)或长期使用,可抑制凝血酶原的形成,引起凝血障碍,导致出血,可用维生素 K 预防。严重肝病、有出血倾向的血友病等凝血功能障碍患者,产妇,以及孕妇等均禁用。术前一周停用阿司匹林。

3. 水杨酸反应　剂量过大(每日 5 g 以上)可引起头痛、眩晕、恶心、呕吐、耳鸣、视力和听力减退及出血等中毒现象,称为水杨酸反应。严重者可出现酸碱平衡失调甚至醉酒样精神紊乱。应立即停药,并静滴碳酸氢钠溶液加速其排泄。

4. 过敏反应　表现为皮肤黏膜过敏症状,多为荨麻疹、药热、血管神经性水肿等。某些患者可诱发哮喘,称为“阿司匹林哮喘”,严重者可致死,用肾上腺素治疗无效,可应用糖皮质激素和抗组胺药治疗。哮喘、鼻息肉及慢性荨麻疹患者禁用阿司匹林。

5. 瑞夷(Reye)综合征　儿童患某些病毒性疾病如流感、水痘、麻疹及流行性腮腺炎等,使用阿司匹林退热时偶可引起急性肝脂肪变性-脑病综合征,又称瑞夷综合征,以肝衰竭合并脑病为突出表现,死亡率高。故儿童患病毒感染者(如水痘或流行性感冒等)禁用。

6. 对肝肾的影响　表现为转氨酶升高,肝细胞坏死,长期服用本品可出现不同程度的肾脏损害,肝肾损害可逆,及时停药后可恢复,故严重肝肾损害等患者禁用。

【用药护理】

1. 用药前沟通

(1)明确用药目的,确定患者发热、疼痛、炎症的程度,选择不同剂量的阿司匹林。小剂量阿司匹林用于预防血栓栓塞性疾病。中等剂量用于解热镇痛。大剂量用于抗炎、抗风湿。

(2)详细询问患者过敏史,肝肾功能不全患者,消化性溃疡、凝血功能障碍、哮喘、鼻息肉综合征患者,妊娠期、哺乳期妇女,感染病毒儿童,以及对本药过敏患者禁用。

（3）注意用药相互作用：与双香豆素类、磺酰脲类等合用，可加重出血、低血糖倾向；与青霉素、呋塞米、甲氨蝶呤等药合用则可增强各自毒性；与肾上腺素合用，更易诱发溃疡，加重消化道出血，应避免与上述药物合用。糖皮质激素可加速水杨酸盐的代谢，长期应用糖皮质激素患者，应缓慢停用皮质激素，否则由于水杨酸盐积聚，可出现中毒症状。

（4）镇痛作用：在外周，无成瘾性，用于慢性钝痛，仅能缓解症状，不能消除病因。

2. 用药后护理

（1）胃肠道反应常见，建议餐后服药或同服抗酸药或选择肠溶片缓解症状。服药期间禁止饮酒，以免引起胃黏膜损害而致出血。

（2）严重肝损伤、低凝血酶原血症、维生素 K 缺乏者禁用本品，术前 1 周停药。孕妇长期服用可致产程延长，产后出血增多，故临产前 2 周停药。

（3）发热患者出汗较多，应注意补充电解质，特别是年老、体弱者及儿童。

（4）密切关注水杨酸反应和阿司匹林哮喘等严重不良反应，一旦出现，立即停药，对症治疗，加速药物排泄。

（5）耳鸣是本品早期症状，若出现耳鸣，应调整剂量，但儿童对耳鸣耐受性大，易被忽视，应引起重视。

3. 用药护理评价 评估药物疗效。用于解热时，一般限定服用 3 天，用于镇痛时，一般限定服用 5 天，治疗风湿痛需 1~2 周。

（二）苯胺类

本类药物包括对乙酰氨基酚和非那西丁，前者是后者在体内的活性代谢物，两药的药理作用相似。因非那西丁毒性较大，已不单独使用，仅作为复方制剂的成分之一。

对乙酰氨基酚

对乙酰氨基酚（paracetamol，扑热息痛）口服吸收快而完全。解热镇痛作用与阿司匹林相似，几乎无抗炎抗风湿作用。常用于感冒发热、头痛、牙痛、神经痛以及对阿司匹林过敏患者。治疗量不良反应少，偶见皮疹、药热等过敏反应。长期使用，有极少数人出现肾毒性，过量使用，出现急性中毒时，可致肝坏死。

（三）吲哚类

吲 哚 美 辛

吲哚美辛（indomethacin，消炎痛）是最强的 PG 合成酶抑制药之一，其抗炎作用比阿司匹林强 10~40 倍，有显著抗炎及解热作用，对炎性疼痛有明显的镇痛效果。但毒副反应多而重，发生率高（30%~50%），与阿司匹林相同且更加严重。临床上用于其他药物不能耐受或疗效不显著的病例。对急性风湿性关节炎、类风湿关节炎作用强，对强直性脊椎炎、骨关节炎、腱鞘炎、滑囊炎也有效，也可用于癌性发热及其他难以控制的发热。消化性溃疡、帕金森病、癫痫、精神失常、阿司匹林哮喘、肝肾功能不全、高血压、心功能不全患者从事危险或精细工作者，孕妇，以及儿童禁用。

（四）芳基乙酸类

双 氯 芬 酸

双氯芬酸（diclofenac）解热、镇痛、抗炎效应强于吲哚美辛、萘普生等，临床用于各种中等程度疼痛，类风湿关节炎、粘连性脊椎炎、非炎性关节炎等引起的疼痛，各种神经痛，手术及创伤后疼痛，以及各种疼痛所致发热等。不良反应类似阿司匹林，偶见肝功能异常，白细胞减少。

（五）芳基丙酸类

布 洛 芬

布洛芬（ibuprofen）口服易吸收，99％与血浆蛋白结合，可缓慢进入滑膜腔，有较强的抗炎、解热及镇痛作用，其效价强度与阿司匹林相似。主要用于治疗类风湿性关节炎、骨关节炎、强直性关节炎、急性肌腱炎、滑液囊炎、痛经等。其特点是胃肠道反应较轻，患者易耐受，但长期服用仍应注意胃溃疡和出血。偶见头痛、眩晕和视力障碍，一旦出现视力障碍，应立即停药。常用其控释剂型，如芬必得等。同类药物还有萘普生（naproxen）、酮洛芬（ketoprofen）、非诺洛芬（fenoprofen）等。

（六）烯醇酸类

吡 罗 昔 康

吡罗昔康（piroxicam）口服吸收完全，血浆 $t_{1/2}$ 长（36～45 h），作用与阿司匹林相似，临床主要用于类风湿关节炎、急性痛风、腰肌劳损、肩周炎、痛经等。本药不宜长期使用，剂量过大或长期服用可致消化道出血、溃疡。

（七）异丁芬酸类

舒 林 酸

舒林酸（sulindac）是吲哚乙酸类衍生物，具有解热、镇痛、抗炎活性，效应强度不及吲哚美辛，但强于阿司匹林。适应证同吲哚美辛。因舒林酸在吸收入血前较少被胃肠黏膜转化为活性代谢产物，故胃肠反应发生率较低，肾毒性、中枢神经系统不良反应发生率也低于吲哚美辛。

（八）选择性 COX-2 抑制药

塞 来 昔 布

塞来昔布（celecoxib）对人体 COX-1 无明显影响，也不影响 TXA_2 的合成，但可抑制 PGI_2 合成。胃肠道反应、出血和溃疡发生率较非选择性 COX 抑制剂低。抗炎、镇痛和解热作用与阿司匹林相同，临床上主要用于风湿性关节炎、类风湿关节炎、骨关节炎，也用于术后镇痛、牙痛和痛经等。研究表明，部分选择性 COX-2 抑制药会增加心血管不良反应，应高度重视，此外，血栓形成倾向的患者慎用，磺胺药过敏者禁用。选择性 COX-2 抑制剂还包括尼美舒利（nimesulide）（禁用于 12 岁以下儿童）等。

三、解热镇痛抗炎药复方制剂

为增强疗效，减少不良反应，解热镇痛药常互相配伍，也可与咖啡因、组胺受体阻断药等制成复方制剂。咖啡因可收缩血管，缓解由于脑血管扩张引起的头痛；组胺受体阻断药如氯苯那敏（扑尔敏）、苯海拉明等可缓解过敏病症，但会出现困倦、乏力、嗜睡等不良反应；伪麻黄碱等可收缩上呼吸道毛细血管，消除鼻塞、流鼻涕、打喷嚏等症状，但高血压、甲亢、心绞痛患者应慎用或禁用含此类成分药物。但据临床观察，复方制剂的效果并不优于单用，在连续服用不同复方制剂但含有相同成分药物时，易引起中毒，小儿应慎用该类药物（表 4-5-1）。

表 4-5-1　常用解热镇痛药的复方制剂

复方制剂名称	成分与含量/mg										用量及用法
	阿司匹林	对乙酰氨基酚	非那西丁	盐酸伪麻黄碱	咖啡因	右美沙芬	氨苯那敏	盐酸苯海拉明	金刚烷胺	人工牛黄	
白加黑感冒片　白片		325		30		15					一次1片,必要时
黑片		325		30		15		25			一次1片,必要时,睡前服
新速效感冒片		250			15		2		100	10	一次1片,一日2次
复方阿司匹林片（APC）	220		150		35						一次1~2片,必要时
扑尔感冒片	220		16		32.4		2				一次1~2片,必要时
复方氨酚烷胺片（感康）		250			15		2		100	10	一次1片,一日2次
新康泰克蓝色装				90			4				一次1片,12 h服1次
新康泰克红色装		500		30		15	2				一次1片,6 h服1次
泰诺酚麻美敏片		325		30		15	2				一次1~2片,6 h服1次
快克		250			15		2		100	10	一次1片,一日2次
小快克		125					0.5			5	遵医嘱
儿童退热片		120					0.5				遵医嘱

注:非那西丁是对乙酰氨基酚的前体药。

四、治疗痛风药

痛风是体内嘌呤代谢紊乱所引起的疾病,主要表现为高尿酸血症,尿酸盐在关节、肾脏及结缔组织中析出结晶,可引起局部粒细胞浸润及炎症,如未及时治疗,可发展为慢性痛风性关节炎或肾病变。急性痛风治疗的关键在于迅速缓解急性关节炎,纠正高尿酸血症,可用秋水仙碱;慢性痛风治疗在于降低血中尿酸浓度,可用别嘌呤醇、丙磺舒等。临床上常用药物及特点见表 4-5-2。

表 4-5-2　抗痛风药的分类及常用药物

分类	常用药物	主要作用特点及应用
抑制尿酸生成药	别嘌醇	减少尿酸生成和排泄,避免尿酸盐结晶沉积,是目前唯一能抑制尿酸合成的药物。主要用于慢性原发性或继发性痛风、痛风性肾病
促进尿酸排泄药	丙磺舒 保泰松	大剂量增加尿酸排泄而抗痛风,主要用于治疗慢性痛风
抑制粒细胞浸润药	秋水仙碱	通过抑制痛风急性发作时的粒细胞浸润,对急性痛风性关节炎产生选择性抗炎作用。对血中尿酸浓度及其排泄无影响。主要用于痛风性关节炎的急性发作
镇痛抗炎类	吲哚美辛 布洛芬	缓解痛风性关节炎的症状
糖皮质激素	醋酸泼尼松片	控制症状,不宜久用

在线答题
4-5

秋水仙碱对急性发作效果较好,但毒性反应大,一旦症状缓解,应该用别嘌醇等。告知患者应控制含嘌呤食物的摄入,如海鲜、啤酒等,延缓关节损伤。

第六节　中枢兴奋药

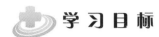
学习目标

掌握:咖啡因、尼可刹米的作用、用途、不良反应和用药护理。
熟悉:其他中枢兴奋药的用药特点。
了解:中枢兴奋药的分类。

案例引导

吸毒人员李某,30岁,男,主要依靠杜冷丁维持毒瘾,2 h前家人发现其不省人事,急送医院。查体:昏迷,呼吸减慢、浅表而不规则,发绀,肌无力,脉搏减缓,血压下降。
诊断:杜冷丁急性中毒。
讨论:抢救措施有哪些?

案例答案
4-6

中枢兴奋药是一类能提高中枢神经系统功能活动的药物。根据作用部位可分为三类:①主要兴奋大脑皮质的药物,如咖啡因等;②主要兴奋呼吸中枢的药物,如尼可刹米等;③主要促进大脑功能恢复的药物,如吡拉西坦等。随着剂量的增加,药物作用的强度和范围均增大,过量可引起中枢各部位广泛而强烈的兴奋,导致惊厥,严重惊厥又可转为中枢抑制,甚至危及生命。因而在应用中枢兴奋药的过程中,必须严格掌握剂量和适应证,严密监测患者呼吸、血压、脉搏等生命体征,在临床急救中需反复给药时,应注意控制用量和给药间隔时间,密切观察患者用药反应。

一、主要兴奋大脑皮层的药物

咖　啡　因

咖啡因(Caffeine)是茶叶、咖啡豆中所含的主要生物碱,现可人工合成。本品已列入一类精神药品管理范畴。

【作用与用途】

1. 中枢神经系统　咖啡因兴奋中枢神经系统的范围与剂量有关。小剂量(50～100 mg)口服,能兴奋大脑皮质,表现为精神振奋,思维活跃,疲劳减轻,思维改善,工作效率提高。剂量加大(200～500 mg)时,可引起精神紧张、手足震颤、失眠和头痛等症状。注射300～500 mg能兴奋延髓呼吸中枢和血管运动中枢,增加呼吸中枢对二氧化碳的敏感性,使呼吸加深加快,换气量增加。因疾病或药物(如巴比妥类或吗啡)中毒而引起呼吸抑制状态时,作用更明显。中毒剂量时能兴奋脊髓,引起惊厥。

2. 心血管系统　大剂量咖啡因对心血管有直接兴奋作用,能直接松弛外周血管平滑肌,使血管扩张,外周阻力降低,但此作用因兴奋迷走神经中枢及血管运动中枢而被掩盖,无治疗价值。能使大脑小动脉收缩,临床常用麦角胺咖啡因制剂治疗脑血管扩张所致的偏头痛。APC(A 为阿司匹林,P 为扑热息痛,C 为咖啡因)用于治疗一般性头痛。

3. 其他 舒张支气管平滑肌,扩张冠状动脉、肾血管,强心,利尿,刺激胃酸、胃蛋白酶分泌。

【不良反应】

(1) 毒性较低。较大剂量可出现烦躁不安、失眠、心悸、头痛等;过量致惊厥,婴幼儿高热时更易发生,小儿高热时不宜选用含咖啡因的复方制剂,如 APC。

(2) 口服时可出现恶心、胃部不适等刺激症状;消化性溃疡患者不宜久用。

(3) 与肾上腺素和麻黄碱合用,作用相互增强,不宜同时注射给药。

(4) 久用可产生依赖性,为第一类精神药品。

(5) 动物实验发现能引起仔鼠先天缺陷,孕妇慎用。

哌 甲 酯

【作用与用途】 哌甲酯(methylphenidate,利他林)改善精神活动,解除疲乏。较大剂量兴奋呼吸中枢。主要用于发作性睡病、儿童多动症、小儿遗尿症、中枢抑制药中毒所致呼吸抑制。

【不良反应】 不良反应少,偶见失眠、心悸等。大剂量可致惊厥和血压升高。久用可产生耐受性。癫痫、高血压禁用。

二、主要兴奋呼吸中枢的药物

尼 可 刹 米

【作用与用途】 尼可刹米(nikethamide,可拉明)作用温和、短暂(5～10 min),需反复间歇给药以维持疗效。可直接兴奋呼吸中枢,同时也可刺激颈动脉体和主动脉体化学感受器,反射性兴奋呼吸中枢。主要用于肺心病引起的呼吸衰竭和吗啡中毒所致的呼吸抑制。

【不良反应】 尼可刹米在治疗量下不良反应少,过量可引起血压升高,心动过速,肌强直、肌震颤、咳嗽、呕吐、出汗,甚至惊厥。不宜与碱性药物如碳酸氢钠合用,以防沉淀析出。

洛 贝 林

【作用与用途】 洛贝林(Lobeline,山梗菜碱)刺激颈动脉体和主动脉体化学感受器,反射性兴奋呼吸中枢。作用短暂,仅维持数分钟,临床上主要用于新生儿窒息、小儿感染性疾病引起的呼吸衰竭、一氧化碳中毒。

【不良反应】 安全范围大,较少引起惊厥,大剂量可兴奋迷走神经中枢,导致心动过缓、传导阻滞,过量可兴奋交感神经节及肾上腺髓质而致心动过速、惊厥等。

二 甲 弗 林

【作用与用途】 二甲弗林(dimefline,回苏灵)可直接兴奋呼吸中枢,兴奋作用快,效力较尼可刹米强 100 倍。主要用于严重传染病和药物中毒引起的中枢性呼吸抑制,也用于肺性脑病。

【不良反应】 可见胃肠反应及皮肤烧灼感。剂量增大能引起惊厥,有惊厥史者慎用,孕妇禁用。吗啡中毒时,兴奋脊髓,二甲弗林亦能兴奋脊髓,故禁用。

多 沙 普 仑

多沙普仑(Doxapram,多普兰)为新型呼吸兴奋药,具有作用强、起效快、疗效确切、安全范围大的特点。小剂量时,可通过刺激颈动脉体化学感受器反射性兴奋呼吸中枢,较大剂量则直接兴奋呼吸中枢。主要用于早产儿窒息及各种原因引起的中枢性呼吸抑制。对心血管有轻度兴奋作用,可使心率加快,血压升高,过量可致惊厥。

贝　美　格

贝美格(megimide,美解眠)可直接兴奋呼吸中枢,作用迅速,维持时间短,主要用于催眠药中毒及其解救。

三、促大脑功能恢复的药物

吡　拉　西　坦

吡拉西坦(piracetam,脑复康)系 GABA 的衍生物,具有激活、保护和修复脑细胞作用,对大脑皮层缺氧有保护作用,能改善脑缺氧及物理化学因素所引起的记忆障碍。临床主要用于治疗阿尔茨海默病、脑动脉硬化以及脑外伤所致记忆、思维障碍,也用于治疗儿童智力低下。不良反应轻,偶见口干、失眠及消化道反应,孕妇禁用。

甲　氯　芬　酯

甲氯芬酯(meclofenoxate,氯酯醒)能促进脑细胞的氧化还原代谢,增加对糖类的利用,对中枢抑制状态的患者有兴奋作用,临床上用于颅脑外伤后昏迷、脑动脉硬化及药物中毒所致意识障碍、儿童精神迟钝、小儿遗尿及阿尔茨海默病等。治疗量未见不良反应,但本药作用出现缓慢,必须反复用药方可见效。

胞　磷　胆　碱

胞磷胆碱(citicoline,尼可林)为核苷酸衍生物,作为辅酶,参与脑细胞内卵磷酯的生物合成。能增加脑血流量,对促进脑组织代谢及大脑功能恢复和苏醒有一定的作用。临床上用于急性颅脑外伤、脑手术后意识障碍及脑梗死等。活动期颅内出血患者慎用。有癫痫史者禁用。

在线答题
4-6

（房　宇）

第五章　抗过敏反应的药物

PPT

学习目标

掌握：常用 H1 受体阻断药的作用特点、应用、不良反应及用药注意事项。

熟悉：钙剂的作用与应用。

了解：组胺受体的类型、分布及其效应。

第一节　组胺及抗组胺药

案 例 引 导

案例答案
5-1

患者，男，28 岁。两天前早上起床后开窗通风，当时自觉全身寒战，随后左上肢出现红色丘疹伴瘙痒，挠抓后丘疹增大，不久全身出现红色斑块，到医院就诊。检查后诊断为寒冷性荨麻疹。

问题：

1. 该患者可用什么药物治疗？

2. 用药期间应该注意什么？

一、组胺

组胺是由组氨酸经组氨酸脱羧酶脱羧产生，广泛存在于人体组织的自体活性物质。主要以无活性形式（结合型形式）存在于肥大细胞和嗜碱性粒细胞中。当机体受到理化刺激或发生变态反应时，可导致组胺释放并与受体结合产生多种生物效应。目前，发现的组胺受体主要有 H1、H2、H3 三种亚型，它们的分布及效应见表 5-1-1。

表 5-1-1　组胺受体的分布及效应

受体类型	分布	效应
	支气管，胃肠，子宫平滑肌	收缩
H1	皮肤血管	扩张
	心房，房室结	收缩增强，传导减慢

续表

受体类型	分布	效应
	胃壁细胞	分泌增多
H2	血管	扩张
	心室,窦房结	收缩加强,心率加快
H3	中枢与外周神经末梢	负反馈调节组胺合成与释放

二、抗组胺药

抗组胺药是一类通过竞争性阻断组胺受体产生拮抗组胺作用的药物。临床上常用的为 H1 受体阻断药和 H2 受体阻断药。本节主要介绍 H1 受体阻断药。H1 受体阻断药分为二代:第一代药物有苯海拉明(diphenhydramine)、氯苯那敏(chlorphenamine)、异丙嗪(promethazine)、赛庚啶(cyproheptadine)等;第二代常用药物有西替利嗪(cetirizine)、氯雷他定(loratadine)、阿伐斯汀(acrivastine)等。

【作用】

1. 抗组胺作用　能与组胺竞争结合 H1 受体,从而拮抗组胺的 H1 型效应。本类药物对抗组胺引起的支气管,收缩胃肠平滑肌的作用很强;对组胺引起的局部血管扩张有效。

2. 中枢作用　第一代药物易透过血脑屏障,产生中枢抑制作用,表现为镇静、嗜睡、乏力等,其中以苯海拉明和异丙嗪作用最强。第二代药物不易透过血脑屏障,几乎没有中枢抑制作用。

3. 防晕止吐作用　苯海拉明和异丙嗪的作用较强。

【用途】

1. 过敏反应性疾病　临床上主要用于组胺释放所引起的荨麻疹、过敏性鼻炎等皮肤黏膜过敏反应;对昆虫咬伤引起的皮肤瘙痒和水肿也有一定疗效;对血清病、药疹和接触性皮炎有一定的疗效;但对支气管哮喘效果差,对过敏性休克几乎无效。

2. 晕动病及呕吐　苯海拉明和异丙嗪对乘车、乘船等引起的晕动病有效。本类药物有致畸作用,不能用于妊娠呕吐。

3. 失眠　苯海拉明和异丙嗪可用于烦躁、失眠者,特别是对过敏性疾病所致的失眠效果较好。

【不良反应】

(1)中枢反应:头晕、嗜睡、乏力、反应迟钝,用药期间不宜驾驶车辆和进行高空作业。

(2)消化系统反应:口干、恶心、呕吐等,应嘱患者餐后服药。

(3)多数药物有抗胆碱作用,青光眼、尿潴留、幽门梗阻者禁用。

【用药护理】

(1)第一代药物有中枢抑制作用,驾驶员及高空作业者在工作期间不宜服用。

(2)预防晕动病应在乘车船前 15～30 min 服用。

(3)复方感冒药中大多含有此类药物,应避免与其同时使用,防止重复用药。

(4)本类药为抗过敏药,但也有少数患者会对本类药过敏。同类药物有交叉过敏反应。

(5)其他:偶见粒细胞减少和溶血性贫血;阿司咪唑(息斯敏)可引起 Q-T 间期延长、尖端扭转型室性心律失常等心脏毒性,于 2007 年撤销其批准文号;近年来,陆续发现特非那定对心脏亦有一定的毒副作用,临床应慎重使用。

第二节　钙　　剂

钙剂主要有葡萄糖酸钙、氯化钙、乳酸钙等。

【作用与应用】

1. 抗过敏作用　钙剂可增加毛细血管壁的致密度,降低其通透性,从而减少渗出,并对抗体的形成具有重要作用,减轻或缓解过敏症状。临床上可用于荨麻疹、湿疹、接触性皮炎、血清病和血管神经性水肿等过敏性疾病,通常采用静脉注射,起效迅速。

2. 促进骨骼和牙齿的发育　钙是构成骨骼和牙齿的主要成分,体内缺钙可引起佝偻病或软骨病,可用钙剂防治。维生素 D 可促进钙的吸收,故口服钙剂常配伍维生素 D。

3. 维持神经肌肉组织的正常兴奋性　正常人血清钙含量为 2.25~2.75 mmol/L,当血清钙过低时可引起神经肌肉兴奋性升高,出现手足抽搐,甚至惊厥,静脉注射钙剂可迅速缓解症状。

4. 拮抗镁离子的作用　钙与镁化学性质相似,二者有竞争性拮抗作用,镁离子中毒时可静脉注射钙剂解救。

5. 其他　钙离子尚有促进心肌兴奋-收缩偶联的形成、参与凝血过程、对抗高钾血症等作用。

【不良反应】

口服钙剂几乎无不良反应。静脉注射可有全身发热感,注射过快可产生心律失常,甚至心搏骤停。

【用药护理】

(1) 乳酸钙口服;葡萄糖酸钙、氯化钙常采用静脉注射,不宜皮下或肌内注射。

(2) 静脉注射应缓慢,漏至血管外可引起局部剧痛及组织坏死。如发生心脏严重不适现象,应立即停药,必要时可用天门冬氨酸钾镁 10~20 ml 溶于 5% 葡萄糖注射液 500 ml 中,缓慢静滴。

(3) 强心苷治疗期间及停药后 7 日内禁忌静注钙剂。

(屈朝霞)

在线答题

第六章 利尿药和脱水药

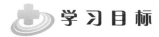

学习目标

掌握:呋塞米、氢氯噻嗪、螺内酯的作用、用途、不良反应与用药护理。
熟悉:甘露醇的作用和用途;利尿药的分类和作用特点。
了解:利尿药的作用部位和作用机制。

PPT

第一节 利 尿 药

案 例 引 导

患者,李某,男,64 岁,风湿性心脏病 10 余年。近日着凉后出现口唇发绀,心悸、呼吸困难、咳嗽,咳粉红色泡沫样痰。T 36.1 ℃,P 116 次/分,R 30 次/分,两肺满布湿啰音。诊断为风湿性心脏病伴急性肺水肿。

讨论:

1. 该患者可选用哪种利尿药,为什么?

2. 大剂量应用该利尿药应注意什么问题?

案例答案
6-1

利尿药是一类选择性作用于肾脏,增加溶质和水的排泄,产生利尿作用的药物。利尿药临床上主要用于治疗各种原因引起的水肿,也可用于其他疾病,如高血压、肾结石、高钙血症等。

一、利尿药作用的生理基础与利尿药的分类

尿液的生成是通过肾小球滤过、肾小管和集合管的重吸收与分泌实现的(图 6-1-1)。正常成人每日经肾小球滤过形成的原尿约 180 L,但排出的终尿仅有 1～2 L,约 99% 原尿被肾小管和集合管重吸收,因此通过增加肾小球滤过的药物其利尿作用不明显,目前常用的利尿药主要通过影响肾小管与集合管的重吸收而发挥利尿作用。

近曲小管通过 Na^+-H^+ 交换方式主动重吸收原尿中的 Na^+。作用于该段为碳酸酐酶抑制剂,通过减少 H^+ 生成,减少 Na^+-H^+ 交换,使 Na^+ 重吸收减少而利尿,其利尿作用弱。髓袢升支粗段 NaCl 的主动重吸收是通过上皮细胞管腔膜上的 Na^+-K^+-$2Cl^-$ 共转运系统完成的,此段几乎不伴有水的

Note

重吸收,是形成髓质高渗区和尿液浓缩的重要条件。作用于该段的呋塞米等具有强大利尿作用。远曲小管 NaCl 重吸收依赖于 NaCl 共转运系统,噻嗪类等利尿药选择性抑制该系统,主要影响尿液的稀释功能,产生中等强度的利尿作用。集合管重吸收主要方式为 Na^+-K^+ 交换。螺内酯、氨苯蝶啶等利尿药,通过拮抗醛固酮受体或阻断 Na^+ 通道,产生保钾排钠作用,利尿作用弱。

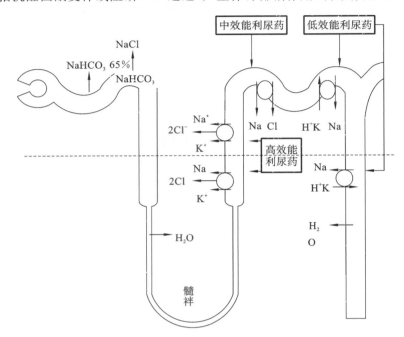

图 6-1-1　肾小管各段主要功能和利尿药的作用部位

常用的利尿药根据其利尿效能的不同分为三类。

1. 高效能利尿药　主要作用于髓袢升支粗段,利尿效果强大,又称袢利尿药。如呋塞米、依他尼酸、布美他尼。

2. 中效能利尿药　主要作用于髓袢升支粗段皮质部和远曲小管开始部分,利尿效果中等,又称噻嗪类利尿药。如氢氯噻嗪、环戊氯噻嗪、氯噻酮等。

3. 低效能利尿药　主要作用于远曲小管和集合管,利尿作用弱,且能减少 K^+ 排出,又称保钾利尿药,如螺内酯、氨苯蝶啶等。

二、常用利尿药

(一)高效能利尿药

呋　塞　米

呋塞米(furosemide)又称速尿,口服易吸收,20～30 min 起效,血药浓度约 2 h 达高峰,持续6～8 h;静脉注射 2～10 min 起效,血药浓度约 1 h 达高峰,持续 4～6 h。血浆蛋白结合率高达 95%～99%,大部分以原型随尿液排出。

【作用】

1. 利尿作用　呋塞米作用于髓袢升支粗段的皮质部和髓质部,与管腔膜上的 Na^+-K^+-$2Cl^-$ 共转运系统结合并抑制其功能,减少 NaCl 重吸收,降低肾对尿液的稀释和浓缩功能,排出大量接近于等渗的尿液。其特点是起效快、作用强、维持时间短。除增加 Na^+、K^+、Cl^- 和水的排出外,还可增加 Mg^{2+} 和 Ca^{2+} 的排出。

2. 扩张血管　呋塞米能抑制前列腺素分解酶的活性,使前列腺素类含量升高,从而具有扩张血管作用。呋塞米还能扩张肾血管,增加肾血流量,对受损的肾功能有保护作用。

【用途】

1. 治疗急性肺水肿和脑水肿　静脉注射呋塞米能迅速扩张容量血管,减少回心血量,在利尿作用发生之前即可缓解急性肺水肿。同时,利尿作用使血液浓缩,血浆渗透压增高,使脑组织脱水,降低颅内压,有利于消除脑水肿。

2. 治疗其他严重水肿　对心、肝、肾性水肿均有效,主要用于其他利尿药无效的严重水肿。

3. 防治急、慢性肾衰竭　急性肾衰竭时,尿量增加有利于冲洗肾小管,减少肾小管萎缩、坏死,但不延缓肾衰竭进程。大剂量呋塞米可治疗慢性肾衰竭,增加尿量,在其他药物无效时仍能产生利尿作用。

4. 加速某些毒物排泄　呋塞米可增加尿量,从而加速药物随尿排出,主要用于经肾脏排泄药物中毒的抢救,如长效巴比妥类、水杨酸类、溴剂、碘化物等。

5. 其他　呋塞米能抑制 Ca^{2+} 重吸收,降低血钙浓度,用于急性高钙血症的紧急处理。还可用于高血压危象的辅助治疗。

【不良反应】

1. 水、电解质紊乱　常为过度利尿所致,表现为低血容量、低血钠、低血镁、低氯性碱中毒和低钾血症。其中低钾血症最多见。

2. 耳毒性　长期大剂量快速静脉注射呋塞米,可引起眩晕、耳鸣、听力减退或暂时性耳聋,肾功能不全者尤易发生。

3. 高尿酸血症　长期利尿后血容量减少,使尿酸经近曲小管的重吸收增加,同时呋塞米可竞争性抑制尿酸的排泄导致高尿酸血症。

4. 其他　可有恶心、呕吐、腹痛、腹泻,甚至诱发胃肠出血、消化性溃疡。偶见过敏反应如皮疹、剥脱性皮炎、粒细胞减少、血小板减少等。久用尚可引起高血糖、高血脂、急性胰腺炎等。

【用药护理】

(1)用药前应全面了解患者的病史,因该药与磺胺类药有交叉过敏现象,应询问是否有过敏史。有下列情况者慎用:糖尿病、高尿酸血症或有痛风病史者、红斑狼疮、胰腺炎等,严重肝功能损害者因水、电解质紊乱可诱发肝性脑病,也应慎用。本药可通过胎盘屏障,孕妇尤其是妊娠前 3 个月应尽量避免应用。

(2)口服宜餐后给药,以减少胃肠道反应。呋塞米注射液碱性较强,静脉注射时用 0.9% 氯化钠溶液稀释,不宜用葡萄糖溶液稀释,静脉注射应缓慢。不宜肌内注射。

(3)用药期间仔细观察患者的病情变化,定期测血压、脉率、出入量、血糖、血电解质等,尤其警惕电解质紊乱,特别是低血钾发生。长期使用时注意补钾或与保钾利尿药合用。对严重顽固性水肿患者应特别注意低钾血症。当低钾和低镁同时存在时,应先纠正低镁血症。

(4)用药期间注意监测听力,避免与耳毒性的药物合用,如氨基糖苷类抗生素、万古霉素、头孢菌素类等,以免加重听力损害。

(5)少尿或无尿患者应用最大剂量后 24 h 仍无效时应停药。

布美他尼

布美他尼(bumetanide)作用部位、作用机制与呋塞米相似。利尿强度为呋塞米的 40~60 倍,是目前作用最强的利尿药。主要作为呋塞米的代用品,用于治疗各种顽固性水肿和急性肺水肿,对急、慢性肾衰竭尤为适用。某些肾衰竭患者用呋塞米无效时,布美他尼可能有效。不良反应与呋塞米相似但较轻,耳毒性为呋塞米的 1/6。

依 他 尼 酸

依他尼酸（ethacrynic acid）利尿作用和临床应用与呋塞米相似，但更易引起水、电解质紊乱及耳毒性，临床上已少用。依他尼酸是非磺胺衍生物，较少引起过敏反应。

（二）中效能利尿药

中效能利尿药又称噻嗪类利尿药，是临床上广泛应用的口服利尿药及降压药。包括氯噻嗪（chlorothiazide）、氢氯噻嗪（hydrochlorothiazide）、氢氟噻嗪（hydroflumethiazide）、苄氟噻嗪（bendroflumethiazide）、环戊噻嗪（cyclopenthiazide）等，其中以氢氯噻嗪最常用。吲达帕胺（indapamide）、氯噻酮（chlortalidone）、美托拉宗（metolazone）等，虽无噻嗪环结构，但其药理作用及机制、利尿效能等均与噻嗪类相似。

氢 氯 噻 嗪

氢氯噻嗪（hydrochlorothiazide）又名双氢克尿噻，脂溶性较高，口服吸收迅速而完全。以有机酸的形式经肾小管分泌，竞争尿酸的分泌。

【作用】

1. **利尿作用** 主要抑制远曲小管近端 Na^+-Cl^- 共转运体，NaCl 重吸收受抑制，利尿作用温和持久。远曲小管 K^+ 的排泄也增多，长期服用可引起低血钾。

2. **降压作用** 用药早期通过利尿，减少血容量而降压，长期用药则通过扩张外周血管，发挥温和而持久的降压作用。

3. **抗利尿作用** 能明显减少尿崩症患者的尿量及口渴症状，其抗利尿机制不明，可能与降低患者血浆渗透压有关。

【用途】

1. **治疗各种水肿** 用于各种原因引起的水肿，尤其对轻、中度心源性水肿效果好，是治疗慢性心功能不全的主要药物之一。对肾性水肿的疗效与肾功能受损程度有关，损害轻者效果较好。

2. **治疗高血压** 本药是临床上治疗高血压的基础药物之一，与其他降压药合用可提高疗效，减少不良反应。

3. **其他** 可用于肾性尿崩症及加压素无效的中枢性尿崩症。也可用于高尿钙伴有肾结石者。

【不良反应与用药护理】

1. **水、电解质紊乱** 低血钾、低血钠、低血镁、低氯性碱血症等，其中以低钾血症最为常见，临床上表现为口干、烦渴、肌肉痉挛、乏力等，合用保钾利尿药或补充钾盐可防治。

2. **高尿酸血症** 干扰尿酸由肾小管分泌，使尿酸排出减少，有痛风史者可诱发或加剧痛风症状，应慎用。

3. **对代谢的影响** 可减少胰岛素的释放及葡萄糖的利用而升高血糖。长期应用可使血清三酰甘油及低密度脂蛋白、胆固醇增加，并伴有高密度脂蛋白减少。糖尿病和高脂血症者慎用。

4. **其他反应** 少数人服药后产生胃肠道症状，也可引起过敏反应，如血小板减少、光敏性皮炎、急性胰腺炎、溶血性贫血等。与磺胺类药物有交叉过敏反应。

（三）低效能利尿药

此类药物分为两类，一类为醛固酮受体拮抗药（如螺内酯），另一类为肾小管上皮细胞 Na^+ 通道抑制药（如氨苯蝶啶，阿米洛利），它们主要作用于远曲小管和集合管，抑制 Na^+-K^+ 交换产生利尿作用。

螺 内 酯

螺内酯（spironolactone）又名安体舒通，利尿作用弱，起效缓慢，但作用持久。

【作用】　螺内酯是醛固酮的竞争性拮抗药。可与醛固酮在远曲小管和集合管部位竞争醛固酮受体,拮抗醛固酮的保钠排钾作用,而发挥排钠利尿及保钾作用。其利尿作用与醛固酮浓度有关,当体内醛固酮水平增高时,利尿作用显著。

【用途】

(1) 治疗与醛固酮升高有关的顽固性水肿,如肝硬化腹水、肾病综合征等。单用效果较差,常与噻嗪类利尿药合用,以提高疗效并避免或减少血钾紊乱。

(2) 治疗充血性心力衰竭。螺内酯通过排钠利尿,消除水肿,具有抑制心肌纤维化等作用,从而可改善心衰患者的症状。

【不良反应与用药护理】

(1) 不良反应较轻,久用可致高钾血症,用药前应了解患者血钾浓度,用药期间注意随访血钾和心电图,如出现高钾血症,应立即停药。肝、肾功能不全及血钾偏高者禁用。

(2) 少数患者可引起胃肠道反应、头痛、困倦、精神紊乱等。长期应用还可致性激素样作用,表现为女性多毛,月经紊乱。男性乳房增大,性功能障碍等,停药后消失。

氨苯蝶啶和阿米洛利

【作用】

氨苯蝶啶(triamterene)和阿米洛利(amiloride)的利尿作用是直接阻断远曲小管及集合管的 Na^+ 通道,抑制 Na^+-K^+ 交换,产生排钠保钾的利尿作用。其作用并非竞争性拮抗醛固酮,不受体内醛固酮水平的影响,对肾上腺切除的动物仍有保钾利尿作用。阿米洛利排钠保钾作用强度为氨苯蝶啶的 5 倍,利尿持续时间也较氨苯蝶啶长。

【用途】

利尿作用较弱,常与排钾利尿药合用,治疗各种顽固性水肿。能促进尿酸排泄,尤其适用于痛风患者的利尿。

【不良反应】

较少,长期用药可致高钾血症。严重肝、肾功能不全者及有高钾血症倾向者禁用。偶见恶心、呕吐、嗜睡及皮疹等。另有报道氨苯蝶啶和吲哚美辛合用可引起急性肾衰竭。

第二节　脱　水　药

　案　例　引　导

患者,女,58 岁,高血压病史 10 余年。1 h 前突感头痛、头晕,并有喷射状呕吐。急诊入院,诊断为:高血压病;颅内高压。立即予以吸氧,20%甘露醇快速静脉滴注等处理。

讨论:

1. 使用甘露醇的目的是什么? 如无甘露醇,还可用什么药物?

2. 如何进行用药护理?

案例答案
6-2

Note

脱水药又称渗透性利尿药,静脉注射后能迅速提高血浆和肾小管腔液渗透压,促使组织内水分向血浆转移而使组织脱水,并产生渗透性利尿作用。本类药物具有如下特点:①静脉注射后不易通过毛细血管进入组织细胞;②易经肾小球滤过,而不易被肾小管重吸收;③在体内不被代谢。

甘 露 醇

甘露醇(mannitol)是临床上最常用的脱水药,是一种己六醇,口服不吸收,临床上主要用20%的高渗溶液静脉注射或静脉滴注。

【作用】

1. 脱水作用 静脉给药能迅速提高血浆渗透压,使组织间液及细胞内的水分向血浆转移,产生组织脱水作用,可迅速降低颅内压、眼内压。

2. 利尿作用 起效迅速,一般静脉给药后10 min左右开始利尿,2～3 h利尿作用达高峰,持续6～8 h。其利尿机制是:①增加血容量从而使肾小球滤过率增加;②增高肾小管液中的渗透压,减少肾小管和集合管对水的重吸收。③扩张肾血管,增加肾髓质血流量,从而产生渗透性利尿作用。

【用途】

1. 治疗脑水肿 甘露醇是降低颅内压的首选药,用于治疗颅内肿瘤、颅脑损伤、脑组织炎症及缺氧等引起的脑水肿。

2. 预防急性肾衰竭 急性肾衰竭早期,应用甘露醇可防止肾小管萎缩和坏死,如急性肾衰竭已形成,则应停止使用,否则有发生急性左心衰竭、急性肺水肿的危险。

3. 治疗青光眼 本药不能进入眼前房内,但脱水作用可减少房水量及降低眼内压。可用于青光眼的治疗及术前准备。

【不良反应与用药护理】

(1)静脉给药速度过快,可致一过性头痛、眩晕、视物模糊、心悸等。

(2)用药前应充分了解患者病情,明确适应证和禁忌证。用药过程中注意随访血压、肾功能、血电解质等指标。低钾血症患者注意补钾。禁用于慢性心功能不全和活动性颅内出血患者。

(3)甘露醇遇冷易结晶,应用前应仔细检查,如有结晶,可置80 ℃热水中或用力振荡待结晶完全溶解后再使用。

(4)静脉注射速度不宜过快。静脉注射时药液外漏,可致局部组织肿痛,甚至坏死。一旦外漏可用0.25%普鲁卡因局部封闭或50%硫酸镁热敷。

(5)甘露醇过敏反应少见,偶可致哮喘、皮疹,甚至致死,用药过程中仍需警惕。

山 梨 醇

山梨醇(sorbitol)是甘露醇的同分异构体,临床上常用25%的高渗溶液,其药理作用、临床应用与甘露醇相似。由于进入体内后,部分被转化为果糖而失去渗透性脱水作用,故脱水作用较弱且维持时间短。

高渗葡萄糖

50%的葡萄糖(glucose)静脉注射后也产生渗透性脱水和利尿作用,因葡萄糖可从血管弥散到组织中,且易被代谢,故作用较弱而不持久。当单独用于脑水肿治疗时,由于葡萄糖可进入脑组织内,同时带入水分而使颅内压回升,甚至超过用药前水平,造成反跳现象,所以临床上主要用于脑水肿和急性肺水肿,一般与甘露醇合用。

在线答题

(屈朝霞)

第七章　作用于心血管系统的药物

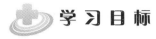

学习目标

掌握：抗高血压药、抗心绞痛药、抗心律失常药、抗慢性心功能不全药及调血脂药各代表药物的作用、用途、不良反应与用药护理。

熟悉：各类药物的分类和作用特点，临床联合用药的作用与用途。

了解：各类药物的作用部位和作用机制。

PPT

第一节　抗高血压药

 案例引导

　　患者，男，70岁，农民，患慢性肾炎6年，吸烟20年（20支/天），高血压10余年，血压最高时达185/112 mmHg，无明显症状，服药不规律，否认其他病史，父亲有高血压脑出血病史。查体：血压180/112 mmHg。心电图：左心室高电压，提示心肌肥厚。诊断：Ⅲ级高血压合并左心室肥厚。

　　医嘱给予卡托普利片25 mg口服，每天3次治疗。该药在治疗过程中有哪些不良反应及注意事项？

案例答案
7-1

一、概述

　　高血压是以动脉血压持续增高为主的临床综合征。《中国高血压基层管理指南》（2014年修订版）规定在未使用降压药的情况下，非同日3次测血压，收缩压≥140 mmHg和（或）舒张压≥90 mmHg，可诊断为高血压。高血压可引起严重的心、脑、肾并发症，临床上根据血压的高低及靶器官损伤程度，将高血压分为Ⅰ、Ⅱ、Ⅲ级。

　　世界卫生组织/国际高血压联盟高血压治疗指南认为：利尿药、钙通道阻滞药、β受体阻断药、血管紧张素转化酶抑制药和血管紧张素Ⅱ受体阻断药可列为常用（一线）抗高血压药。

知识链接
7-1-1

二、常用抗高血压药

(一)利尿药

利尿药是治疗高血压的基础药物,但以噻嗪类利尿药为主,其中最常用的是氢氯噻嗪。

氢 氯 噻 嗪

氢氯噻嗪(hydrochlorothiazide)又名双氢克尿噻,是中效能利尿药。

【作用】

该药通过排钠利尿产生温和而持久的降压作用,多数患者用药2～4周后显效。降压作用机制:①用药初期因排钠利尿使有效血容量减少,导致心输出量减少而降压;②长期用药则因持续排钠,使血管平滑肌细胞内 Na^+ 减少, $Na^+ - Ca^{2+}$ 交换减少,使细胞内 Ca^{2+} 含量降低,导致血管平滑肌扩张,血压下降。

【用途】

单独应用可治疗Ⅰ级高血压,与β受体阻断药、血管紧张素转化酶抑制药、钙通道阻滞药等抗高血压药合用可治疗Ⅱ级、Ⅲ级高血压。

【不良反应与用药护理】

1. 水、电解质紊乱 低血钾、低血钠、低血镁、低氯性碱血症等,其中以低钾血症最为常见,合用保钾利尿药或补充钾盐可防治。

2. 高尿酸血症 干扰尿酸由肾小管分泌,使血中尿酸水平升高。有痛风史者可诱发或加剧痛风症状,应慎用。

3. 代谢变化 可减少胰岛素的释放及葡萄糖的利用而升高血糖。糖尿病和高脂血症者慎用。

4. 其他反应 少数人服药后产生胃肠道症状,也可引起过敏反应,如血小板减少、光敏性皮炎、急性胰腺炎、溶血性贫血等。与磺胺类药物有交叉过敏反应。

吲 哒 帕 胺

吲哒帕胺(indapamide)是一种非噻嗪类氯磺酰胺衍生物,为新型强效、长效降压药。

【作用及用途】

具有轻度利尿和钙通道阻滞作用。降压作用温和,疗效确切,且有心脏保护作用,可明显降低脑卒中危险率,阻滞钙通道可减少 Ca^{2+} 内流,促进血管内皮松弛因子(EDRF)的产生。降压作用强而持久,每天用药一次;可用于伴有高脂血症的患者。单独应用于Ⅰ级、Ⅱ级高血压患者,也可与其他降压药合用以增强疗效。

【不良反应及用药护理】

不良反应少,对血脂、血糖代谢无明显影响。偶见头晕、头痛、恶心、失眠等,长期用药注意防止低血钾和高尿酸血症。严重肾功能不全,肝性脑病或严重肝功能不全及对本药及磺胺类过敏者禁用。

(二)钙通道阻滞药

钙通道阻滞药品种较多,结构各异,从化学结构上可将其分为二氢吡啶类和非二氢吡啶类。前者对血管平滑肌有选择性,对心脏影响小,作为抗高血压的药物有硝苯地平、尼群地平、氨氯地平等。非二氢吡啶类包括维拉帕米等,对心脏和血管都有作用。

硝　苯　地　平

【作用】

硝苯地平(nifedipine)能降低细胞钙离子内流,舒张外周小动脉,降低外周血管阻力,使血压下降,降压时能反射性地引起交感神经兴奋,心率增快、心输出量增加、血浆肾素活性增高,若合用β受体阻断药可避免这些作用并能增强降压效果。

【用途】

硝苯地平对正常血压无明显影响,对轻、中、重型高血压均有效。降压起效迅速、较强,对血糖和血脂等代谢无明显影响,常用于老年患者的高血压。硝苯地平可单独使用或与β受体阻断药、利尿药、血管紧张素转化酶抑制药合用。

【不良反应与用药护理】

1. 低血压　绝大多数患者服用硝苯地平后仅有轻度低血压反应,用药期间需监测血压。

2. 外周水肿　10%的患者发生轻中度外周水肿,与动脉扩张有关。水肿多初发于下肢末端,可用利尿剂治疗。

3. 反跳现象　长期给药不宜骤停,以避免发生停药综合征而出现反跳现象。

4. 反射性活动增高　由于硝苯地平能引起交感神经反射性活动增高,所以伴有缺血性心脏病的高血压患者宜慎用,以免加剧缺血症状。临床上多推荐使用缓释片剂,以减轻迅速降压造成的反射性交感活性增加。

氨　氯　地　平

氨氯地平(amlodipine)为二氢吡啶类Ca^{2+}通道阻滞药。作用与硝苯地平相似,但降压作用较硝苯地平平缓,降压时间较硝苯地平明显延长,每日口服一次。不良反应有心悸、头痛、面红、水肿。

尼　群　地　平

尼群地平(nitrendipine)与硝苯地平有相似的药动学和药效学特点,但对血管松弛作用较硝苯地平强,降压作用温和而持久,适用于各型高血压。尤其适用于老年性高血压患者,与β受体阻断药、利尿药或卡托普利合用增加降压效应。每日口服1～2次。常见的不良反应为头痛、眩晕、水肿、乏力等。

(三) 肾素-血管紧张素系统(RAS)抑制药

本类药物在调节心血管系统的正常生理功能与高血压、充血性心力衰竭等病理过程中具有重要作用。本类药物能防止和逆转心肌肥大及血管增生,已经成为临床治疗高血压、慢性心功能不全等心血管疾病的重要药物,现已开发研制出一系列的高效、长效、低毒肾素-血管紧张素系统抑制药。

1. 血管紧张素转化酶抑制药(ACEI)

卡　托　普　利

卡托普利(captopril,巯甲丙脯酸,开博通)口服吸收快,口服后30 min开始降压,1 h达高峰。生物利用度为75%,食物影响其吸收,因此,在餐前1 h服药,服药后1 h血药浓度达到高峰,血浆蛋白结合率约为30%。体内分布广,在中枢神经系统及哺乳期妇女乳汁中的浓度低,$t_{1/2}$为2 h,在体内消除较快,其巯基易被氧化成二硫化合物。40%～50%的药物以原型从肾排出,其余以其代谢物自肾排出。

【作用】

卡托普利含有—SH基团,直接抑制血管紧张素转换酶(ACE),ACE被抑制后,其降压作用起效快。卡托普利能降低肾血管阻力,增加肾血流量。对正常或低血浆肾素活性者,一般不影响肾小球的滤过率,但对低钠、高血浆肾素活性者则增加肾小球的滤过率;对高血压合并糖尿病肾病患者,卡托普利能通过扩张肾脏出球小动脉,降低肾小球囊内压,改善胰岛素依赖性糖尿病患者的肾脏病变,减少尿蛋白,增加血清肌酐清除率和改善肾功能。

【用途】

卡托普利可单独应用或与其他抗高血压药合用治疗各型高血压。60%~70%患者单用本药能使血压控制在理想水平,加用利尿药对于95%患者有效,此药适用于合并糖尿病及胰岛素抵抗、左心室肥厚、慢性心功能不全、急性心梗的高血压患者,可明显改善患者生活质量且无耐受性,连续用药一年以上疗效不降低,不出现反跳现象。卡托普利与其他抗高血压药如利尿药、β 受体阻断药合用对于重型或顽固型高血压疗效好。卡托普利是唯一治疗糖尿病肾病的 ACE 抑制药。

【不良反应与用药护理】

(1) 刺激性干咳发生率为 5%~20%,女性较为多见,吸入色甘酸钠可以缓解。

(2) 青霉胺样反应,如皮疹、嗜酸性粒细胞增多、味觉异常等症状或体征。

(3) 卡托普利禁用于双侧肾动脉狭窄患者及孕妇。

2. 血管紧张素 Ⅱ 受体(AT_1)阻断药

AT_1 受体分布于血管平滑肌、心肌组织、脑、肾及肾上腺皮质球状带,血管紧张素 Ⅱ 的心血管作用主要由 AT 受体介导,对心血管功能的稳定有调节作用。AT_1 受体阻断药能特异性地与 AT_1 受体结合,阻断血管紧张素 Ⅱ 作用于 AT_1 受体,故可抑制血管紧张素 Ⅱ 对心血管的作用。此外,ACEI 抑制激肽酶,使 P 物质、缓激肽堆积而引起咳嗽等不良反应,AT_1 受体阻断药则无上述不良反应。

氯 沙 坦

氯沙坦(losartan)是非肽类强效选择性 AT_1 受体阻断药,口服吸收迅速,首过消除明显,生物利用度为 33%,给药后 0.25~2.00 h 血药浓度达峰值,$t_{1/2}$ 为 1.3~2.5 h,血浆蛋白结合率为 98.7%,大部分在肝被细胞色素 P450 酶系统代谢,随胆汁排泄。其活性代谢产物 $t_{1/2}$ 为 4~9 h,每日服药 1 次降压作用可维持 24 h。

【作用】

氯沙坦及其活性代谢物能选择性地拮抗血管紧张素 Ⅱ 与 AT_1 受体的结合,降低外周血管阻力,使血压下降。长期应用,抑制血管紧张素 Ⅱ 介导的肾小管对水和钠的重吸收及醛固酮的释放,使血容量减少;降低心肌细胞和血管平滑肌的增生;抑制中枢及外周交感神经系统的活性,改善压力感受器的敏感性而发挥降压效应;大剂量促进尿酸排泄,明显降低血浆尿酸水平;大规模临床试验证明氯沙坦能降低心血管疾病的病死率。

【用途】

用于轻、中度高血压的治疗,其疗效与利尿药、β 受体阻断药、钙拮抗药、ACEI 相似,可作为抗高血压药的首选药。可用于服用 ACEI 引起剧烈干咳而不能耐受的高血压患者。能改善左室心肌肥厚及治疗充血性心力衰竭。

【不良反应与用药护理】

氯沙坦不良反应较 ACEI 少,偶有眩晕、高血钾、胃肠道不适、乏力等,极少发生干咳和血管神经性水肿等。用药期间应慎用保钾利尿药及补钾药。哺乳妇女和孕妇禁用。

(四) 肾上腺素受体阻断药

1. α_1 受体阻断药

绝大多数高血压患者的外周血管阻力增高,α 受体阻断药能阻断儿茶酚胺对血管平滑肌的收缩作用,产生降压效应。但非选择型 α 受体阻断药如酚妥拉明可反射性地激活交感神经和肾素-血管紧张素系统,出现较多的不良反应,一般不作为抗高血压药使用。α₁ 受体阻断药能选择性阻断血管平滑肌突触后膜的 α₁ 受体,舒张小动脉和静脉平滑肌,引起血压下降。现用于临床的 α₁ 受体阻断药有哌唑嗪、特拉唑嗪、多沙唑嗪等。

哌 唑 嗪

哌唑嗪(prazosin)是喹唑啉类衍生物,仅能口服,易吸收,口服后约 2 h 血药浓度达到峰值。具有显著的"首过消除"效应,生物利用度为 60%。血浆蛋白结合率约为 90%,主要与酸性糖蛋白结合。$t_{1/2}$ 为 2.5~4 h,但其降压效应可持续约 10 h。大部分在肝脏代谢,脱甲基后与葡萄糖醛酸结合,代谢物主要经胆汁排泄。

【作用】

哌唑嗪对血管平滑肌突触后膜 α₁ 受体具有高度的选择性阻断作用,能舒张小动脉和静脉,降低外周阻力和回心血量,使血压下降。大剂量可直接松弛血管平滑肌而降压。哌唑嗪能发挥中等偏强的降压作用,对卧位和立位血压均有降压作用。

【用途】

哌唑嗪适用于轻度至重度原发性高血压或肾性高血压。单用可治疗轻、中度高血压,重度高血压常与其他降压药如利尿药和 β 受体阻断药合用,可增强降压效果。能改善前列腺肥大的排尿困难。也可用于强心苷、利尿药等治疗无效或疗效欠佳的充血性心力衰竭患者。

【不良反应】

一般不良反应常见眩晕、嗜睡、乏力、头痛等,偶见心动过速。主要不良反应是部分患者首次给药时出现"首剂现象",表现为严重的直立性低血压、心悸、眩晕、晕厥等,多见于首次给药后 30~90 min。

【用药护理】

将首次剂量减至 0.5 mg 睡前服用,可避免或减少"首剂现象"。长期用药可致水钠潴留,需加服利尿药维持其降压效果。

2. β 受体阻断药

β 受体阻断药是治疗高血压的基础药物,包括普萘洛尔、美托洛尔、阿替洛尔等,均可有效控制原发性高血压,可单独使用,也可与利尿药、钙拮抗药、血管紧张素转换酶抑制剂联合使用,以提高疗效,减少心率加快、水钠潴留等不良反应。

普 萘 洛 尔

普萘洛尔(propranolol,心得安)为非选择性 β 受体阻断药,无内在拟交感活性。脂溶性高,口服吸收完全,肝脏首过消除显著,生物利用度约为 25%。用量个体差异较大,开始 40~60 mg/d,以后逐渐增加药量,最大剂量以不超过 300 mg/d 为宜。$t_{1/2}$ 约为 4 h,但降压作用持续时间较长,可 1~2 次/日。

【作用】

普萘洛尔可通过多种途径产生降压作用。①阻断心脏 β 受体,抑制心肌收缩力,降低心输出量。②阻断肾小球旁器的 β 受体,抑制肾素释放,阻碍肾素-血管紧张素-醛固酮系统对血压的调节作用而降低血压。③阻断交感神经末梢突触前膜的 β₂ 受体,抑制正反馈作用,使 NA 释放减少。④β 受体阻断药能通过血-脑屏障进入中枢,阻断中枢 β 受体,使外周交感神经活性降低。⑤促进前列环素的生成(与阻断 β 受体无关)。

【用途】

普萘洛尔用于治疗各种程度的原发性高血压。可作为抗高血压的首选药单独应用，也可与其他抗高血压药合用。对心输出量及肾素活性偏高者疗效较好，适用于伴有高心输出量、心绞痛、偏头痛、焦虑症、脑血管病变或肾素偏高的高血压患者。

【不良反应与用药护理】

一般不良反应有恶心呕吐、轻度腹泻等消化道症状，偶见过敏性皮疹和血小板减少等。严重不良反应有以下几种。

（1）心血管反应。由于阻断β受体，出现心脏功能抑制，所以普萘洛尔可引起中度心功能不全。本类药能阻断血管平滑肌 β_2 受体，导致外周血管收缩甚至痉挛，从而出现四肢发冷、皮肤苍白，甚至引起肢端溃烂和坏死。

（2）诱发或加重支气管哮喘。

（3）反跳现象。长期应用β受体阻断药时如突然停药，可使原来病情加重，所以在疾病得到控制后应逐渐减量直至停药。

（4）本药品禁用于严重左心功能不全、窦性心动过缓、重度房室传导阻滞和支气管哮喘的患者。心肌梗死及肝功能不良者应慎用。

三、其他抗高血压药

（一）中枢性抗高血压药

可 乐 定

可乐定（clonidine，可乐宁或氯压定）为咪唑啉衍生物二氯苯胺咪唑啉。本药口服易吸收，口服后 30～60 min 起效，2～4 h 血药浓度达高峰，$t_{1/2}$ 为 5.5～13 h，生物利用度为 75%，持续 6～8 h。可乐定脂溶性高，易透过血脑屏障。30%～50% 经肝代谢，原型和代谢产物主要经肾排泄。

【作用】

可乐定降压作用中等偏强，起效快。降压时心肌收缩力减弱，心率减慢，心输出量减少，对直立性血压的降压作用大于卧位。微量的可乐定注入椎动脉或小脑延脑池可产生显著降压作用，但等量静脉给药并无降压效应。可乐定对肾血管有扩张作用，但对肾血流量无明显影响。此外，尚有镇静、抑制胃肠道蠕动和分泌等作用。

【用途】

适用于中度高血压，常用于其他降压药无效时。因其能抑制胃肠道分泌和运动，故尤其适用于兼有溃疡病的高血压患者。一般口服用药，高血压危象时应静脉滴注给药。此外，也可用于控制吗啡类药物的戒断症状。

【不良反应与用药护理】

（1）口干，发生率约 50%，这是可乐定激动胆碱能神经末梢突触前膜上的 α_2 受体，减少 Ach 的释放所致，继续服用几周后可消失。

（2）可有嗜睡、头痛、眩晕、恶心、腮腺痛等症状，停药后可自行消失。

（3）久用可致水钠潴留，是降压后肾小球滤过率减少的结果，合用利尿药能避免。

（二）去甲肾上腺素能神经末梢阻断药

利 血 平

利血平（reserpine）是从印度萝芙木中提取的一种生物碱。国产萝芙木中分离出的生物总碱称为降压灵,主要成分为利血平。

【作用】

利血平具有镇静、安定和降压作用。降压作用较弱,降压作用起效慢、温和、持久,口服 1 周后起效,2～3 周达高峰。注射给药时还对小动脉有直接扩张作用,所以降压作用比口服快。

【用途】

利血平临床用于轻、中度高血压。长期应用易引起抑郁症等不良反应,故近年来很少单用,常与其他药物组成复方制剂治疗轻、中度高血压。本药是研究交感神经活动的重要工具药。

【不良反应与用药护理】

主要不良反应有镇静、嗜睡和副交感神经亢进等症状,如鼻塞、胃酸分泌过多等,长期大剂量应用可致抑郁症。伴有溃疡病史者、抑郁症病史者禁用或慎用。

(三) 血管扩张药

硝 普 钠

硝普钠(sodium nitroprusside)即亚硝基铁氰化钠,为快速、强效而短暂的血管扩张药。其化学性质不稳定,遇光、热等或长时间储存易分解产生有毒的氰化物。口服不吸收,静脉滴注给药后 30 s 内起效,约 2 min 内可获最大降压效应,停药后 2～10 min 血压回升至给药前水平,故可通过调整滴注速度或剂量使血压控制在所需水平。在体内迅速被代谢,最终代谢物是硫氰酸盐,主要经肾排泄。

【作用】

硝普钠可直接松弛小动脉和静脉血管平滑肌,在血管平滑肌代谢产生一氧化氮(NO),NO 具有强大的舒张血管平滑肌作用,可激活血管平滑肌细胞鸟苷酸环化酶(cGMP),增加血管平滑肌细胞内 cGMP 水平,进而导致血管平滑肌舒张,从而减轻心脏前、后负荷,改善心功能。

【用途】

主要用于高血压急症治疗和外科手术麻醉时的控制性降压以及难治性心力衰竭。也可用于高血压合并心力衰竭或嗜铬细胞瘤发作引起的血压升高。

【不良反应与用药护理】

可出现头痛、心悸、恶心、呕吐等,与强烈的血管扩张和降压有关。减慢滴速或停药后可使此反应减轻或消失。长期或过量给药可因血中的硫氰酸盐过高而发生蓄积中毒,引起定向障碍、急性精神病等。若静脉滴注时间超过 72 h,需检测血中硫氰酸水平,若超过 0.12 mg/ml,应停药或减量。肾功能不全者禁用。

肼 屈 嗪

肼屈嗪(hydralazine,肼苯哒嗪)通过直接舒张小动脉平滑肌,降低外周血管阻力而降压,对立位和卧位血压均有效。对静脉影响较弱,一般不引起体位性低血压。降压时,肼屈嗪能通过压力感受器反射性兴奋交感神经而增加心率和心输出量,提高血浆肾素活性和水钠潴留,使其降压作用部分被抵消。适用于中、重度高血压,常与利尿药和 β 受体阻断药合用,以增强疗效,减少不良反应。不良反应较多,常见有头痛、眩晕、恶心、呕吐、体位性低血压及心绞痛等,与扩血管作用有关。长期应用可致水钠潴留及充血性心力衰竭。伴有冠心病的高血压患者或老年人应慎用,以免诱发或加重心绞痛。

在线答题
7-1

第二节 抗心绞痛药

案 例 引 导

案例答案
7-2

患者,女,65岁,劳累后有短暂胸骨后闷痛 3 年,前日,因家庭琐事造成情绪激动,突感胸骨后压榨样疼痛伴胸闷、憋气,胸痛向左肩背部及左上肢放射,面色苍白,出冷汗。入院治疗,确诊为稳定型心绞痛。

讨论:应用何种药物治疗? 用该药的原因是什么?

一、概述

心绞痛(angina pectoris)是由于冠状动脉供血不足引起心肌急剧、暂时缺血缺氧的临床综合征,发作时的典型临床表现为阵发性的胸骨后压榨性疼痛,并可从胸部放射至下颌、颈部及左上肢。心绞痛的主要病理生理机制是心肌血氧供应和耗氧平衡失调,导致代谢产物(乳酸、丙酮酸、类似激肽的多肽类物质等)聚集于心肌组织,刺激心脏内自主神经的传入纤维末梢引起疼痛。本类药物包括硝酸酯类、β 受体阻断药、钙通道阻滞药等。

二、常用抗心绞痛药

(一) 硝酸酯类

硝 酸 甘 油

硝酸甘油(nitroglycerin)是硝酸酯类的代表药,是目前临床用于防治心绞痛的首选药物。因其有首过消除,故临床不宜口服给药。本药脂溶性高,舌下含服极易通过口腔黏膜吸收,血药浓度很快达高峰,含服后 1~2 min 即可起效,疗效持续 20~30 min,$t_{1/2}$ 为 2~4 h,硝酸甘油也可经皮肤吸收,用 2% 硝酸甘油软膏或贴膜睡前涂抹在前壁皮肤或贴在胸膜皮肤,可维持较长时间的有效浓度,硝酸甘油主要在肝脏经有机硝酸酯还原酶脱硝酸代谢,形成的二硝酸或单硝酸盐最后与葡萄糖醛酸结合经肾脏排出。

【作用】

1. 扩张血管,降低心肌氧耗量 小剂量硝酸甘油明显扩张静脉,特别是较大静脉血管,减少回心血量,降低心脏前负荷,使心室容积缩小、心室壁张力降低,射血时间缩短,降低心肌耗氧量。稍大剂量硝酸甘油可明显扩张较大外周动脉、心外膜冠状动脉和较大的冠状小动脉(直径>100 nm),动脉血管的舒张减弱心脏的射血阻力,从而降低左室内压和射血时心脏后负荷而降低心肌耗氧量。

2. 扩张冠状动脉,增加缺血区血液灌注 硝酸甘油扩张冠状动脉和降低心肌耗氧量所产生的继发作用可改善心肌血流动力学,参与其对心肌缺血的缓解作用。

3. 保护缺血的心肌细胞,减轻缺血性损伤 硝酸甘油通过释放 NO 产生扩血管作用;同时 NO 又可促进 PGI_2 和降钙素基因相关肽等内源性扩血管物质的合成和释放,这些物质对心肌细胞均有直接保护作用。硝酸甘油不仅保护心肌,减轻缺血性损伤,缩小心肌梗死范围,改善左室重构,还能增强人及动物缺血性心肌的电稳定性,提高室颤阈,消除折返,改善房室传导等,从而减少心肌缺血导致的并发症。

4. 降低左室充盈压,增加心内膜供血,改善左室顺应性　硝酸甘油扩张静脉,减少回心血量,降低心室内压,扩张动脉,降低心室壁张力,从而增加心外膜向心内膜的有效灌注压,有利于血液从心外膜流向心内膜的缺血区。

【用途】

1. 防治心绞痛发作　硝酸甘油通过降低心肌耗氧量、舒张冠状动脉、增加缺血区血液灌注可用于各型心绞痛(包括劳累型心绞痛、变异型心绞痛以及不稳定型心绞痛)的防治。本品无诱发哮喘和加重心功能不全的危险。

2. 急性心肌梗死　急性心肌梗死早期选用硝酸甘油静脉滴注,可降低患者心肌耗氧量,增加缺血区血流,同时抑制血小板聚集和黏附,防止血栓形成,从而缩小心肌梗死范围。但静脉滴注剂量应个体化,需检测患者的血压、心率等血流动力学指标确定所用量,以免血压过度降低引起器官灌注压过低,反而加重心肌缺血。

3. 治疗充血性心力衰竭　硝酸甘油扩张静脉和动脉,可减轻心脏前后负荷,与强心苷和(或)利尿药合用治疗慢性心力衰竭。

4. 控制血压　硝酸甘油与硝普钠常合用于外科手术过程的血压控制,以减少手术中失血量,由于两者作用迅速且半衰期短(仅 3～4 min),易于根据血压调节给药量。

5. 其他　硝酸甘油还可舒张肺血管,降低肺血管阻力,改善肺通气,用于急性呼吸衰竭及肺动脉高压的治疗。

【不良反应】

1. 常见不良反应　主要因血管扩张作用引起短时上胸及头、面、颈部皮肤潮红,搏动性头痛,眼内血管扩张则可升高眼内压等。偶有体位性低血压及晕厥发生。剂量过大可使血压过度下降,冠脉灌注压过低,并可反射性兴奋交感神经、加快心率、增强心肌收缩性等,反使耗氧增加而加重心绞痛发作。长期大剂量应用会因药物与红细胞中的血红蛋白结合引起高铁血红蛋白症。

2. 耐受性　硝酸甘油连续用药 2 周后可产生耐受性,停药 1～2 周后,耐受性可消失。不同硝酸酯类药物之间存在交叉耐受性。可采用下列措施克服耐受性的产生:①调整给药次数和剂量,不宜频繁给药;②选择最小有效剂量;③采用间歇给药或与其他类抗心绞痛药交替使用;④合理调配膳食,适当补充含巯基(—SH)的供体。

【用药护理】

(1)心绞痛发作急性治疗用药时,患者宜采取坐位或半卧位,因立位易发生脑缺血且患者难以支撑,而卧位会因静脉回流增加影响缓解效果。舌下含服前最好使口腔湿润,便于药物溶化。药物含入口腔应有灼热、麻、刺感,否则可能失效。静脉滴注时初始速度要慢,根据病情变化调整滴速。

(2)因本类药物可扩张全身容量血管、眼内血管和颅内血管,导致眼内压和颅内压升高,故青光眼、高颅压、低血容量、低血压患者禁用。

(3)钙通道阻滞药、β受体阻断药、其他血管扩张药、三环类抗抑郁药及酒精等,可增强本类药物的降血压效应;阿司匹林可降低硝酸甘油的肝清除率,合用时应注意调整剂量,避免血压过低。硝酸甘油能降低肝素的抗凝效果,二药合用时可增加肝素用量,但停用硝酸甘油后肝素作用剧增,易导致出血,故应注意及时调整肝素剂量。

硝酸异山梨酯和单硝酸异山梨酯

硝酸异山梨酯(isosorbide dinitrate)和单硝酸异山梨酯(isosorbide mononitrate)均为长效抗心绞痛药,药理作用和作用机制与硝酸甘油相似,但作用较硝酸甘油弱。

硝酸异山梨酯又称消心痛,舌下含服口腔黏膜易吸收,首关消除明显。口服后作用持续 3～6 h,在肝代谢成异山梨醇-2-单硝酸酯和异山梨醇-5-单硝酸酯,仍具有扩张血管及抗心绞痛作用。但个体差异较大,大剂量易产生头痛及低血压等副作用。主要口服用于心绞痛的预防及心肌梗死后心力衰竭的长期治疗。

单硝酸异山梨酯口服后无明显的首关消除,生物利用度高,口服 1 h 后血药浓度达到峰值,$t_{1/2}$ 约 5 h,作用持续时间 8 h,用途与硝酸异山梨酯相似。

(二)β 受体阻断药

β 受体阻断药自 20 世纪 60 年代用于心绞痛治疗以来,迄今仍是临床使用的一线药。临床常用药物有普萘洛尔、噻吗洛尔、阿替洛尔、美托洛尔等。

普 萘 洛 尔

普萘洛尔(propranolol)是经典的 β 受体阻断药,主要通过阻断 β 受体产生抗心绞痛作用。

【作用】

1. 降低心肌氧耗量　通过阻断心脏 β_1 受体,使心率减慢,心肌收缩力减弱,心肌氧耗量降低,同时降低血压。对运动状态时心肌耗氧的降低尤为明显,从而缓解心绞痛。

2. 改善心肌缺血区供血　冠脉血管 β 受体阻断后致血管收缩,尤其是非缺血区明显,因此非缺血区与缺血区血管张力差增加促使血液流向已代偿性扩张的缺血区,从而增加缺血区血液供应。其次,普萘洛尔使心率减慢,心室舒张末期相对延长,有利于血液从心外膜流向易缺血的心内膜区。

3. 改善心肌代谢增加供氧　心肌缺血时,因交感神经兴奋使游离脂肪酸生成增多,大大增加了耗氧量。β 受体阻断药可抑制脂肪分解酶,减少游离脂肪酸的生成,减少氧消耗。另外,β 受体阻断药还能促进氧与血红蛋白分离,增加组织对氧的摄取、利用,缓解心肌供氧不足。

【用途】

1. 治疗心绞痛　本类药物主要用于劳累型心绞痛,尤其是硝酸酯类不敏感或疗效较差的稳定型心绞痛,可减少心绞痛发作的次数,提高运动耐受量,对伴有高血压或心律失常患者尤为适用。由于没有耐受现象,本类药可连续使用,对心绞痛有良好的预防作用。

2. 治疗心肌梗死　可减轻缺血损伤,缩小梗死范围。心肌梗死后早期、长期应用 β 受体阻断药可明显降低复发率及病死率。

【不良反应与用药护理】

1. 神经系统和消化系统　常见疲倦、精神迟缓、眩晕、恶心、呕吐、便秘、腹泻等一般不良反应。

2. 心血管系统　主要为心脏抑制,可出现心动过缓、房室传导阻滞,甚至发生心力衰竭。禁用于心动过缓、房室传导阻滞、严重心功能不全者。长期应用对脂代谢可产生不良影响,慎用于血脂异常的患者。因阻断支气管平滑肌上的 β 受体,故支气管哮喘患者应避免使用。久用停药时,应逐渐减量,以免加剧心绞痛的发作,引起心肌梗死或猝死。

3. 诱发加重支气管哮喘　非选择性 β 受体阻断药可致支气管痉挛,禁用于伴有支气管哮喘、慢性阻塞性肺疾病患者,选择 β_1 受体阻断药相对安全,但仍应慎用,宜从小剂量开始进行试用。

4. 反跳现象　β 受体阻断药须长期使用,停药时应逐渐减量,因长期用药上调 β 受体密度,骤然停药可引起受体对内源性儿茶酚胺的超敏反应,发生"反跳"现象,加重心绞痛症状,甚至诱发心肌梗死。

(三) 钙通道阻滞药

钙通道阻滞药可以选择性阻滞细胞膜上 L 型电压依赖性钙通道,因抑制 Ca^{2+} 进入细胞内而具有抗心律失常、降低血压和抗心绞痛等多种药理作用,对各型心绞痛都有不同程度的疗效,特别是对变异型心绞痛疗效最佳。常用于治疗心绞痛的药物主要有硝苯地平、维拉帕米等。

硝 苯 地 平

硝苯地平(nifedipine,心痛定)是二氢吡啶类的短效钙通道阻滞剂,口服吸收完全,但其首关效应高,生物利用度低,代谢产物基本上无药理活性。

【作用】

1. 降低心肌氧耗量

(1)本类药物能抑制心肌收缩力、减慢心率;同时松弛血管平滑肌,使血管扩张,降低外周阻力,减轻心脏前、后负荷。二氢吡啶类对血管选择性高,扩血管作用较强。

(2)拮抗心肌缺血时体内儿茶酚胺升高引起的交感神经活性增强效应。

(3)阻断心肌细胞膜 Ca^{2+} 通道,减慢心率。

2. 改善心肌局部血流动力学　可扩张输送性冠状动脉和小冠状血管,尤其对痉挛的血管有显著的解痉作用,并可促进侧支循环。同时,因心脏负荷降低、心室壁张力下降,血液易于流向心内膜下区,从而增加缺血区的供血供氧。

3. 保护缺血心肌细胞　钙通道阻滞药抑制细胞缺血缺氧时细胞外 Ca^{2+} 顺浓度梯度内流,保护缺血心肌细胞免受"钙超载"损害。

4. 抑制血小板聚集　钙通道阻滞药可降低血小板内 Ca^{2+},增加血小板变形能力,使之易于通过狭窄血管,同时降低血小板聚集、黏附力,改善血液流变学。

【用途】

(1)用于心绞痛。由于钙通道阻滞药有显著的松弛痉挛冠状血管的特点,又有降低心脏前后负荷的作用,对各种心绞痛均有较好疗效。①变异型心绞痛:以硝苯地平类疗效最佳;②稳定型及不稳定型心绞痛:钙通道阻滞药均可用,尤其适用于伴有支气管哮喘、外周血管痉挛的心绞痛患者。

(2)用于心律失常、高血压、肺动脉高压症等。

【不良反应及用药护理】

本类药物治疗剂量时的不良反应较轻,常见外周水肿、头痛、面部潮红、皮疹及心悸等,多与钙通道阻滞药的血管扩张作用有关。外周水肿常见于踝部及足部,也可发生于手部,影响患者用药的依从性;加用 ACEI 可以扩张静脉,促进组织液回流入血而缓解外周水肿。

维 拉 帕 米

维拉帕米(verapamil,异搏定)对心脏的抑制作用强于对血管的扩张作用。用于治疗稳定型心绞痛和不稳定型心绞痛,尤其适用于伴有心房扑动、心房颤动或阵发性室上性心动过速的心律失常患者。因扩张冠状动脉作用较弱,不单独用于变异型心绞痛的治疗。维拉帕米抑制心肌作用强,禁用于伴心力衰竭、窦房结功能低下或明显房室传导阻滞的心绞痛患者。与 β 受体阻断药合用应慎重,防止诱发严重的心动过缓、房室传导阻滞等严重不良反应。

在线答题
7-2

Note

第三节 抗心律失常药

案 例 引 导

患者,女,51岁,农民,因"反复胸闷心悸2年余,再发1h"来院急诊,1h前干活过程中突然出现胸闷、心悸,伴头晕、全身无力,休息后也未缓解,遂来院急诊,急诊心电图示室上性心动过速,考虑初步诊断:心律失常-阵发性室上性心动过速。急诊处理:分别给予5% GS 44 ml加胺碘酮针0.3 g微泵静推(10 ml/h),约10 min后心室率逐渐减慢,降至125次/分,继续用药20 min后心室率降至正常范围,心电监护示窦性心律。

讨论:胺碘酮治疗阵发性室上性心动过速的理由是什么?

一、概述

心律失常是心动节律和频率的异常。心律正常时心脏协调而有规律地收缩、舒张,顺利完成泵血功能。心律失常时由于心肌电活动出现异常,导致心房和心室有序的节律性收缩和舒张发生障碍,从而引起心脏泵血功能障碍,影响全身器官的供血。某些类型的心律失常如心室颤动,可危及生命,必须及时纠正。心律失常的治疗方式有药物治疗和非药物治疗(起搏器、电复律、导管消融和手术等)两种。药物治疗在抗心律失常方面发挥了重要作用,但抗心律失常药又存在致心律失常的毒副作用。因此全面掌握心脏电生理特征、心律失常发生机制和抗心律失常药物作用机制,才能正确合理应用抗心律失常药。根据药物的主要作用通道和电生理特点,Vaughan Williams 分类法将众多抗快速型心律失常药物分为四类(表 7-3-1)。

表 7-3-1 抗快速型心律失常药物分类

类型	机制
Ⅰ类	钠通道阻滞药
ⅠA 类	适度阻滞钠通道,可减慢传导,奎尼丁、普鲁卡因胺等延长复极
ⅠB 类	轻度阻滞钠通道,传导速度轻度减慢,如利多卡因、苯妥英钠等,可加速复极
ⅠC 类	明显阻滞钠通道,传导速度明显减慢,如氟卡尼、普罗帕酮等,对复极影响小
Ⅱ类	β受体阻断药,阻断β受体,降低自律性,传导速度慢,如普萘洛尔、美托洛尔等
Ⅲ类	延长 APD 药阻滞多种钾通道,延长动作电位时程(APD)及有效不应期,如胺碘酮、索他洛尔等
Ⅳ类	钙拮抗药,阻滞钙通道而抑制 Ca^{2+} 内流,降低窦房结自律性,减慢房室结传导速度,如维拉帕米、地尔硫䓬等

二、常用抗心律失常药

（一）Ⅰ类药钠通道阻滞药

奎 尼 丁

奎尼丁（quinidine）口服吸收迅速而完全，经 1～3 h 可达血药浓度峰值。生物利用度为 72%～87%。治疗血药浓度为 3～6 μg/ml，超过 6 μg/ml 即为中毒浓度。在血浆中有 80%～90% 与蛋白相结合，心肌中浓度可达血浆浓度的 10 倍。表观分布容积为 2～4 L/kg。主要在肝脏代谢为仍有药理活性的羟化物，最后经肾排泄。原型排泄 10%～20%，$t_{1/2}$ 约 6 h。

【作用】

1. 降低自律性　治疗浓度的奎尼丁能降低浦肯野纤维的自律性，对正常窦房结则影响微弱，对病窦综合征患者，可明显降低其自律性。在自主神经完整无损的条件下，通过间接作用可使窦性频率增加。

2. 减慢传导速度　奎尼丁能降低心房、心室、浦肯野纤维等的除极期上升最大速率和膜反应性，因而减慢传导速度。这种作用可使病理情况下的单向传导阻滞变为双向阻滞，从而取消折返。

3. 降低心肌收缩力　大剂量的奎尼丁由于阻滞钙内流而具有负性肌力的作用。

4. 延长不应期　奎尼丁抑制 K^+ 外流，使快速复极末期过程延长，动作电位时程（APD）和有效不应期（ERP）延长。ERP 的延长更为明显，因而可以取消折返。此外，在心脏局部病变时，常因某些浦肯野纤维末梢部位 ERP 缩短，造成邻近细胞复极不均一而形成折返，此时奎尼丁使这些末梢部位 ERP 延长而趋向均一化，从而减少折返的形成。

5. 对自主神经的影响　动物实验见奎尼丁有明显的抗胆碱作用，能阻抑迷走神经的效应。同时，奎尼丁还有阻断肾上腺素 α 受体的作用，使血管舒张、血压下降而反射性地兴奋交感神经。这两种作用均可使窦性频率增加。

【用途】

奎尼丁是广谱抗心律失常药，适用范围：治疗各种快速型心律失常，包括心房纤颤和心房扑动；治疗转复和预防室上性心动过速；治疗频发性室上性和室性早搏，是转复心律的重要药物之一。

【不良反应】

1. 心血管方面　低血压、心力衰竭、室内传导阻滞、心室复极明显延迟，严重者可发生奎尼丁样晕厥，可由尖端扭转型室性心动过速发展为心室颤动。

2. 金鸡纳反应　血浆奎尼丁浓度过高可引起"金鸡纳反应（cinchonic reaction）"，表现为恶心、呕吐、头痛、头晕、腹泻、耳鸣、视力和听力减退等症状。

3. 过敏反应　皮疹、血管神经性水肿，血小板减少。

【用药护理】

（1）奎尼丁最好在餐中或餐后服用，以减少其对胃肠道的刺激。

（2）奎尼丁晕厥发作时，应立即进行人工呼吸、胸外心脏按压、电除颤等措施。药物抢救可用异丙肾上腺素及乳酸钠，后者可提高血液 pH 值，以降低血钾浓度，减少 K^+ 对心肌的不利影响。

普鲁卡因胺

普鲁卡因胺（procainamide）口服吸收迅速而完全，1 h 血药浓度达高峰。肌内注射 0.5～1 h 或静脉注射 4 min 血药浓度即达峰值。生物利用度约 80%，$t_{1/2}$ 为 3～4 h。

【作用】

广谱抗心律失常药，作用与奎尼丁相似，具有膜稳定作用，能降低浦肯野纤维的自律性，减慢传导速度,延长有效不应期。但它没有 α 受体阻断作用,抑制心肌收缩和抗胆碱作用也较弱。

【用途】

广谱抗心律失常药,对房性、室性心律失常均有效。静脉注射或者静脉滴注用于室上性和室性心律失常急性发作的治疗,但对于急性心肌梗死所致的持续性室性心律失常,普鲁卡因胺不作为首选药。

【不良反应与用药护理】

口服可引起胃肠道反应,高浓度静脉注射可引起低血压、传导阻滞、室性心动过速、心室颤动、心力衰竭。过敏反应较常见,如皮疹、药热、白细胞减少、肌痛等。还可出现幻觉、精神失常等。长期应用,少数患者可出现红斑狼疮综合征。

房室传导阻滞、低血压、心力衰竭、肝肾功能不全者慎用。

利 多 卡 因

利多卡因(lidocaine)口服吸收良好,但首关消除明显,因此常静脉给药。血浆蛋白结合率约 70%,在体内分布广泛,表观分布容积为 1 L/kg,心肌中浓度为血药浓度的 3 倍。在肝中经脱乙基化而代谢。仅 10% 以原型经肾排泄,$t_{1/2}$ 约 2 h。

【作用】

1. 降低自律性　降低自律细胞静息期除极速率,提高阈电位,降低自律性。治疗浓度(2~5 μg/ml)仅能降低浦肯野纤维的自律性,对窦房结没有影响,仅在其功能失常时才有抑制作用。

2. 对传导的影响　治疗量利多卡因对传导系统无明显影响,但是在心肌缺血时可减慢浦肯野纤维传导,对血钾浓度降低或部分除极的浦肯野纤维,可促进钾外流而引起超极化,故可加快传导。

3. 相对延长有效不应期　促进快速复极末期 K^+ 外流而缩短浦肯野纤维,缩短心室肌的 APD、ERP,且缩短 APD 更为显著,故相对延长 ERP。有利于消除折返激动。

【用途】

属窄谱抗心律失常药,仅用于室性心律失常,如心脏手术、心导管术、急性心肌梗死或强心苷中毒所致的室性心动过速或心室纤颤,特别适用于危急病例。

【不良反应】

不良反应较少也较轻微。主要是中枢神经系统症状,有嗜睡、眩晕,大剂量可引起语言障碍、惊厥,甚至呼吸抑制,偶见窦性心动过缓、房室传导阻滞等心脏毒性。

苯 妥 英 钠

苯妥英钠(phenytoin sodium)与利多卡因相似,减少部分除极的浦肯野纤维静息期自动除极速率,降低其自律性。与强心苷竞争 Na^+-K^+-ATP 酶,抑制强心苷中毒所致的迟后除极。

本药主要用于治疗室性心律失常,特别是对强心苷中毒所致室性心律失常有效,亦可用于心肌梗死、心脏手术、心导管术等所致的室性心律失常。

苯妥英钠快速静脉滴注易引起低血压,高浓度可致心动过缓。常见中枢不良反应有头昏、眩晕、震颤、共济失调等,严重者出现呼吸抑制。低血压时慎用,窦性心动过缓及Ⅰ、Ⅲ度房室传导阻滞者禁用。苯妥英钠能加速奎尼丁、美西律、地高辛、茶碱、雄激素和维生素 D 的肝脏代谢。有致畸作用,孕妇禁用。

普 罗 帕 酮

普罗帕酮(propafenone,心律平)口服吸收完全,但由于首关消除效应明显,生物利用度较低,$t_{1/2}$ 为 2.4~11.8 h,肝中氧化甚多,原型经肾排泄小于 1%。

【作用】

具有麻醉作用的Ic类药物,能明显阻滞钠通道,也能阻滞钾通道。能降低浦肯野纤维及心室肌细胞的自律性,减慢传导速度,延长APD和ERP。此外,其化学结构类似于普萘洛尔,具有弱的β受体阻断作用;并能阻滞L型钙通道,具有轻度负性肌力作用。

【用途】

抗心律失常作用类似于奎尼丁,适用于室上性及室性早搏、心动过速及预激综合征伴发心动过速或心房纤颤者。

【不良反应与用药护理】

常见恶心、呕吐、味觉改变、头痛、眩晕。严重者可致心律失常,如增加折返性室性心动过速的频率和发作次数。由于阻断β受体,可引起窦性心动过缓和诱发哮喘,也可加重心力衰竭引起房室传导阻滞。与其他抗心律失常药合用时可能会加重其不良反应。偶见粒细胞缺乏,红斑性狼疮样综合征。

（二）Ⅱ类β肾上腺素受体阻断药

β肾上腺素受体阻断药主要通过阻断β受体而对心脏发挥影响,有些药物还有膜稳定作用,可以延长心肌的动作电位。它们具有抗心肌缺血等作用,可改善心肌病变,防止严重心律失常及猝死,降低心肌梗死恢复期患者的死亡率是其特点。但本类药对心室异位节律点的抑制作用较钠通道阻滞药弱。

普 萘 洛 尔

普萘洛尔(propranolol)口服吸收完全,首关效应明显,生物利用度约为30%,口服后约2 h血药浓度达峰值,但个体差异大。血浆蛋白结合率达93%。主要在肝脏代谢,$t_{1/2}$为3～4 h,肝功能受损时明显延长。90%以上经肾排泄,尿中原型药不足1%。

【作用】

1. 降低自律性　对窦房结、心房传导纤维及浦肯野纤维都能降低其自律性。在运动及情绪激动时作用明显。也能降低儿茶酚胺所致的迟后除极幅度而防止触发活动。

2. 传导速度　有膜稳定作用,能明显减慢房室结及浦肯野纤维的传导速度,对某些必须应用较大剂量才能见效的病例,这种膜稳定作用是参与治疗的。

3. 不应期　治疗浓度可缩短浦肯野纤维APD和ERP,高浓度则延长。对房室结ERP有明显的延长作用,此作用和减慢传导作用是普萘洛尔治疗室上性心律失常的作用基础。

【用途】

1. 室上性心律失常　包括心房颤动、扑动及阵发性室上性心动过速,此时常与强心苷合用以控制心室频率,二者对房室结传导有协同作用。对窦性心动过速,尤其与交感神经过度兴奋有关者治疗效果较好。

2. 室性心律失常　对室性早搏有效,能改善症状。对由运动或情绪激动所引发的室性心律失常效果良好。较大剂量(0.5～1.0 g/d)对缺血性心脏病患者的室性心律失常也有效。

【不良反应与用药护理】

该药可引起窦性心动过缓、房室传导阻滞、低血压、精神抑郁、记忆力减退等,并可诱发心力衰竭和哮喘。长期应用可使脂质代谢和糖代谢异常,故血脂异常及糖尿病患者慎用。突然停药可致反跳现象。

美 托 洛 尔

美托洛尔(metroprolol)为选择性β_1肾上腺素受体阻断药,主要用于治疗高血压,对心绞痛及心肌梗死也有效，并可减少严重心律失常的发生。其作用类似普萘洛尔但较弱，对窦房结、房室结的自律性和传导性有明显抑制作用，对儿茶酚胺诱发的室性、室上性心律失常疗效较好。禁用于病态窦房结综合征、严重心动过缓、房室传导阻滞、严重心力衰竭、低血压及孕妇。严重支气管痉挛及肝、肾功能不良者慎用。

阿 替 洛 尔

阿替洛尔（atenolol）是长效 β_1 肾上腺素受体阻断药，抑制窦房结及房室结自律性，减慢房室传导，也抑制希-普系统。用于治疗室上性心律失常，降低心房颤动和心房扑动时的心室率。治疗室性心律失常亦有效。口服后 2～3 h 血药浓度达峰值，$t_{1/2}$ 约为 7 h。不良反应与普萘洛尔相似。因对心脏选择性强，可用于糖尿病和哮喘患者，但剂量不宜过大。

（三）Ⅲ类选择性延长复极过程的药

本类药物的共同特点是明显延长 APD 和 ERP，作用机制目前尚未完全阐明，其中部分原因是由于它们能够阻断与复极化过程有关的钾通道，抑制 K^+ 外流，延长 APD 和 ERP。

胺 碘 酮

胺碘酮（amiodarone）脂溶性高，口服、静脉注射均可，生物利用度为 35％～65％。该药在肝脏代谢，主要代谢物去乙胺碘酮仍有生物活性。消除半衰期较复杂，快速消除相为 3～10 天（消除 50％ 药物），缓慢消除相为数周。停药后作用维持 1～3 个月。

【作用】

1. 延长 APD 和 ERP　长期口服数周后，心房肌、心室肌和浦肯野纤维的 APD、ERP 都显著延长，这一作用比其他类抗心律失常药强，与阻滞钾通道及失活态钠通道有关。

2. 降低自律性　主要降低窦房结和浦肯野纤维的自律性，可能与其阻滞钠和钙通道及拮抗 β 受体的作用有关。

3. 减慢传导速度　减慢浦肯野纤维和房室结的传导速度，也与阻滞钠、钙通道有关。临床上还见其略能减慢心室内传导。对心房肌的传导速度影响较小。

【用途】

作为广谱抗心律失常药，可用于各种室上性和室性心律失常，对阵发性心房扑动、心房颤动、室上性心动过速、室性早搏、室性心动过速、预激综合征并发的室上性折返性心动过速疗效较好。

【不良反应】

窦性心动过缓、房室传导阻滞及 Q-T 间期延长常见，尖端扭转型室性心动过速偶见。静脉给药低血压常见，窦房结和房室结病变患者使用会出现明显心动过缓和传导阻滞。房室传导阻滞及 Q-T 间期延长者禁用。

长期应用可见角膜褐色微粒沉着，不影响视力，停药后可逐渐消失。胺碘酮抑制外周 T_4 向 T_3 转化，少数患者发生甲状腺功能亢进或减退及肝坏死。个别患者可出现间质性肺炎或肺纤维化。长期应用必须定期监测肺功能和血清 T_3、T_4。

（四）Ⅳ类药钙通道阻滞剂

本类药主要阻滞钙通道，作用于慢反应细胞，如窦房结和房室结。减慢心率、降低房室结传导速率，延长 ERP。钙通道阻滞剂中，仅维拉帕米、地尔硫䓬在治疗浓度时可阻滞心肌细胞钙通道，多用于心律失常的治疗。

维 拉 帕 米

维拉帕米（verapamil）口服首过消除明显，生物利用度仅 10％～30％，2～3 h 达血药浓度峰值，有效血药浓度维持在 6 h 左右。在肝脏代谢,其代谢产物去甲维拉帕米仍有活性,$t_{1/2}$ 为 3～7 h,经肾排泄。

【作用】

1. 降低自律性 减慢窦房结及房室结静息期、舒张期除极速率,降低自律性,也能减少或取消后除极所引发的触发活动。

2. 减慢传导速度 抑制动作电位除极期除极速率和振幅,减慢窦房结和房室结的传导速度。

3. 延长不应期 延长慢反应细胞的有效不应期。

【用途】

静脉注射治疗房室结折返所致的阵发性室上性心动过速效果极佳,常在数分钟内停止发作,也可减少心房纤颤和心房扑动者的心室率。

【不良反应与用药护理】

口服较安全,可出现便秘、腹胀、腹泻、头痛、瘙痒等不良反应。静脉给药可引起血压下降、暂时窦性停搏。Ⅱ度房室传导阻滞、Ⅲ度房室传导阻滞、心功能不全、心源性休克患者禁用此药,老年人、肾功能低下者慎用。

（五）其他类抗心律失常药

腺 苷

腺苷(adenosine)在体内消除迅速,起效快而作用短暂。在许多细胞中存在载体介导的再摄取(包括内皮细胞),并进一步被腺苷脱胺酶代谢,使其 $t_{1/2}$ 极短,仅数秒,故静脉注射速度要迅速,否则在其到达心脏之前可能已被消除。

【作用】

腺苷通过与心房、窦房结、房室结的 A_1 受体结合而激活 Ach 敏感的钾通道,促进 K^+ 外流,从而引起 APD 缩短和自律性降低。腺苷还能抑制 Ca^{2+} 内流,延长房室结的 ERP 减慢房室传导以及抑制交感神经兴奋所引起的迟后除极,从而发挥抗心律失常作用。

【用途】

静脉注射用于暂时减慢窦性心率以及房室结的传导,终止阵发性室上性心动过速,以及少数迟后除极引起的室性心动过速。

【不良反应】

不良反应有呼吸困难、胸部不适、眩晕等。可见暂时的心脏停搏,通常持续仅 5 s。偶致心房纤颤。

在线答题

7-3

第四节 抗慢性心功能不全药

案例引导

患者,女,22 岁,因心悸、气短、水肿和少尿而诊断为慢性充血性心力衰竭。住院后口服氢氯噻嗪 50 mg,每天 2 次;地高辛 0.25 mg,1 次/8 h,当总量达到 2.25 mg 时,心悸、气短好转,脉搏减慢至 70 次/分,尿量增多,水肿开始消退,食欲增加;此后,地高辛每次 0.25 mg,每天 1 次口服;氢氯噻嗪每次 25 mg,每天 2 次口服,在改维持量后第 4 日开始食欲缺

案例答案
7-4

乏、恶心、头痛、失眠;第6日脉搏不规则,心律不齐,有期前收缩;心电图示室性期前收缩,形成二联律。诊断为地高辛中毒。

讨论:试述本例地高辛中毒的表现,诱发原因及作用机制。

一、概述

心力衰竭是各种心脏疾病导致心功能不全的一种临床综合征,多数情况下是指心脏收缩和(或)舒张功能降低或障碍,导致心输出量降低和机体组织供氧和代谢的血液供应减少而引起的心脏功能衰竭。临床上常以心输出量不足,组织的血液灌注减少以及肺循环和(或)体循环静脉系统淤血为主要特征的临床综合征,又称充血性心力衰竭(congestive heart failure,CHF)。充血性心力衰竭是一种严重的致命性疾病,5年的平均生存率约50%,严重心力衰竭患者1年死亡率为50%,5年的死亡率为90%。充血性心力衰竭可由多种心源性疾病引起,如心肌炎、缺血性心肌病、心肌梗死、心肌代谢障碍也是诱因之一。其他因素如妊娠、大量静脉补充液体、大量摄入钠盐等也可增加心脏负荷而诱发心力衰竭。其中,急性心梗是充血性心力衰竭最常见的诱因,充血性心力衰竭如果没得到及时正确的治疗,会导致机体严重受损而死亡。目前,药物仍是治疗CHF的主要手段。

目前治疗CHF的常用药物如下。

(1) 肾素-血管紧张素-醛固酮系统抑制药:①血管紧张素Ⅰ转化酶抑制药(ACEI),如卡托普利、依那普利等;②血管紧张素Ⅱ受体(AT1)阻断药,如氯沙坦、缬沙坦等;③醛固酮受体阻断药,如螺内酯等。

(2) 利尿药,如氢氯噻嗪、呋塞米等。

(3) β受体阻断药,如卡维地洛、美托洛尔等。

(4) 正性肌力药:①强心苷类,如地高辛、毒毛花苷-K等;②非苷类正性肌力药,如米力农、多巴酚丁胺、匹莫苯等。

(5) 血管扩张药,如硝普钠、肼屈嗪等。

(6) 钙通道阻滞药,如硝苯地平等。

二、常用药物

(一) 肾素-血管紧张素-醛固酮系统抑制药

ACE抑制药和血管紧张素Ⅱ(angiotensin Ⅱ,Ang Ⅱ)受体阻断药是用于心功能不全治疗最重要的药物之一。ACE抑制药能防治和逆转心室重构,提高心脏及血管的顺应性,不仅能够改善血流动力学,缓解CHF的症状,提高生活质量,而且可延缓病程进展,显著降低CHF的发病率和病死率,改善预后。目前这类药物作为治疗CHF的一线药广泛用于临床。

ACE 抑制药

临床上常用的有卡托普利(captopril,开博通)、依那普利(enalapril)、赖诺普利(lisinopril)、雷米普利(ramipril)、群多普利(trandolapril)等,其基本作用相似。

【作用】

1. 抑制心肌和血管重构 小剂量ACE抑制药即可使血液及局部组织中Ang Ⅱ和醛固酮减少,缓激肽增加,促进NO和PGI_2生成,防止和逆转心肌和血管重构,提高心血管的顺应性,改善心功能。

2. 抑制交感神经活性 Ang Ⅱ可促进NA释放,并促进交感神经节和中枢的神经传递功能,加

96

重心肌负荷和损伤。ACE 抑制药通过减少 Ang Ⅱ 生成而发挥抗交感作用,并恢复下调的 β 受体,增加 Gs 而使腺苷酸环化酶(CA)活性增加;间接或直接降低血中儿茶酚胺和 AVP、ET 含量。

3. 改善血流动力学　ACE 抑制药降低全身血管阻力,增加心输出量,并能降低左室充盈压、左室舒张末期压,降低室壁张力,改善心脏的舒张功能,降低肾血管阻力,增加肾血流量,用药后症状缓解,运动耐力增加。

4. 减少醛固酮生成　可减轻水钠潴留,降低心脏前负荷。

【用途】

目前 ACEI 已成为 CHF 治疗的一线药物,广泛用于不同程度的 CHF 治疗,与强心苷、利尿药联合应用能明显改善患者症状,提高运动耐力,降低住院率,延长存活时间,降低病死率。另有临床研究证实,不论是否出现心力衰竭的症状,所有左心室收缩功能失调的患者都能从长期应用 ACEI 治疗中获得益处。

【不良反应】

主要不良反应有刺激性干咳、低血压、血清肌酐增高、高血钾、皮疹、味觉改变、白细胞减少等。此外,血管神经性水肿、黄疸、男性乳房发育、胎儿畸形等亦有报道。

【用药护理】

(1)治疗 CHF 时本类药物应采取从小剂量开始逐渐增加至维持量,具体见表 7-4-1。

表 7-4-1　ACEI 治疗心力衰竭的起始量及维持量

药物	起始剂量	维持剂量
卡托普利	每次 6.25 mg,3 次/日	每次 50～100 mg,3 次/日
依那普利	每次 2.5 mg,2 次/日	每次 10～20 mg,2 次/日
赖诺普利	每次 2.5～5 mg,1 次/日	每次 30～35 mg,1 次/日
雷米普利	每次 1.25～2.5 mg,1 次/日	每次 5～10 mg,2 次/日
群多普利	每次 1 mg,1 次/日	每次 4 mg,2 次/日

(2)与利尿药合用可致严重低血压,与保钾利尿药(如螺内酯)合用,可增加发生高血钾的危险性,故用药期间应常规监测血压、血常规、尿常规及电解质,调整合用药物的剂量。

(3)双侧肾动脉狭窄及孕妇禁用。

AT$_1$ 阻断药

Ang Ⅱ 在 CHF 中的作用是通过结合于 Ang Ⅱ AT$_1$ 受体实现的。Ang Ⅱ 受体拮抗药能阻断 ACE 途径及非 ACE 途径产生的 Ang Ⅱ,从而抑制 Ang Ⅱ 导致的缩血管、心肌肥厚、促生长和相关原癌基因表达的作用。血管紧张素 Ⅱ 受体阻断药(angiotensin receptor blockers,ARBs)对 AT$_1$ 受体有选择性高、亲和力强、阻断作用持久的特点。部分药物尚有对 AT$_2$ 受体轻度兴奋作用。临床上常用的 ARBs 有氯沙坦(losartan)、伊贝沙坦(irbesartan)、坎地沙坦(candesartan)等。

体内 Ang Ⅱ 除来源于 ACE 途径外,也可由非 ACE 途径(如糜蛋白酶等)代谢生成。ARBs 能够从受体水平阻断 Ang Ⅱ 对 AT$_1$ 的兴奋作用,但不影响 Ang Ⅱ 对 AT$_2$ 受体的兴奋作用。临床研究显示 ACEI 和 ARBs 对心功能和左室重构方面的作用无显著差异,但 ARBs 不影响缓激肽代谢,故无咳嗽、血管神经性水肿等副作用。常用于不能耐受 ACEI 的 CHF 的患者。

醛固酮受体阻断药

临床研究证实:醛固酮受体阻断药(aldosterone receptor blockers),因阻断醛固酮受体而对血管、心脏、脑、肾等靶器官有保护作用。在常规治疗的基础上,加用螺内酯(spironolactone)可明显降低 CHF 病死率,防止左心室肥厚;并能有效拮抗 RAAS 激活所致的醛固酮水平升高,增强利尿效果并防止 K^+ 丢失。

依普利酮(eplerenone)是新型的选择性醛固酮受体阻断药,因其对醛固酮受体具有高度选择性,并避免了与性激素相关的副作用,是治疗充血性心力衰竭(CHF)安全有效的药物。

(二) 利尿药

利尿药(diuretic)是治疗 CHF 的常规用药。发生 CHF 时因心输出量降低、肾血流减少、肾素分泌增多,可导致醛固酮水平升高,引起体内水钠潴留,增加心脏负荷,使心力衰竭恶化。

【作用】

(1) 促进 Na^+、水排出,减少血容量,减轻心脏前负荷,改善心功能,缓解 CHF 症状。

(2) 通过排出 Na^+,降低血管平滑肌细胞对升压物质的敏感性;减少 Na^+-Ca^{2+} 交换,使血管平滑肌细胞内 Ca^{2+} 减少,扩张血管,降低心脏后负荷。

(3) 部分高效利尿剂(如呋塞米)具有直接扩血管作用,在急性左心功能衰竭时可快速降低肺楔压及外周阻力,缓解肺水肿。

【用途】

利尿药作用机制不同、特点不同,发生 CHF 时应根据病情及利尿药特点进行选择。轻度 CHF 时可单独应用噻嗪类中效利尿剂;中度 CHF 可口服高效利尿剂或与噻嗪类及保钾类利尿剂合用;重度 CHF、慢性 CHF 急性发作、急性肺水肿时,需高效利尿药静脉内给药,以迅速缓解肺淤血、水肿症状。

螺内酯是醛固酮拮抗药,属弱效利尿剂。因其有抑制肾小管排钾及减少心肌细胞钾外流作用,可对抗中、高效利尿药引起的低血钾,减弱强心苷中毒;更因其对血管、心、脑、肾等靶器官的保护作用,成为治疗 CHF 常用药物。

【不良反应与用药护理】

大剂量利尿药可减少有效循环血量使心输出量减少;电解质平衡紊乱,尤其是排钾利尿药易致低血钾(诱发心律失常的常见原因),故应注意补充钾盐或合用保钾利尿药。长期大量应用噻嗪类利尿药还可导致糖代谢紊乱、高脂血症。因此目前推荐用小剂量利尿药,同时合用小剂量地高辛、ACEI 及 β 受体阻断药。

(三) β 受体阻断药

发生 CHF 时使用 β 受体阻断药(β-adrenoceptor blocking drugs)对心脏有抑制作用,长期以来一直被认为是心衰治疗的禁忌。自 20 世纪 70 年代中期,应用 β 受体阻断药治疗 CHF 有效后,对卡维地洛(carvedilol)、美托洛尔(metoprolol)和比索洛尔(bisoprolol)临床试验证明,长期使用可以改善 CHF 的症状,提高射血分数,改善患者的生活质量,降低死亡率。目前已经推荐 β 受体阻断药为治疗 CHF 的常用药物。β 受体阻断药与 ACE 抑制药合用尚能进一步增加疗效。

【作用】

1. 降低交感神经活性 阻断 $β_1$ 受体,减慢心率,减少肾素分泌,使心力衰竭时异常升高的 RAAS 兴奋性减弱,减轻心脏负荷。

2. 增强心肌收缩力 防止心肌 $β_1$ 受体暴露于过多的儿茶酚胺下,从而恢复心肌 $β_1$ 受体密度及对儿茶酚胺类物质的敏感性,增强心肌收缩力,改善心功能。

3. 抗细胞增生 通过拮抗 CHF 时过度升高的儿茶酚胺对心肌和血管平滑肌的毒性、降低 RAAS 兴奋性等作用,产生抗细胞增生及抗氧自由基等作用。

4. 抗心肌缺血 β 受体阻断药具有明显的抗心肌缺血作用。

5. 抗心律失常 心律失常是 CHF 患者发生猝死的主要原因。众多临床研究发现,β 受体阻断药能降低患者的病死率。

【用途】

β受体阻断药主要用于Ⅱ～Ⅲ级CHF患者,基础病因为扩张型心肌病者尤为合适,可阻止临床症状恶化、改善心功能、降低猝死及心律失常的发生率。卡维地洛(carvedilol)阻断β受体作用较强,而且兼有阻断α受体、抗生长及抗氧自由基等作用;可防止长期单用ACEI后所产生的ACE"逃逸"现象(表现为血中ACE水平的升高),并增强ACEI对RAAS上游部位的抑制作用,可作为常规联合治疗药物。

【用药护理】

治疗CHF时必须与常规治疗药物如地高辛、利尿药等联合应用。由于不能排除β受体阻断药对心脏的抑制作用可能导致心衰加重,临床应用必须掌握以下原则。

(1) 正确选择适应证。β受体阻断药以扩张型心肌病引起CHF的疗效最好。

(2) 长期用药一般心功能改善的平均奏效时间为3个月,心功能改善与治疗呈正相关。

(3) 应从小剂量开始,逐渐增至患者既能耐受又不加重病情的剂量。长期应用不可突然停药。

(4) 因本类药物可减弱心肌收缩力,故应在ACEI、利尿药、地高辛的基础上加用β受体阻断药。

(5) 对严重心动过缓、严重左室功能减退、明显房室传导阻滞、低血压、支气管哮喘患者慎用或禁用。

(四)正性肌力药

强 心 苷 类

强心苷类(cardiac glycosides)是一类具有强心作用的苷类化合物,来源于植物,最常用的含有强心苷的植物有洋地黄、黄花夹竹桃、冰凉花、铃兰等。可供临床使用的强心苷类药物有地高辛(digoxin)、毛花苷丙(lanatoside C)、去乙酰毛花苷(deslanoside)、西地兰(cedilanid)、毒毛花苷K(strophanthin K)、洋地黄毒苷(digitoxin)。循证医学证实地高辛是正性肌力药中唯一的长期治疗不增加死亡率的药物,且可降低死亡和因心力衰竭恶化住院的复合危险,比较安全,患者耐受良好。

【作用】

1. 对心脏的作用

(1) 正性肌力作用(positive inotropic action)　①加快心肌纤维缩短速度,使心肌收缩有力而敏捷,舒张期相对延长;②降低衰竭心肌耗氧量;③增加心脏的排血量。

(2) 减慢心率(负性频率,negative chronotropic action)作用　强心苷能够明显减慢CHF患者心率。治疗量强心苷还有兴奋迷走神经等作用,可增加窦房结对乙酰胆碱的反应性。

(3) 对心肌电生理特性的影响　强心苷对心肌电生理特性的影响比较复杂,心脏各部位对药物反应不尽相同(表7-4-2)。

表 7-4-2　地高辛对心肌电生理的作用

电生理特性	窦房结	心房	房室结	浦肯野纤维
自律性	降低		降低	增加
传导性		加快	减慢	减慢
有效不应期		缩短	延长	缩短

(4) 对心电图(electrocardiogram,ECG)的影响　①T波低平或倒置,S-T段下降呈鱼钩状,是临床判断是否应用强心苷的依据;②P-R间期延长,提示房室传导减慢;③Q-T间期缩短,提示浦肯野纤维和心室肌ERP及APD缩短;P-R间期延长,说明窦性频率减慢。

2. 对神经及内分泌系统的影响　主要因正性肌力作用反射性兴奋迷走神经。另外,尚有敏化心肌对乙酰胆碱的反应性及对迷走神经中枢的直接兴奋作用;降低血浆肾素及去甲肾上腺素水平,升高心钠素水平;对 CHF 患者有良性神经内分泌调节效应。

3. 利尿作用　CHF 患者应用强心苷后因血流动力学改善而产生明显利尿作用。此外,强心苷也可直接抑制肾小管 Na^+-K^+-ATP 酶,减少 Na^+ 重吸收。后一作用可使正常人和非心性水肿患者产生利尿作用。

4. 缩血管作用　强心苷能直接收缩血管,增加外周阻力,正常人用后外周阻力可上升 23%,血压升高,但 CHF 患者用药后,血压不变。这是因为它可直接或间接抑制交感神经活性,超过其缩血管效应,使外周阻力有所下降,局部血流量增加。

【用途】

1. 治疗 CHF　临床疗效因 CHF 的病因不同而异:①对 CHF 伴心房纤维性颤动者疗效最佳;②对高血压、先天性心脏病、心瓣膜病等引起的 CHF 疗效良好;③对继发于严重贫血、甲状腺功能亢进、维生素 B_1 缺乏症的 CHF,因强心苷不能改善这些病理状态下的能量障碍,疗效较差;④对肺源性心脏病、严重心肌损伤或活动性心肌炎的 CHF,因心肌缺氧又有能量生产障碍,强心苷疗效差且易发生中毒;⑤对严重二尖瓣狭窄及缩窄性心包炎等左心室充盈障碍的 CHF,强心苷难以缓解症状甚至无效。

2. 治疗心律失常　强心苷可用于治疗心房纤颤(为首选治疗药物)、心房扑动(为常用药物)及阵发性室上性心动过速。

【不良反应】

强心苷类药物安全范围较小,临床有效量已达中毒量 60%,加之生物利用度个体差异较大等因素,使本类药物不良反应发生率较高。

1. 胃肠道反应　强心苷可直接兴奋延脑极后区催吐化学感受区,引起厌食、恶心、呕吐、腹痛、腹泻等,为中毒常见且出现较早的临床表现。

2. 中枢神经系统反应　常见的有眩晕、头痛、疲倦、失眠等,严重者可有谵妄、精神抑郁或错乱等。约 20% 中毒患者还可出现黄、绿视症(少数可为红、蓝色视),视物模糊等视觉障碍,为停药指征。

3. 心脏毒性　强心苷中毒常见且严重不良反应。

(1)快速型心律失常　以单发的室性早搏较早出现为特征。也可发生二联律、三联律、室性心动过速,甚至室颤。

(2)窦性心动过缓及房室传导阻滞　过量强心苷可降低窦房结自律性,出现窦性心动过缓(心率低于 60 次/分为中毒先兆,是停药指征之一),严重者可发生窦性停搏;抑制房室结传导,出现 Ⅱ 度、Ⅲ 度房室传导阻滞。

【用药护理】

1. 预防　应用强心苷过程中要密切观察患者情况,注意诱发因素,如低血钾、低血镁、酸中毒、高血钙、心肌缺血缺氧等,应注意调整患者体内离子平衡,纠正酸碱失衡等。还应警惕有无中毒先兆症状,如心率<60 次/分,出现频发性室性早搏、色视障碍等应及时停药。测定强心苷血药浓度有助于及早发现,一般地讲,高辛血药浓度>3 ng/ml,洋地黄毒苷> 45 ng/ml 即可诊断为中毒。

2. 治疗　对于已出现中毒者,应根据情况采取不同的治疗措施。

(1)快速型心律失常　可选用下列药物治疗:①轻度中毒口服氯化钾,3~6 g/d,分 3~4 服用,重度中毒 1.5~3 g 氯化钾溶于 5% 葡萄糖 500 ml 缓慢静滴。补钾时不可过量,同时应该注意患者的肾功能,以防止高血钾的发生,对并发传导阻滞的强心苷中毒者不宜补钾,否则可致心脏停搏;②重症快速型心律失常,需用苯妥英钠救治;③利多卡因可解救室性心动过速及心室纤颤;④对危及生命的极严重中毒者,宜静脉注射地高辛抗体 Fab 片段,迅速结合并中和地高辛。临床上解救致死性中毒有显著疗效,80 mg 地高辛抗体可拮抗 1 mg 地高辛。

(2)缓慢型心律失常　窦性心动过缓,Ⅱ 度、Ⅲ 度房室传导阻滞等可用阿托品对抗,无效时采用快速起搏的措施救治。

3. 给药方法

（1）传统给药法　此种给药法先让患者在短期内获得最大效应量（全效量），然后维持补充消除量。分为速给法（24 h 内给足全效量）和缓给法（2～3 天给足全效量）两种。此种给药法的特点是对急、重症患者可较快产生最大治疗效应，但不良反应发生率高。

（2）逐日维持量给药法　对病情不急的患者可每日给予维持剂量强心苷，经 4～5 个 $t_{1/2}$，血中药物达稳态浓度发挥疗效。如地高辛 $t_{1/2}$ 为 33～36 h，每日给药 0.25～0.375 mg，经 6～7 天可达稳态有效血药浓度。此法给药虽最大效应出现较慢，但不良反应明显降低，为目前临床推荐的常用给药法。

非苷类正性肌力药
米　力　农

米力农（milrinone）属磷酸二酯酶制剂，具有正性肌力和舒张血管双重作用，可降低心脏前、后负荷和肺动脉压，改善心脏收缩功能和舒张功能。能缓解 CHF 症状、提高运动耐力，短期使用不良反应较少，但长期使用能加快心率、增加心肌氧耗量、引起心律失常、缩短存活期、增加死亡率等。仅短期静脉给药用于难治性心力衰竭。

多巴酚丁胺

多巴酚丁胺（dobutamine）属 β 受体激动药，对心脏 $β_1$ 受体选择性高，能明显增强心肌收缩力，降低心脏负荷，提高衰竭心脏排出量，主要用于强心苷无效的严重左心室功能不全和心肌梗死后心功能不全者。

异波帕明

异波帕明（ibopamine）属多巴胺类药物，治疗量可激动多巴胺（D_1、D_2）受体、$β_1$ 受体，增强心肌收缩性，降低外周阻力，提高心输出量，促进水、钠排泄。用于治疗 CHF 时能缓解症状，提高运动耐力，有使用价值。

匹　莫　苯

匹莫苯（pimobendan）是苯并咪唑类衍生物。该药除抑制 PDEⅢ外，还能提高心肌收缩成分对细胞内 Ca^{2+} 的敏感性，使心肌收缩力加强。该作用机制可在不增加 Ca^{2+} 量的前提下，就能提高心肌收缩性，避免因细胞内 Ca^{2+} 过多所引起的心律失常和细胞损伤甚至死亡，属于"钙增敏药"，是开发正性肌力药物的新方向。

（五）血管扩张药

慢性心功能不全与前后负荷密切相关，适当降低前、后负荷有助于改善心功能。心输出量的增加还可弥补或抵消因小动脉舒张而可能发生的血压下降、冠状动脉供血不足的不利影响。临床上常用药物有硝普钠、肼屈嗪、有机硝酸酯类、哌唑嗪等。

硝　普　钠

硝普钠（nitroprusside sodium）属硝基扩血管药。在细胞内谷胱苷肽作用下释放 NO，后者激活可溶性鸟苷酸环化酶，促进 cGMP 生成，引起血管平滑肌松弛。硝普钠对静脉和小动脉有较强舒张作用，见效快，但持续时间短，静脉滴注给药后 2～5 min 即见效，停药后 2～15 min 即消退。

【作用】

左心功能降低、充血性心力衰竭的患者应用后，能迅速降低心脏前、后负荷，改善心功能。对无左心功能降低的患者,可因静脉扩张,回心血量降低而使心输出量减少。

【用途】

适用于需迅速降低血压和肺楔压的急性肺水肿、高血压危象、急性心力衰竭等危重病例。

【不良反应及用药护理】

(1)降压过快可致头痛、恶心、呕吐、心悸、皮疹、肌肉痉挛;久用或大剂量可致血浆氰化物或硫氰化物浓度增加而中毒,故应检测血中氰化物浓度,一旦中毒可用硫代硫酸钠防治。

(2)硝普钠水溶液不稳定,遇光、热或长时间储存易分解,产生有毒的氰化物,故药液必须新鲜配制,输液需避光,使用时间一般不超过 24 h。

肼 屈 嗪

肼屈嗪(hydralazine)直接舒张小动脉,降低肺及外周阻力,减轻心脏后负荷,增加心输出量,用药后心输出量增加同时降低收缩期心室壁张力,对二尖瓣关闭不全病例有减少反流分数作用。肼屈嗪对心肌有直接、中等程度的正性肌力作用,对心力衰竭患者有利。另一重要的特点是肼屈嗪扩张肾血管作用高于除 ACEI 以外的其他扩血管药物,对于不能耐受 ACEI 的肾功能不良 CHF 患者意义较大。

（六）钙通道阻滞药

钙通道阻滞剂治疗 CHF 的机制是它具有降低后负荷和抗心肌缺血缺血作用。研究证明二氢吡啶类药物在收缩功能障碍的 CHF 患者中均应慎用。长效钙通道阻滞剂氨氯地平和非洛地平负性肌力作用小,引起的反射性交感神经兴奋作用小,已在临床上应用。目前较为一致的观点是,CHF 合并心绞痛或高血压时,可使用此类药物。

在线答题
7-4

第五节 调 血 脂 药

案例答案
7-5

案 例 引 导

男,55 岁,6 年前在体检时发现血压 170/110 mmHg,辅助检查:①血脂:TC 6.25 mmol/L,TG 4.8 mmol/L,LDL-C 4.53 mmol/L,HDL-C 0.92 mmol/L;②心电图:左心室高电压;偶发房性期前收缩;门诊以"高血压病,高脂血症"收住院。

治疗方案:①戒烟,限酒;②低盐、低脂饮食,加强运动,控制体重;③强化降脂治疗:阿托伐他汀 20 mg/d,治疗 4 周后,TG 仍较高,加用微粒化非诺贝特 0.2 g/d 治疗,4 周后再次复查血脂,TC、TG 基本正常,嘱其继续坚持该用药方案治疗,监测血压并定期复查血脂、血糖、肝功能和肌酸激酶。

讨论:选用阿托伐他汀加用微粒化非诺贝特的理由是什么?

一、高脂血症概述与分型

血脂是血浆或血清中所含的脂类,包括胆固醇(cholesterol,Ch)、三酰甘油(triglyceride,TG)、磷脂和游离脂肪酸等。Ch 又分为胆固醇酯和游离胆固醇,两者相加为总胆固醇(total cholesterol,

TC）。

血脂与载脂蛋白（apoprotein，apo）结合形成脂蛋白（lipoprotein，LP）后能溶于血浆，并进行转运和代谢。LP 可分为乳糜微粒（chylomicron，CM）、极低密度脂蛋白（very low density lipoprotein，VLDL）、低密度脂蛋白（low density lipoprotein，LDL）和高密度脂蛋白（high density lipoprotein，HDL），此外还有中间密度脂蛋白（intermediate density lipoprotein，IDL），是 VLDL 在血浆的代谢物。各种脂蛋白在血浆中维持相互间的平衡，如果比例失调则为脂代谢失常。某些血脂或脂蛋白高出正常范围则称为高脂血症，一般认为，高脂血症可促进动脉粥样硬化病变的形成和发展。对血浆脂质代谢紊乱，可采用调血脂药，调整血浆脂类或脂蛋白的异常。一般将高脂蛋白血症分为六型，各型的特点见表 7-5-1。

表 7-5-1　高脂血症分型

类型	临床名称	脂蛋白变化	脂质变化
Ⅰ	家族性高乳糜微粒血症	CM ↑	TC ↑ TG ↑ ↑ ↑
Ⅱa	家族性高胆固醇血症	LDL ↑	TC ↑ ↑
Ⅱb	复合型高脂蛋白血症	VIDL、LDL ↑	TC ↑ ↑ TG ↑ ↑
Ⅲ	家族性高脂血症	IDL ↑	TC ↑ ↑ TG ↑ ↑
Ⅳ	家族性高甘油三酯血症	VLDL ↑	TG ↑ ↑
Ⅴ	混合型高甘油三酯血症	CM、VLDL ↑	TC ↑ TG ↑ ↑ ↑

二、常用的调血脂药

（一）他汀类

他汀类药物是 3-羟基-3-甲基戊二酰基辅酶 A（HMG-CoA）还原酶的选择性抑制剂，HMG-CoA 还原酶是肝细胞合成胆固醇过程中的限速酶，催化 HMG-CoA 生成甲羟戊酸（mevalonic acid，MVA），MVA 是生成内源性胆固醇合成的关键步骤，抑制 HMG-CoA 还原酶则减少内源性胆固醇合成。

他汀类口服给药后，1～4 h 达血浆峰浓度。生物利用度 5%～30%；原药和代谢产物与血浆蛋白结合率为 95%。洛伐他汀、辛伐他汀等需经代谢反应才具活性，他汀类药物的肝首过效应均较高，多数药物在肝内代谢，经胆汁由肠道排出，5%～20%由肾排出。

【作用】

1. 调血脂作用　他汀类具有明显的降脂作用。治疗剂量下对 LDL-C 的降低作用最强，TC 次之，降 TG 作用很弱，调血脂作用呈剂量依赖性，用药 2 周出现明显疗效，4～6 周达高峰，而 HDL 稍有升高，长期应用可保持疗效。

2. 非调血脂作用　又称他汀类的多效性作用，主要包括：①可改善血管内皮功能，提高血管内皮对扩血管物质反应性；②抑制血管平滑肌细胞（vascular smooth muscle cell，VSMC）增殖和迁移，促进 VSMC 凋亡，调节动脉壁细胞构成；③他汀类具有降低血浆 C-反应蛋白，减轻动脉粥样硬化过程的炎性反应；④清除氧自由基，发挥抗氧化作用；⑤降低血小板聚集和提高纤溶活性发挥抗血栓作用；⑤抑制单核-巨噬细胞的黏附和分泌功能；⑥减少动脉壁巨噬细胞及泡沫细胞的形成使 AS 板块稳定和缩小。

3. 肾保护作用　他汀类不仅有依赖降低胆固醇的肾保护作用，同时具有抗细胞增殖、抗炎症、免疫抑制、抗骨质疏松等作用，减轻肾损害的程度，从而保护肾功能。

【用途】

1. 调节血脂　他汀类主要用于原发性高脂血症，杂合子家族性和非家族性Ⅱa、Ⅱb 和Ⅲ型高脂血症,对于Ⅱ型糖尿病及肾病综合征引起的高脂血症为首选用药。对纯合子家族性高脂血症无降低LDL功能,但可使VLDL下降。

2. 预防心脑血管急性事件 他汀类因能增加粥样斑块的稳定性和使斑块缩小,故可降低缺血性脑卒中、稳定型和不稳定型心绞痛发作、致死性心梗的发生率。

3. 肾病综合征 他汀类对肾脏保护作用除与调节血脂有关外,还与其抑制肾小球膜细胞增殖、延缓肾动脉狭窄有关。

4. 其他 防止经皮穿刺冠状动脉内球囊成形术(PTCA)后再狭窄;降低器官移植的排异发生率;治疗骨质疏松症;预防老年性痴呆。

【不良反应】

本类药不良反应少而轻,剂量较大时偶可见消化道功能紊乱、肌痛、皮肤潮红、头痛等;1%患者有肝转氨酶升高,发生率与剂量相关;不到0.1%服用他汀类的患者发生肌病,极少发展为横纹肌溶解症(rhabdomyolysis),西立伐他汀和辛伐他汀引起横纹肌溶解症发病率较高;妊娠、哺乳期妇女禁用;原有肝病史者慎用。

【用药护理】

需在初始用药及3～6个月时测定丙氨酸转氨酶(ALT),若ALT正常,每隔6～12个月监测一次。他汀类与胆酸结合树脂合用降低TC及LDL-C的效应,与苯氧酸类联合应用可显著降低高甘油三酯血症和高LDL-C水平,但合用时肌病发生率增加。如果确诊肌病应立即停药,与易发生肌病的药物合用时需常规监测肌酸肌酶(CK)。与大环内酯类抗生素、吡咯抗真菌药、苯骈哌嗪抗抑郁药和蛋白酶抑制剂合用也能增加肌病的危险性。与香豆素类抗凝血药同用,有可能使凝血酶原时间延长。

洛 伐 他 汀

洛伐他汀(lovastatin)口服吸收后在体内经水解代谢生成具活性的开环羟酸型,对肝脏有高度选择性,调血脂作用稳定可靠,一般用药2周后出现明显效应,4～6周达最佳效果并呈剂量依赖性。

辛 伐 他 汀

辛伐他汀(simvastatin)本身无活性,吸收后转化为β-羟基酸才具有活性,具有降低TC和LDL-C及升高HDL作用,调血脂作用较洛伐他汀强一倍,长期使用可延缓AS病变进展和恶化。

氟 伐 他 汀

氟伐他汀(fluvastatin)是第一个全合成的他汀类药物,结构与洛伐他汀、辛伐他汀和普伐他汀明显不同,无需代谢转换就具有药理活性。可降低原发性高胆固醇血症和混合型脂蛋白代谢紊乱患者TC、LDL、TG和apoB,增加HDL,可减缓心血管患者AS的发展。还能抑制血小板聚集和改善胰岛素抵抗。临床上用于原发性高胆固醇血症。因几乎全部由肝脏代谢,是轻、中度肾功能不全患者的首选用药。不良反应发生率远低于阿伐他汀、辛伐他汀和普伐他汀,尤其是肌病的发生率。

阿 伐 他 汀

阿伐他汀(atorvastatin)是全合成的高效他汀类药物,对肝细胞有选择性。与氟伐他汀作用相似,但降TG作用更强,大剂量对纯合子家族性高胆固醇血症也有效。

瑞 舒 伐 他 汀

瑞舒伐他汀(rosuvastatin)为新型全合成他汀类药物。能明显降低LDL-C,且效果优于其他他汀类药物。显著增加HDL及降低TC、TG。本药半衰期长,药物相互作用少,被誉为"超级他汀"。

无肝毒性、肌毒性,最常见的不良反应是咽痛和头痛。

（二）胆汁酸结合树脂

此类药物进入肠道不被吸收,与胆汁酸牢固结合阻滞胆汁酸的肝肠循环和反复利用。从而大量消耗胆固醇,使血浆 TC 和 LDL-C 水平降低。

考来烯胺和考来替泊

考来烯胺（cholestyramine,消胆胺）和考来替泊（colestipol,降胆宁）为碱性阴离子交换树脂类,不溶于水,与胆酸牢固结合,减少胆固醇吸收。

【作用】

考来烯胺和考来替泊可显著降低血浆 TC、LDL 水平,且呈剂量依赖性,apoB 也相应降低,对 HDL、TG 和 VLDL 影响较小。用药后 4～7 天生效,2 周内达最大效应。

【用途】

考来烯胺和考来替泊主要治疗以 TC 和 LDL-C 升高为主的Ⅱa 及家族性杂合子高脂蛋白血症,对纯合子高脂蛋白血症无效,因这类患者肝细胞表面缺乏 LDL 受体。与降 TG 和 VLDL 药物配伍可用于Ⅱb 型高脂蛋白血症。

【不良反应】

主要不良反应有食欲减退、嗳气、腹胀、消化不良和便秘等,一般在两周后可消失,若便秘时间长,应停药。考来烯胺以氯化物形式给药,可引起高氯酸血症。本类药物可引起 TG 显著增高,严重高甘油三酯血症患者禁用。

【用药护理】

本类药物易与某些药物结合,干扰他们的吸收,包括某些噻嗪类、呋塞米、普萘洛尔、L-甲状腺素、某些强心苷、双香豆素抗凝药、某些他汀类、脂溶性维生素、叶酸及铁剂等。应在服用树脂类药物 1 h 前或 3～4 h 后服用上述药物。

（三）烟酸

现多用烟酸的衍生物,如阿昔莫司、烟酸肌醇酯等。

烟　　酸

烟酸（nicotinic acid）为 B 族维生素之一,是治疗血脂异常的最老和使用最广的药物之一。口服吸收迅速而完全,生物利用度 95%,t_{max} 为 30～60 min。血浆结合率低,低剂量时被肝摄取,大剂量时代谢物及原型经肾排出,$t_{1/2}$ 为 20～45 min。

【作用】

大剂量烟酸通过抑制肝 TG 的产生和 VLDL 的分泌而降低 TG、LDL-C 和 LP(a)水平,同时升高 HDL 水平。烟酸使细胞内 cAMP 水平升高,抑制 TXA$_2$ 增加 PGI$_2$ 合成,对抗血小板聚集,产生扩张血管作用。

【用途】

广谱调血脂药。对Ⅱ、Ⅲ、Ⅳ、Ⅴ型高脂血症及低 HDL 血症、高 Lp(a)血症均有效。也可用于心肌梗死。

【不良反应与用药护理】

开始服用或加大剂量时,会产生皮肤潮红及瘙痒,与阿司匹林伍用,可使反应减轻。长期应用可致皮肤干燥、棘皮症。可致消化不良,损伤胃黏膜,加重或诱发消化性溃疡,餐时或餐后服用可减轻。还可引起血清转氨酶升高、高血糖和高尿酸。溃疡病、糖尿病、肝功能异常者禁用,痛风患者慎用。

（四）贝特类

贝特类也称苯氧酸类，氯贝丁酯（clofibrate，安妥明）是最早用于临床的贝特类药物，但不良反应多，现已少用。目前应用的新型贝特类有吉非贝齐（gemfibrozil）、苯扎贝特（bezafibrate）、非诺贝特（fenofibrate）、环丙贝特（ciprofibrate）等，不良反应减少，调脂作用增强。

本类药餐后服用吸收良好，空腹时吸收较少，$1 \sim 4$ h 达到血浆峰浓度。约 95% 的药物与血浆蛋白结合，分布广，吉非贝齐可通过胎盘。吉非贝齐和苯扎贝特 $t_{1/2}$ 仅 $1 \sim 2$ h。非诺贝特 $t_{1/2}$ 为 20 h，贝特类代谢产物大部分由尿中排出。

【作用】

本类药物能明显降低血浆 TG、VLDL-C、TC、LDL-C，促进 LDL 的清除；升高 HDL-C。各种贝特类作用强度不同，苯扎贝特、非诺贝特作用较强，也有抗血小板聚集、抗凝血和降低血浆黏度，加速纤维蛋白溶解等作用。

【用途】

用于治疗以 TG 或 VLDL 升高为主的高脂血症，如 Ⅱ b、Ⅲ、Ⅳ 型高脂血症，对家族性高乳糜微粒血症无效，亦可用于 Ⅱ 型糖尿病的高脂血症。

【不良反应】

一般耐受性良好，可致腹痛、腹泻等消化道反应。可见轻度一过性转氨酶升高，用药早期监测肝功能。肝、肾功能不良、孕妇、哺乳期妇女和胆石症患者禁用，小儿慎用。

【用药护理】

本类药与他汀类合用可增加肌病的发生；与口服抗凝血药合用，应适当减少抗凝血药的剂量；可轻度升高血糖，故对糖尿病患者应适当调整胰岛素或口服降糖药的剂量。

吉 非 贝 齐

吉非贝齐（gemfibrozil）口服吸收迅速且完全，t_{peak} $1 \sim 2$ h，$2 \sim 3$ 天达 C_{ss}，平均 C_{max} 为 $15 \sim 25$ mg/L，$t_{1/2}$ 为 $1.5 \sim 2$ h，66% 经尿排出，6% 经粪便排出。可降低血浆 TG 和 VLDL，起效快，稳定。长期应用可明显降低冠心病的死亡率，主要用于高脂血症的治疗。少数患者出现一过性转氨酶升高，停药后可恢复。

非 诺 贝 特

非诺贝特（fenofibrate）口服吸收快，$50\% \sim 75\%$ 被吸收，t_{peak} 为 4 h，血浆蛋白结合率 99%，在肠道或肝脏转化为活性物质，$t_{1/2}$ 为 22 h，约 66% 随尿排泄，除调血脂作用外，还能明显降低血浆 TG、VLDL-C、TC、LDL-C、升高 HDL-C，抗凝血、抗血栓和抗炎作用等。非诺贝特主要用于高胆固醇血症、高甘油三酯血症及混合型高脂血症，肾功能不全者慎用。

苯 扎 贝 特

苯扎贝特（bezafibrate）口服易吸收，t_{peak} 为 21 h，排泄较快，48 h 后 94.6% 经尿排出，3% 由粪便排出，除调血脂作用外，能降低空腹血糖，并降低血浆 FFA、纤维蛋白原和糖化血红蛋白，抑制血小板聚集，长期使用可使血浆 LP(a) 水平降低。主要用于伴有血脂升高的 2 型糖尿病；肾功能不全者慎用。

（五）其他

甲 亚 油 酰 胺

甲亚油酰胺（melinamide）抑制酰基辅酶 A 胆固醇酰基转移酶（ACAT），阻滞游离胆固醇向 CE 转化，减少外源性胆固醇的吸收，阻滞胆固醇在肝脏形成 VLDL，并阻滞外周组织胆固醇酯的蓄积和泡沫细胞的形成,有利于胆固醇的逆化转运,使血浆及组织胆固醇降低。

ACAT 使细胞内胆固醇转化为胆固醇酯,促进肝细胞 VLDL 的形成和释放,使血管壁胆固醇蓄积,提高胆固醇在小肠的吸收,促进巨噬细胞和泡沫细胞的形成,因而促进 AS 病变的形成过程,因而抑制 ACAT 可发挥调血脂和抗 AS 的作用。

甲亚油酰胺适用于 Ⅱ 型高脂血症,服后约 50% 经门静脉吸收,体内分布广,大部分被分解代谢,约 7% 经胆汁排泄。不良反应轻,可有食欲减退或腹泻等。

依泽替米贝

依泽替米贝(ezetimibe)是首个选择性胆固醇吸收抑制剂,该药通过影响小肠刷状缘摄取和转运胆固醇微胶粒的载体活性,抑制食物和胆汁中的胆固醇和植物胆固醇在小肠刷状缘的吸收,减少肠道胆固醇向肝脏的转运,减少肝脏胆固醇的储存,增加血液中胆固醇的清除,从而降低血浆胆固醇的含量。此药在肠内进行葡萄糖醛酸化,其活性代谢产物葡萄糖醛酸苷被吸收,由肝脏排泄到胆汁。由于它的肝肠循环,活性代谢物在人体内的 $t_{1/2}$ 为 22 h。

依泽替米贝单用或与他汀类合用,可使血浆 TC、LDL-C 水平降低,HDL 水平升高。可单用或与其他调脂药合用治疗各型高脂血症。患者对其耐受性好,不良反应较少,主要表现为腹痛、腹泻、乏力、关节和背部疼痛等。

泛 硫 乙 胺

泛硫乙胺,又称潘特生(pantosin),系辅酶 A 的前体物质,能明显降低 TC、LDL-C 血浆水平和升高 HDL-C 血浆水平,也有轻度降 TG 作用。其机制为加速脂肪酸氧化,抑制氧化自由基对细胞膜的损伤作用,减少和防止过氧化脂质的形成,保护细胞膜;同时增加 LPL 的活性,促进肝脏对 LDL 和 VLDL 的清除,防止胆固醇在血管壁的沉积。对 Ⅱa、Ⅱb、Ⅳ 型高脂血症、糖尿病高脂血症、脑梗死患者血脂异常均有很好的疗效。可与其他调脂药物合用,尤其适用于肝、肾功能欠佳而不宜用其他调脂药者。耐受性好,未见明显不良反应。

（牛美兰　吕茹）

在线答题
7-5

第八章　作用于呼吸系统的药物

PPT

学习目标

掌握：沙丁胺醇、氨茶碱、糖皮质激素等平喘药的药理作用、临床用途和不良反应。

熟悉：可待因、右美沙芬、苯佐那酯等镇咳药的药理作用、临床用途及不良反应。

了解：氯化铵、乙酰半胱氨酸、溴己新等祛痰药药理作用及临床用途。

呼吸系统疾病最常见的症状为咳、痰、喘，用药主要是针对这三大症状的，如镇咳药、祛痰药和平喘药。镇咳药中的右美沙芬是一些临床常用的复方制剂感冒药的主要组成成分，临床应用十分广泛；平喘药中的氨茶碱、肾上腺皮质激素药在临床应用过程中不但发挥着巨大的作用，还有许多新的用途。

第一节　镇咳药与祛痰药

案例引导

患者，男，29岁，前日因发热38.5 ℃，伴头痛，全身肌肉酸痛、咽喉肿痛、咳嗽不止等，就医后确诊为病毒性感冒伴上呼吸道感染。医嘱用右美沙芬复方感冒合剂及头孢氨苄胶囊口服治疗，并嘱多喝水、休息。用药后患者咳嗽症状很快就减轻了，一周症状完全消除。

讨论：为什么难止的咳嗽需要镇咳治疗？

案例答案
8-1

一、镇咳药

咳嗽是呼吸系统疾病常见的主要症状，是机体的一种保护性反射，可促使呼吸道分泌物和异物排出，保持呼吸道通畅。故轻度咳嗽一般不需要使用镇咳药。但严重而频繁的无痰或少痰的干咳，不仅给患者带来痛苦，甚至会加重病情或导致并发症的发生，所以在对因治疗的同时应合理选用镇咳药。需要注意的是，有痰的咳嗽不可轻易镇咳，以免痰液淤积，阻塞呼吸道。

镇咳药是一类能使咳嗽症状缓解或消失的药物，依据不同的作用机制可分为中枢性镇咳药和外周性镇咳药。

（一）中枢性镇咳药

中枢性镇咳药作用在中枢,通过直接抑制延髓咳嗽中枢而产生镇咳作用,作用特点为快速而强大。常用药如下。

可　待　因

可待因(codeine,甲基吗啡)是一种存在于罂粟中的生物碱,性质与吗啡相似,但较吗啡稳定,常用其磷酸盐。口服吸收快而完全,20 min 起效,其生物利用度为 40%～70%。1 次口服给药后,约 1 h 达血药浓度高峰,半衰期为 3～4 h。主要在肝脏代谢,与葡萄糖醛酸结合,余下约 15% 脱甲基转化成吗啡。代谢产物主要经肾脏排泄。

【作用】

1. 镇咳作用机制　选择性直接抑制延髓咳嗽中枢,咳嗽中枢受到抑制后,对呼吸道感受器传来的神经冲动不传递,所以不能发出咳嗽冲动而达到镇咳的作用。镇咳特点:①作用强烈而且起效迅速;②维持时间为 4～7 h;③与吗啡比较,作用强度为吗啡的 25%。

2. 镇痛作用机制　激动脑中的阿片受体,模拟内源性阿片肽激活脑内抗痛系统,阻断痛觉传导而产生中枢性镇痛作用。镇痛作用与吗啡比较,强度仅为吗啡的 10%。

【用途】

(1)用于各种原因引起的剧烈干咳和刺激性咳嗽,尤其适用于伴有胸痛的剧烈干咳。对有少量痰液的剧烈咳嗽,应与祛痰药合用。

(2)用于中等程度疼痛,如偏头痛、牙痛、痛经和肌肉痛的短期镇痛;还可用于减轻感冒发热时伴随症状如头痛、肌肉酸痛等;可待因及其复方制剂作为癌痛患者第二阶梯的主要止痛药。

【不良反应】

1. 胃肠道反应　少数患者会出现胃肠道反应。主要表现为恶心、呕吐、便秘等。

2. 中枢神经系统反应　主要表现为兴奋、烦躁不安或者惊厥等,发生原因为用量过大。

3. 耐受性和依赖性　发生原因是长期使用。停药时可引起戒断症状,主要表现为兴奋、烦躁不安、失眠、流泪、出汗、呕吐、腹泻甚至虚脱,严重者出现意识丧失等。

4. 急性中毒　可待因过量可导致急性中毒,主要表现为昏迷、瞳孔针尖样缩小、呼吸深度抑制,严重者导致死亡。小儿用药过量可致惊厥,致死剂量 500～1000 mg。

【用药护理】

1. 用药前沟通

(1)详细询问用药史,根据适应证和禁忌证,提出合理化建议和措施。

(2)咳嗽有多种,本类药物适用于干咳或少痰的咳嗽,尤其是剧烈干咳伴有疼痛的效果好。

(3)注意药物间相互作用:与美沙酮或其他吗啡类药合用时,可加重中枢性呼吸抑制作用;与全麻药或其他中枢神经系统抑制药合用时,可加重中枢性呼吸抑制及产生低血压;长期饮酒或正在应用其他药酶诱导剂时,尤其是巴比妥类药,连续服用,有致肝脏毒性的危险。

(4)评估有无禁忌证孕妇、12 岁以下的儿童和痰多的咳嗽患者禁用,哺乳期妇女、老年人慎用。

2. 用药后护理

(1)用药后,应避免驾驶车辆、操作机器、高空作业及饮用酒精类或含咖啡因的饮料。

(2)用药后,应观察患者有无中毒症状,应立即采取相应措施抢救。可采取洗胃或催吐等措施以清除胃内药物,同时给予拮抗药纳络酮静注。不宜使用活性炭,以免影响拮抗药的吸收,保持呼吸道通畅,必要时可行人工呼吸。

(3)长期给药应定期检查造血功能和肝、肾功能。

3. 用药护理评价　评估药物疗效。若患者咳嗽的频率减少,幅度降低,则说明药物起效。

右 美 沙 芬

右美沙芬(dextromethorphan,右甲吗喃)为人工合成的吗啡类左吗喃甲基醚的右旋异构体,口服吸收好,15~30 min 起效,作用可维持 3~6 h,有中枢性镇咳作用,其作用机制是通过抑制延髓咳嗽中枢而发挥镇咳作用,起效快,其镇咳强度与可待因相等或略强。无镇痛作用,长期应用不出现耐受性和成瘾性。治疗剂量不抑制呼吸,安全范围大。主要用于干咳,适用于感冒、急性或慢性支气管炎、支气管哮喘、咽喉炎、肺结核以及其他上呼吸道感染时的咳嗽。

偶有头晕、头痛、困倦、食欲不振、便秘等不良反应。用药过量出现呼吸抑制。痰多患者慎用或与祛痰药合用。哮喘及妊娠 3 个月内妇女禁用。

喷 托 维 林

喷托维林(pentoxyverine,咳必清)为人工合成的非麻醉性中枢性镇咳药。其作用机制是选择性抑制咳嗽中枢而起到镇咳作用,作用强度约为可待因的 33%。同时还有轻度的阿托品样作用和局部麻醉作用,大剂量时对支气管平滑肌有松弛作用和抑制呼吸道感受器作用,故它兼有中枢性和外周性镇咳作用。多适用于上呼吸道感染引起的无痰干咳和小儿百日咳等。

偶有轻度头晕、口干、恶心、腹胀、便秘等副作用,是有阿托品样作用所致。青光眼、前列腺肥大及心功能不全伴有肺淤血的患者禁用。痰多者应与祛痰药合用。

(二) 外周性镇咳药

外周性镇咳药又称末梢性镇咳药,主要通过抑制咳嗽反射弧中的末梢感受器、传入神经或传出神经冲动的传导而起到镇咳目的。

苯 佐 那 酯

苯佐那酯(benzonatate,退嗽)化学结构与丁卡因相似,故有较强的局部麻醉作用。吸收后分布于呼吸道,对肺牵张感受器及感觉神经末梢有明显抑制作用,进而抑制肺-迷走神经反射,从而阻断咳嗽反射冲动的传入,起到镇咳作用。镇咳作用强度较可待因弱,止咳剂量不抑制呼吸,支气管哮喘患者用药后,反能使呼吸加深加快,增加每分通气量。口服后 10~20 min 开始产生作用,持续 2~8 h。常用于刺激性干咳、阵咳等,也可用于预防支气管检查、喉镜检查或支气管造影时出现咳嗽。不良反应轻,有轻度嗜睡、头晕、恶心、胸部紧迫感和麻木感等。偶见过敏性皮炎。服用时勿将药丸嚼碎,以免引起口腔麻木。

苯 丙 哌 林

苯丙哌林(benproperine,咳快好)为非麻醉性镇咳药,作用机制主要是抑制肺-胸膜的牵张感受器产生的肺-迷走神经反射,同时对咳嗽中枢也有抑制作用,因此苯丙哌林是兼具中枢性和末梢性双重作用的强效镇咳药。其作用较可待因强 2~4 倍。除镇咳作用外,还有缓解平滑肌痉挛的作用。口服起效快,10~20 min 即起效,维持时间 4~7 h。不抑制呼吸,也无成瘾性,不引起胆道及十二指肠痉挛或收缩,不会引起便秘。临床上用于各种原因引起的干咳及过敏因素引起的刺激性咳嗽。不良反应偶见轻度口干、嗜睡、乏力、头昏、胃部烧灼感、食欲不振及药疹等。服用片剂时勿嚼碎,苯丙哌林粉末可引起口腔麻木感。

常用镇咳药物详见表 8-1-1。

表 8-1-1　常用镇咳药物

分类	药物	作用特点	临床应用	不良反应及用药护理
中枢性镇咳药	可待因	成瘾性镇咳药。镇咳作用强而迅速,有镇痛作用	干咳,对干咳伴胸痛者尤为适宜	有成瘾性,偶有恶心、呕吐、便秘、眩晕等,过量可致烦躁不安和呼吸抑制。痰多者和孕妇禁用
	右美沙芬（dextromethorphan）	作用较可待因略强,无镇痛作用	干咳,感冒引起的咳嗽	偶有头晕、恶心、呕吐。哮喘和孕妇慎用
	喷托维林（pentoxyverine）	兼有外周镇咳作用,作用较可待因弱,有轻度局麻和阿托品样作用	上呼吸道炎症引起的干咳、阵咳和小儿百日咳	轻度头痛、头晕、口干、恶心及便秘等。青光眼、前列腺肥大及心功能不全的患者慎用或禁用,多痰者禁用
外周性镇咳药	苯佐那酯（benzonatate）	有局麻作用,镇咳作用较可待因弱	干咳,支气管检查或支气管造影前预防检查时出现的咳嗽	有嗜睡、头晕等;服药时不可咬碎药片,以免口腔麻木
	苯丙哌林（benproperine）	有解痉作用,具有中枢和外周双重镇咳作用,作用较可待因强	干咳、阵咳	有轻度口干、头晕、药疹和腹部不适等;不可嚼碎,以免口腔麻木

二、祛痰药

祛痰药是一类能使痰液变稀、黏稠度降低而易于排出的药物。根据作用机制不同可分为痰液稀释药和黏痰溶解药。呼吸道痰液不仅能刺激黏膜而引起咳嗽,还能积于小气道内而使气道狭窄导致喘息。因此祛痰药有时也能起到镇咳和平喘的作用。

（一）痰液稀释药

痰液稀释药口服后能刺激胃黏膜引起恶心,反射性促进支气管腺体分泌,使痰液变稀而易于排出。

氯 化 铵

氯化铵（ammonium chloride）为无色晶体或白色结晶性粉末,易溶于水中,在乙醇中微溶。水溶液呈弱酸性,加热时酸性增强。氯化铵进入体内,部分铵离子迅速由肝脏代谢形成尿素,由尿排出。氯离子与氢结合成盐酸。

【作用和用途】　氯化铵口服后对胃黏膜产生局部刺激作用,反射性地促进呼吸道腺体分泌,从而使痰液稀释,易于咳出。很少单独使用,常与其他药物配伍制成复方制剂如棕色合剂。用于急、慢性呼吸道炎症痰液黏稠而不易咳出者。氯化铵吸收后可以使体液和尿液呈酸性,可用于代谢性碱中毒或某些弱碱性药物中毒的治疗。

【不良反应】

（1）胃肠道反应　氯化铵刺激胃黏膜可引起恶心、呕吐、胃部不适等,一般多在大剂量或饭前服用时出现,故宜餐后服用。

（2）高氯性酸中毒　过量或长期服用可导致高氯性酸中毒。

111

(3) 溃疡病、肝肾功能不全、代谢性酸中毒、孕妇及哺乳期妇女禁用;肾功能不全者慎用。

【用药护理】

(1) 用药前护士应正确指导患者选择合适的剂量,应用过量可导致高氯性酸血症。

(2) 注意药物间的相互作用:与对氨基水杨酸钠、阿司匹林及安体舒通合用时,可使后者的毒性增加;与苯丙胺、丙咪嗪、阿米替林或多虑平合用时,使后者疗效减弱。

(3) 为预防胃肠道不良反应,嘱患者饭后服用药物。

(二) 黏痰溶解药

黏痰溶解药是指能改变痰液中的黏性成分,使痰液黏稠度降低而易于咳出的药物。

乙酰半胱氨酸

乙酰半胱氨酸(acetylcysteine,痰易净)为白色结晶性粉末,有类似蒜臭气,味酸,易溶于水或乙醇中。乙酰半胱氨酸喷雾吸入在 1 min 内起效,最大作用时间为 5～10 min。吸收后在肝内脱去乙酰而成半胱氨酸代谢。

【作用】 乙酰半胱氨酸分子式中含有疏基(—SH),可使黏痰中黏蛋白多肽链中的双硫键(—S—S—)断裂,使痰液中的蛋白分子裂解从而降低痰液黏稠度;还可以裂解脓痰中的 DNA。

【用途】 适用于慢性支气管炎、咽炎、肺结核、肺癌等呼吸道疾病引起的痰液黏稠、咳痰困难及有痰栓形成者。临床上常用 20% 的乙酰半胱氨酸溶液 5 ml 与 5% 的 $NaHCO_3$ 溶液混合雾化吸入,紧急时气管内滴入,可使痰液快速变稀,易于痰液及时排出。

【不良反应】 可引起呛咳、支气管痉挛、恶心、呕吐等不良反应,因为本药有蒜臭味及呼吸道刺激性,减量即可缓解或停药。其他不良反应为血管神经性水肿、低血压、支气管痉挛。支气管哮喘者禁用;老年人伴有呼吸功能不全者慎用。

【用药护理】

(1) 用药时应新鲜配制,剩余的溶液可保存在冰箱内冷藏,务必在 48 h 内用完。

(2) 注意药物间的相互作用:与青霉素、头孢菌素类、四环素类等抗生素合用,可使抗生素失活,必须使用时,应间隔 4 h 交替使用;与异丙肾上腺素合用或交替使用可提高其药效,减少不良反应;雾化吸入时不宜与橡胶或氧化剂接触,喷雾器要采用玻璃或塑料制品。

(3) 评估有无禁忌证。严重呼吸道阻塞的老年人、支气管哮喘患者禁用。

(4) 紧急时气管内滴入,易产生大量分泌物,故需用吸痰器吸引排痰。

羧甲司坦

羧甲司坦(carbocisteine,羧甲半胱氨酸)能使支气管腺体分泌的低黏度蛋白质增加,而使高黏度蛋白质分泌减少,还能裂解黏蛋白中的二硫键,从而使痰液黏稠度降低而易于咳出。临床上常采用口服给药,与抗生素合用,效果更好。用于慢性气管炎、支气管哮喘等引起的痰液黏稠,咳痰困难及小儿非化脓性耳炎等患者。不良反应少,少数人有恶心、腹泻、胃部不适感,轻度头晕、皮疹等。胃溃疡患者、孕妇慎用。

溴 己 新

溴己新(bromhexine,必嗽平)可使黏痰中的黏多糖纤维素或黏蛋白裂解,同时能抑制气管、支气管黏膜细胞分泌黏液,使痰液黏稠度降低,能促进支气管纤毛向上运动,促进痰液排出。还可刺激胃黏膜反射性地引起呼吸道腺体分泌增加,使痰液稀释。临床上用于慢性支气管炎、哮喘、支气管扩张、矽肺等有白色黏痰又不易咳出者。溴己新对胃肠道黏膜有刺激性,少数患者可出现恶心、胃部不适、血清转氨酶升高等。消化性溃疡及肝功能不全者慎用。

第二节　平　喘　药

案 例 引 导

　　患者,男,20 岁,气喘复发 3 日且伴心慌,有 2 年气喘史。入院时伴有轻度咳嗽,痰呈泡沫状,量不多。诊断为支气管哮喘发作伴发心悸。一位青年实习医生给予普萘洛尔和氨茶碱搭配的医嘱,欲通过普萘洛尔改善心悸症状,氨茶碱治疗哮喘症状。

　　讨论:该实习医生的用药搭配是否合理?

案例答案
8-2

　　平喘药(antiasthmatic drugs)是指能够缓解、消除或预防喘息症状的药物。常用的平喘药分为以下三类:支气管扩张药、抗炎平喘药和抗过敏平喘药。

一、支气管扩张药

　　支气管扩张药包括肾上腺素受体激动药、茶碱类和 M 胆碱受体阻断药。

(一) 肾上腺素受体激动药

　　肾上腺素受体激动药与支气管平滑肌上 β_2 受体结合,使支气管平滑肌松弛,支气管扩张;还能抑制肥大细胞、中性粒细胞释放炎性物质和过敏介质,达到平喘作用。根据对 β 受体的选择性不同可分为非选择性 β 受体激动药和选择性 β_2 受体激动药。前者主要包括肾上腺素、麻黄碱、异丙肾上腺素,但这些药物易引起心血管系统不良反应,故已不作为平喘的常用药物。后者有沙丁胺醇(salbutamol)、特布他林(terbutaline)、氯丙那林(clorprenaline)、克伦特罗(clenbuterol)等(表 8-2-1),其因稳定性好、对呼吸道的选择性高、不良反应少、作用维持时间长、给药途径多样,是控制哮喘症状的首选药物。

表 8-2-1　常用选择性 β_2 受体激动药

药物	起效速度	持续时间/h	临床应用	不良反应及注意事项
沙丁胺醇 (舒喘灵)	口服:15~30 min 吸入:1~5 min	6 4~6	支气管哮喘、喘息性支气管炎及伴有支气管痉挛的呼吸道疾病	震颤、恶心、心动过速、代谢紊乱。高血压、甲亢、心功能不全者慎用
特布他林	口服:1~2 h 吸入:1~5 min 静脉:10~15 min	4~8 4~6 1.5~4	与沙丁胺醇相似,作用较沙丁胺醇弱	同沙丁胺醇
克伦特罗 (氨哮素)	口服:10~20 min 吸入:5~10 min	6~8 2~4	平喘作用强,有溶解黏液和增强腺毛运动的作用,主要用于支气管哮喘	少数患者口干、心悸、心动过速等

沙 丁 胺 醇

　　沙丁胺醇(salbutamol,舒喘灵)口服易吸收,30 min 即可显效,维持时间达 6 h;雾化吸入给药吸

Note

收更快,5 min 显效,维持时间 4~6 h。缓释剂和控释剂可延长作用时间。大部分在肝脏代谢,少量以原型由肾脏排泄。

【作用】 沙丁胺醇选择性激动支气管平滑肌的 β_2 受体,有较强的支气管扩张作用;抑制肥大细胞等致敏细胞释放炎性介质,同时促进气道黏膜纤毛的运动,对支气管平滑肌痉挛作用起到缓解作用。

【用途】 用于防治急、慢性支气管哮喘、喘息性支气管炎、支气管痉挛等。尤其是夜间哮喘的发作。

【不良反应】

(1) 用药时间过长可导致耐受性。

(2) 口服剂量过大或注射速度过快所致震颤、恶心、心动过速、血压升高、头晕、失眠等不良反应。

【用药护理】

1. 用药前护理

(1) 应正确指导患者采用合适的给药途径,因为目的不同,给药途径不同。预防发作则口服给药;终止发作多采用气雾吸入给药。

(2) 注意药物间的相互作用:与其他肾上腺素受体激动药和茶碱类合用,作用可增加,不良反应也加重;与 β 受体阻滞药普萘洛尔合用,作用减弱。

(3) 评估有无禁忌证。心血管功能不全、冠状动脉供血不足、高血压、糖尿病和甲状腺功能亢进患者慎用。

2. 用药后护理

(1) 用药后应密切观察患者血压、心率、手指有无震颤等,当出现血压升高、心悸、手指震颤时,应立即停药,并采取相应处理措施。

(2) 用药后注意观察哮喘有无加重,因为长期用药亦可形成耐受性,不仅疗效降低,而且可能使哮喘加重。

3. 用药护理评价 评估药物疗效。哮喘发作次数明显减少、持续时间明显缩短、呼吸困难得到控制说明本药起效。

(二) 茶碱类

氨 茶 碱

氨茶碱(aminophylline)为茶碱和乙二胺形成的复合物。乙二胺可以增加茶碱的水溶性,使其作用增强。氨茶碱吸收后释放出茶碱,茶碱与血浆蛋白结合率达 60%。氨茶碱口服易吸收,2~3 h 达作用高峰,维持时间 5~6 h。静滴 15~30 min 即可达作用高峰。大部分以代谢产物形式经肾排出,10% 以原型排出。

【作用】

1. 扩张支气管平滑肌 对支气管平滑肌有明显的扩张作用,对痉挛的支气管平滑肌作用更明显。其作用机制:①抑制磷酸二酯酶,细胞内 cAMP 含量增高,使支气管平滑肌松弛;②阻断腺苷受体,缓解由腺苷诱发的支气管平滑肌痉挛;③增加儿茶酚胺释放,使支气管平滑肌松弛;④调节免疫和抗炎作用,降低气道高反应性。

2. 强心利尿 直接作用于心脏,增强心肌收缩力,增加心输出量,增高肾血流量和肾小球滤过率,抑制肾小管对钠、水的重吸收,产生强心利尿作用。可用于心源性哮喘和肾性、心性水肿的辅助治疗。

3. 其他 增强膈肌收缩力,减轻膈肌疲劳;松弛胆道平滑肌,缓解胆道痉挛。

【用途】

（1）支气管哮喘和喘息性支气管炎：口服给药用于防治哮喘，对于哮喘持续状态，一般采用静滴或静注，同时需与糖皮质激素联合使用。

（2）慢性阻塞性肺疾病能够明显改善患者气促症状。

（3）心源性哮喘：常作为辅助治疗用药。

（4）胆绞痛需与镇痛药合用。

【不良反应】

（1）局部刺激：氨茶碱碱性强，口服刺激胃黏膜可引起恶心、呕吐、胃痛等。

（2）中枢兴奋治疗量可出现烦躁不安、失眠等，剂量过大可致谵妄、惊厥等。

（3）循环系统症状：静脉给药过快或浓度过高，可引起心悸、心率加快、血压骤降，严重者出现死亡。

（4）急性心肌梗死、低血压患者禁用；肝、肾功能低下者，老年人，妊娠和哺乳期妇女慎用。

【用药护理】

1. 用药前沟通

①应告知患者采用合适的时间给药，因为氨茶碱的刺激性大，应餐后服用或用肠溶片。

②注意药物间的相互作用：与西咪替丁、四环素、红霉素等合用，可延长氨茶碱的半衰期；与锂制剂合用时，可加速锂的排泄降低其疗效；与普萘洛尔合用，降低氨茶碱扩张支气管作用。

③评估有无禁忌证：急性心肌梗死、低血压、甲亢、休克患者禁用；儿童慎用。

2. 用药后护理

①用药后出现血压骤降，可用去甲肾上腺素或间羟胺升压，禁用肾上腺素。

②用药后出现失眠症状，可用镇静催眠药对抗。

3. 用药护理评价 评估药物疗效。哮喘发作次数明显减少、持续时间明显缩短、呼吸困难得到控制说明本药起效。

胆 茶 碱

胆茶碱（cholinophylline）为茶碱与胆碱的复合盐，水溶性好，口服易吸收，用途同氨茶碱。对胃肠道刺激性小，患者易于耐受，且对心脏和中枢神经系统作用很弱。

二羟丙茶碱

二羟丙茶碱（diprophylline）又名甘油茶碱，是茶碱与二羟丙基的复合盐，水溶性较好。生物利用度较低，半衰期较短，疗效较氨茶碱弱。但其对胃肠道刺激性较小，口服耐受性较好，用于不能耐受氨茶碱的哮喘患者。

（三）M胆碱受体阻断药

异丙托溴铵

异丙托溴铵（ipratropium bromide）又名异丙阿托品，吸入给药 5 min 起效。对支气管平滑肌有较高的选择性，能明显松弛支气管平滑肌。对伴有迷走神经功能亢进的哮喘和老年喘息型支气管炎疗效较好。不良反应少，偶有口干、喉部不适等。禁忌证同阿托品。

二、抗炎平喘药（糖皮质激素类药）

抗炎平喘药是平喘药中的一线药物，通过抑制气道炎症反应，降低气道高反应性，可达到长期防止哮喘发作的目的。

糖皮质激素

糖皮质激素(glucocorticoids)是目前治疗哮喘最有效的非特异性抗炎药物,也是治疗顽固性哮喘、哮喘持续状态和危重发作的重要抢救药物。代表药物有氢化可的松、泼尼松龙、地塞米松等,对哮喘的疗效好,但长期全身用药时不良反应多且重。通过气雾吸入局部给药是目前最常用的抗炎平喘手段,这样给药具有局部抗炎作用强、全身不良反应少、用药剂量小等优点。但长期局部用药可发生咽部白色念珠菌感染,以及鹅口疮、声音嘶哑等。为降低其发生率,可于吸入给药后及时用清水漱口。常用吸入性药物有倍氯米松(beclomethasone)、曲安奈德(triamcinolone acetonide)、丙酸氟替卡松(fluticasone propionate)、布地奈德(budesonide)等。

三、抗过敏平喘药(过敏介质释放抑制药)

抗过敏平喘药主要抑制肥大细胞释放过敏介质而发挥抗过敏及抗炎作用。其作用起效慢,故不宜用于控制哮喘急性发作,适用于预防哮喘发作。根据作用机制不同可分为以下三类:①肥大细胞稳定药,如色甘酸钠;②H_1受体阻断药,如酮替芬;③抗白三烯类,如孟鲁斯特。

色 甘 酸 钠

色甘酸钠(sodium cromoglicate,咽泰)脂溶性低,故口服不易吸收。临床上主要采用微粉末喷雾吸入给药。其作用机制是能稳定肥大细胞膜,阻止其释放过敏介质(如组胺、白三烯等)而发挥平喘作用;还可以缓解其他刺激引起的支气管平滑肌痉挛。对已发作哮喘无效,临床主要用于预防各型支气管哮喘发作,还可用于过敏性哮喘,宜提前1~2周用药以发挥预防作用,对外源性哮喘疗效更显著。不良反应少见,少数患者雾化吸入时有呛咳、口干、气急等症状,甚至会诱发哮喘,必要时与异丙肾上腺素同吸预防。

酮 替 芬

酮替芬(ketotifen)具有阻断H_1受体和阻止过敏介质释放的双重作用,效果优于色甘酸钠,还有增强β_2受体激动药的平喘作用。口服有效,作用强大、持久,用于预防哮喘,也可和β_2受体激动药、茶碱类合用防治哮喘。对儿童哮喘效果优于成人哮喘。不良反应有口干、嗜睡、困倦、头晕等。不宜突然停药,防止复发。本药起效缓慢,一般需连续用药2~4周方渐出现。空中作业,驾驶人员,精密机械操纵者慎用。

孟 鲁 司 特

孟鲁司特(montelukast)通过拮抗支气管平滑肌上的白三烯受体,抑制支气管黏液分泌,促进支气管纤毛运动,降低气道血管的通透性,发挥抗过敏平喘作用。临床上用于15岁以上患者哮喘的预防和长期治疗,也可用于防治阿司匹林哮喘及运动性哮喘患者,还可用于季节性过敏性鼻炎的治疗。不良反应轻,与糖皮质激素合用可起协同作用。咀嚼剂型适用于2岁及2岁以上儿童和成人哮喘的预防和长期治疗,应睡前服用。

知识链接
8-2-1

知识链接
8-2-2

Note

第三节　各类哮喘患者的用药护理

一、支气管哮喘

支气管哮喘(bronchial asthma)是由多种细胞特别是肥大细胞、嗜酸性粒细胞和 T 淋巴细胞参与的慢性气道炎症,在易感者中此种炎症可引起反复发作的喘息、气促、胸闷和(或)咳嗽等症状,多在夜间和(或)凌晨发生,气道对多种刺激因子反应性增高,但症状可自行缓解或经治疗缓解。近年来,美国、英国、澳大利亚、新西兰等国家哮喘患病率和死亡率有上升趋势,全世界约有 1 亿哮喘患者,已成为严重威胁公众健康的一种主要慢性疾病,我国哮喘的患病率约为 1%,儿童可达 3%,全国有 1 千万以上哮喘患者。

知识链接
8-3-1

哮喘持续状态指的是常规治疗无效的严重哮喘发作,持续时间一般在 12 h 以上。哮喘持续状态并不是一个独立的哮喘类型,而是它的病理生理改变较严重,如果对其严重性估计不足或治疗措施不当常有死亡的危险。

哮喘持续状态患者的临床表现为不能平卧、心情焦躁、烦躁不安、大汗淋漓、讲话不连贯、呼吸频率>30 次/分、胸廓饱满、运动幅度下降、辅助呼吸肌参与工作(胸锁乳突肌收缩、三凹征)、心率>120 次/分,常出现奇脉,$PaO_2<60$ mmHg、$PaCO_2>45$ mmHg、血 pH 下降,X 线表现为肺充气过度、气胸或纵隔气肿,心电图可呈肺性 P 波、电轴右偏、窦性心动过速。病情危重者嗜睡或意识模糊、胸腹呈矛盾运动(膈肌疲劳)、哮鸣音可从明显变为消失。

临床上常用的平喘药有以下三类,它们常需要联合使用。

(1) 支气管扩张药:主要通过松弛支气管平滑肌而达到控制哮喘发作的目的,常用的药物包括肾上腺素受体激动药、茶碱类和 M 胆碱受体阻断药。

(2) 抗炎平喘药:通过抑制气道炎症反应,降低气道高反应性,可达到长期防止哮喘发作的目的,常用的药物包括糖皮质激素类。

(3) 抗过敏平喘药:主要通过抑制肥大细胞释放过敏介质而发挥抗过敏及抗炎作用,达到预防哮喘发作的目的,常用的药物包括肥大细胞稳定药,H_1 受体阻断药和抗白三烯类。

临床上除了平喘药治疗外,还常采用其他辅助措施,如去除诱因、雾化吸入、给予祛痰药或机械性吸痰、积极控制感染等。

支气管哮喘药物治疗的合理应用原则:①根据目的选择,如控制哮喘发作选择支气管扩张药,预防哮喘发作选择抗过敏平喘药;②根据症状选择,如果哮喘持续状态选择支气管扩张药的同时,及时足量快速静脉给予糖皮质激素;③根据机制不同选择,如心源性哮喘还可以选择吗啡,而支气管哮喘禁用吗啡。

二、阿司匹林哮喘

无论既往是否有哮喘病史,当口服阿司匹林后数分钟内或数小时内出现诱发的哮喘发作时,称阿司匹林哮喘。发生机制:阿司匹林抑制环氧酶,使 PG 合成受阻,致使引起支气管收缩的白三烯增多而诱发哮喘。临床主要表现为剧烈哮喘,常伴有发绀,眼结膜充血,大汗淋漓,不能平卧,烦躁不安,或打喷嚏、流清涕、荨麻疹,个别患者出现血压下降、意识丧失,甚至休克、死亡。

知识链接
8-3-2

三、心源性哮喘

心源性哮喘是由左心衰竭和急性肺水肿等引起的发作性气喘,发作时的临床表现可与支气管哮喘相似。心源性哮喘综合征是指由于各种原因引起的左心衰竭,临床上以阵发性夜间呼吸困难为突出表现的一组综合征,主要表现为阵发性夜间呼吸困难。在无呼吸道感染情况下,出现咳嗽、气喘、口唇发绀、下肢水肿、平睡仰卧时加重,用抗菌消炎药治疗效果不明显,但用强心药疗效很好;当轻微活动或稍微劳动时,出现气虚无力,平卧后反而出现咳嗽、气喘、气促,须垫高枕头方感到舒适些;精神淡漠或烦躁不安,常在睡眠中憋醒,要求把门窗打开才自觉舒服;尿量昼少夜多。

　　心源性哮喘药物治疗的合理应用:①主要治疗心力衰竭,可以采取减少静脉回流(如取端坐位,四肢轮扎止血带等)、强心(西地兰)、利尿(呋塞米)、扩血管(硝酸甘油等)等措施;②常选用吗啡镇静、扩血管;③常选用氨茶碱强心、利尿、平喘。

(张晓宇)

在线答题

 Note

第九章 作用于消化系统的药物

PPT

案例答案
9-1

消化系统用药包括抗消化性溃疡药、助消化药、止吐药、泻药、止泻药和利胆药等。

第一节 抗消化性溃疡药

消化性溃疡(peptic ulcer)的发病与黏膜局部损伤和保护机制之间的平衡失调有关。损伤因素(胃酸、胃蛋白酶和幽门螺杆菌)增强或保护因素(胃黏膜屏障和修复)减弱,均可引起消化性溃疡。当今的治疗主要着眼于减少胃酸和增强胃黏膜的保护作用。

一、抗酸药

抗酸药(antacids)是一类弱碱性物质。口服后能降低胃内容物酸度,从而解除胃酸对胃、十二指肠黏膜的侵蚀和对溃疡面的刺激,并降低胃蛋白酶活性,发挥缓解疼痛和促进愈合的作用。此类药物餐后服用可延长药物作用时间,应在餐后 1～3 h 及临睡前各服 1 次。理想的抗酸药应该作用迅速持久、不吸收、不产气、不引起腹泻或便秘,对黏膜及溃疡面有保护收敛作用。单一药物很难达到这些要求,故常用复方制剂,如胃舒平。常用成分如下。

氢氧化镁(magnesium hydroxide):抗酸作用较强、较快。镁离子有导泻作用,少量吸收经肾排出,如肾功能不良可引起血镁过高。可引起轻度腹泻,合用碳酸钙可减轻。

三硅酸镁(magnesium trisilicate):抗酸作用较弱而慢,但持久。在胃内生成胶状二氧化硅对溃疡面有保护作用。可引起轻度腹泻。

氢氧化铝(aluminum hydroxide):抗酸作用较强,缓慢。具有收敛、止血和保护溃疡面的作用。还可影响磷酸盐、四环素、地高辛、异烟肼、泼尼松等的吸收。可引起便秘。

碳酸钙(calcium carbonate):抗酸作用较强、快而持久。可产生 CO_2 气体,导致腹胀、嗳气。进入小肠的 Ca^{2+} 可促进胃泌素分泌,引起反跳性胃酸分泌增多。可引起便秘。

碳酸氢钠(sodium bicarbonate):又称小苏打。作用强、快而短暂。可产生 CO_2 气体。未被中和的碳酸氢钠几乎全部吸收,能引起碱血症。

二、抑酸药

(一) H_2 受体阻断药

H_2 受体阻断药通过阻断胃壁细胞 H_2 受体,抑制胃酸分泌作用较强而且持久,治疗消化性溃疡疗程短,溃疡愈合率高,不良反应少。

雷 尼 替 丁

雷尼替丁(ranitidine)口服易吸收,2 h 内达到血药浓度峰值,作用持续 8~12 h,半衰期为 2~3 h,主要经肾排泄,部分可经乳汁排泄。可透过血脑屏障、胎盘屏障。

【作用】 雷尼替丁可抑制胃酸分泌,保护胃黏膜,抗酸作用是西咪替丁的 4~10 倍(详见第五章抗过敏药物),不影响人体内激素正常浓度。

【用途】 用于治疗十二指肠溃疡、反流性食管炎、一般良性溃疡、手术后溃疡等。可缓解消化性溃疡症状,促进溃疡愈合,减少复发。

【不良反应及用药护理】 不良反应较少,常见头痛、头晕、幻觉、狂躁等;静脉注射可致心动过缓;偶见白细胞、血小板减少,血清转氨酶浓度升高,男性乳房发育等,停药后即可恢复。妊娠期妇女和婴幼儿禁用。

法 莫 替 丁

法莫替丁(famotidine)口服易吸收,1 h 起效,2 h 内到达血药浓度峰值,作用持续 12 h 以上,半衰期为 3 h,吸收后广泛分布于胃肠道、肝、肾等,主要经肾排泄。

【作用】 法莫替丁是一种长效、强效 H_2 受体阻断药,抑制胃酸分泌的作用比雷尼替丁强 7~10 倍,不抑制肝药酶,不对抗雄激素和影响催乳激素浓度。

【用途】 口服用于治疗胃溃疡、十二指肠溃疡、反流性食管炎、应激性溃疡等。严重胃酸分泌亢进及上消化道出血的患者可以静脉给药。

【不良反应及用药护理】 不良反应较少,偶见口干、恶心、食欲减退、腹泻及血清转氨酶异常;极少数患者可见头痛、心率加快、血压升高和女性月经不调等,减量或者停药后可逐渐恢复正常。对本药过敏、肝或肾功能不良、孕妇、哺乳期妇女及 8 岁以下小儿慎用。

(二) M 胆碱受体阻断药

如阿托品及其合成代用品可减少胃酸分泌、解除胃肠痉挛。但其在一般治疗剂量下对胃酸分泌抑制作用较弱,增大剂量则不良反应较多,已很少单独使用。哌仑西平(pirenzepine)对引起胃酸分泌的 M_1 胆碱受体亲和力较高,而对唾液腺、平滑肌、心房的 M 胆碱受体亲和力低。治疗效果与西米替丁相仿,而不良反应轻微。

（三）质子泵抑制药

胃壁细胞通过受体（M_1、H_2受体、胃泌素受体），第二信使和H^+-K^+-ATP酶三个环节来分泌胃酸。H^+-K^+-ATP酶（H^+泵）能将H^+从壁细胞内转运到胃腔中，将K^+从胃腔中转运到壁细胞内，进行H^+-K^+交换。抑制H^+-K^+-ATP酶，就能抑制胃酸形成的最后环节，发挥治疗作用。

奥 美 拉 唑

奥美拉唑（omeprazole，洛赛克）口服生物利用度为35％，重复给药，可能因胃内酸性增强，使生物利用度增加到60％。1～3 h达血药浓度高峰。其活性代谢产物不易透过壁细胞膜，增高了药物选择性和特异性。半衰期为0.5～1 h，但因抑制H^+泵为非可逆性，故作用持久。80％的代谢产物由尿排出，其余随粪便排出。

【作用】　奥美拉唑口服后，可特异性作用于胃黏膜细胞，可逆地形成酶-抑制剂复合物，从而抑制H^+泵功能，抑制基础胃酸与最大胃酸分泌量。对胃蛋白酶的分泌也有抑制作用，能迅速缓解疼痛。本药物还具有抗幽门螺杆菌的作用。

【用途】　用于治疗胃、十二指肠溃疡，治愈率高于H_2受体阻断药，且复发率低。也可用于反流性食管炎和卓-艾（Zollinger-Ellison）综合征。

【不良反应】　不良反应较少见，主要有头痛、头晕、口干、恶心、腹胀、失眠。偶有皮疹、外周神经炎、男性乳房女性化等。长期持续抑制胃酸分泌，可致胃内细菌过度滋生，亚硝酸类物质浓度升高，需定期检查胃黏膜有无肿瘤样增生。

丙 谷 胺

丙谷胺（proglumide）化学结构与胃泌素相似，可竞争性阻断胃泌素受体，减少胃酸分泌，并对胃黏膜有保护和促进愈合作用。可用于胃溃疡，十二指肠溃疡和胃炎。也可用于急性上消化道出血。

三、黏膜保护药

米 索 前 列 醇

米索前列醇（misoprostol）性质稳定，口服吸收良好，半衰期为1.6～1.8 h。口服后能抑制基础胃酸和组胺、胃泌素、食物刺激所致的胃酸分泌，胃蛋白酶分泌也减少。临床上用于胃、十二指肠溃疡及急性胃炎引起的消化道出血。其主要不良反应为稀便或腹泻。由于此药能引起子宫收缩，所以孕妇禁用。

恩 前 列 醇

恩前列醇（enprostil）可使基础胃酸下降71％，也可明显抑制组胺、胃泌素和假餐引起的胃酸分泌。此药还有细胞保护作用。主要从尿排出。用途及不良反应同米索前列醇。

硫 糖 铝

硫糖铝（sucralfate，胃溃宁（ulcerlmin））是蔗糖硫酸酯盐，在pH<4时，可聚合成胶冻，牢固地黏附于上皮细胞和溃疡基底，抵御胃酸和消化酶的侵蚀；能减少胃酸和胆汁酸对胃黏膜的损伤；能促进胃黏液和碳酸氢盐分泌，从而发挥细胞保护效应。治疗消化性溃疡、慢性糜烂性胃炎、反流性食管炎有较好疗效。硫糖铝在酸性环境中才发挥作用，所以不能与抗酸药、抑制胃酸分泌药或碱性药物同用。不良反应较轻：常见便秘、口干；偶有恶心、胃部不适、腹泻、皮疹、瘙痒及头晕。

枸橼酸铋钾

枸橼酸铋钾溶于水可形成胶体溶液。本品不抑制胃酸,在胃液 pH 条件下能形成氧化铋胶体沉着于溃疡表面或基底组织,形成保护膜而抵御胃酸、胃蛋白酶、酸性食物对溃疡面的刺激。也能与胃蛋白酶结合降低其活性,还能促进黏液分泌。本药还具有抗幽门螺杆菌的作用。用于胃、十二指肠溃疡,疗效与 H2 受体阻断剂相似,但复发率较低。牛奶、抗酸药可干扰其作用。服药期间可使舌、粪染黑。偶见恶心等消化道症状。肾功能不良者禁用,以免引起血铋过高。

四、抗幽门螺杆菌药

幽门螺杆菌是慢性胃窦炎的主要病因,也是引发胃溃疡、胃癌的重要因素。它能产生有害物质,分解黏液,引起组织炎症,阻碍溃疡愈合。消除幽门螺杆菌可降低十二指肠溃疡的复发率,因此根治幽门螺杆菌具有重要意义。抗幽门螺杆菌药主要有抗溃疡药和抗生素,单用疗效差。临床常联合使用抗溃疡药和抗生素,如甲硝唑、氨苄西林等,一般 2~3 种药联合使用。

第二节 助 消 化 药

助消化药多为消化液中的成分,或为补充、促进消化液分泌的药物,能促进食物的消化,用于消化道分泌功能减弱,消化不良。有些药物能阻止肠道的过度发酵,也用于消化不良的治疗。

稀盐酸(dilute hydrochloric acid):10%的盐酸溶液,服后使胃内酸度增强,胃蛋白酶活性增强。适用于慢性胃炎、胃癌、发酵性消化不良等。服后可消除胃部不适、腹胀、嗳气等症状。常与胃蛋白酶合用。

胃蛋白酶(pepsin):取自牛、猪、羊等胃黏膜。常与稀盐酸同服用于胃蛋白酶缺乏症。

胰酶(pancreatin):取自牛、猪、羊等动物的胰腺。含胰蛋白酶、胰淀粉酶及胰脂肪酶,可消化多种大分子营养物质。在酸性溶液中易被破坏,一般制成肠衣片完整吞服,不可咀嚼。

乳酶生(表飞鸣,biofermin):干燥活乳酸杆菌制剂,能分解糖类产生乳酸,使肠内酸性增强,从而抑制肠内腐败菌的繁殖,减少发酵和产气。常用于消化不良,腹胀及小儿消化不良性腹泻。不宜与抗菌药或吸附剂同时服用,以免抗菌而降低疗效。禁用于乳酸中毒患者。

第三节 止 吐 药

延脑的呕吐中枢可接受来自催吐化学感受区、前庭器官、内脏等传入冲动而引发呕吐,属于防御性生理反射活动。M 胆碱受体阻断药东莨菪碱、组胺 H1 受体阻断药苯海拉明等抗晕动病呕吐已在之前的中枢神经用药章节中叙述过。本节主要介绍某些多巴胺受体阻断药和 5-HT3 受体阻断药的止吐作用。

甲氧氯普胺

甲氧氯普胺(metoclopramide,胃复安)对多巴胺 D2 受体有阻断作用,发挥止吐功效。阻断胃肠多巴胺受体,可引起从食管至近段小肠平滑肌运动,加速胃的正向排空(多巴胺使胃体平滑肌松弛,幽门肌收缩)和加速肠内容物从十二指肠向回盲部推进,发挥促胃肠运动的作用。本药易通过血脑屏障和胎盘屏障。半衰期为 4～6 h。常用于包括肿瘤化疗、放疗所引起的各种呕吐,对胃肠的促动作用可治疗慢性功能性消化不良引起的胃肠运动障碍,包括恶心、呕吐等症状。大剂量静脉注射或长期应用,可引起锥体外系反应,如肌震颤、震颤麻痹(又名帕金森病)、坐立不安等。也可引起高催乳素血症,引起男子乳房发育、溢乳等。孕妇慎用。

多 潘 立 酮

多潘立酮(domperidone)又名吗丁啉(motilium),通过阻断多巴胺受体而止吐。不易通过血脑屏障。多潘立酮可阻滞外周神经对胃肠的抑制,加强胃肠蠕动,促进胃的排空与协调胃肠运动,防止食物反流,发挥胃肠促动力药的作用。本药口服吸收迅速,生物利用度较低,半衰期为 7 h,主要经肝代谢。用于治疗各种原因引起的恶心、腹胀、呕吐;也用于慢性萎缩性胃炎、慢性胃炎、胆汁反流性胃炎等消化不良症状;对偏头痛,颅外伤,放射治疗引起的恶心、呕吐也有效;对胃肠运动障碍性疾病也有效。不良反应较轻,可见头痛,偶见锥体外反应。

西 沙 必 利

西沙必利(cisapride)能促进食管、胃、小肠直至结肠的运动。无锥体外系、催乳素释放及胃酸分泌等不良反应。半衰期为 10 h。用于治疗胃肠运动障碍性疾病,包括胃食管反流、慢性功能性和非溃疡性消化不良,对胃轻瘫及便秘等有良好效果。

昂 丹 司 琼

昂丹司琼(ondansetron)能选择性阻断中枢及迷走神经 5-HT$_3$ 受体,产生强大止吐作用。用于化疗和放疗引起的恶心、呕吐,也可防治手术后的恶心、呕吐。但对晕动病引起的呕吐无效。半衰期 3～4 h,代谢产物大多经肾排泄。不良反应较轻,可有头痛、便秘、腹泻等。孕妇及哺乳期妇女慎用。

第四节　泻　药

泻药(laxatives,cathartics)是能增加肠内水分,促进蠕动,软化粪便或润滑肠道以促进排便的药物。临床上主要用于功能性便秘。泻药分为容积性、刺激性和润滑性泻药三类。

一、容积性泻药

1. 硫酸镁和硫酸钠　也称盐类泻药。在肠道难以吸收,大量口服形成高渗压而阻止肠内水分的吸收,扩张肠道,刺激肠壁,促进肠道蠕动。此外,镁盐还能引起十二指肠分泌缩胆囊素,此激素能刺激肠液分泌和蠕动。一般空腹应用,并大量饮水,1～3 h 即发生泻下作用,排出液体性粪便。导泻作用剧烈,故临床上主要用于排除肠内毒物,某些驱肠虫药服后可连虫带药一起排出。口服高浓度硫酸镁或用导管直接注入十二指肠,因反射性引起总胆管括约肌松弛,胆囊收缩,发生利胆作用。可用于阻塞性黄疸、慢性肿囊炎。硫酸镁、硫酸钠泻下作用较剧烈,可引起反射性盆腔充血和失水。月经期、妊娠期妇女及老年人慎用。

2. 乳果糖(lactulose)　半乳糖和果糖的双糖。它在小肠内不被消化吸收,故能导泻,未被吸收部分进入结肠后被细菌代谢成乳酸,可进一步提高肠内渗透压,发生轻泻作用。乳果糖还能降低结肠内容物的 pH 值,降低肠内氨的形成;H$^+$ 又可与已生成的氨形成铵离子(NH$_4^+$)而不被吸收,从而降低血氨。可用于慢性门脉高压及肝性脑病。应注意因腹泻而造成水、电解质丢失,可使肝性脑病恶化。

知识链接
9-4-1

3. 食物纤维素 包括蔬菜、水果中天然和半合成的多糖及纤维素衍生物等,不被肠道吸收,可增加肠内容积并保持粪便湿软,有良好通便作用。可防治功能性便秘。

二、接触性泻药

1. 酚酞(phenolphthalein) 口服后在肠道内与碱性肠液相遇形成可溶性钠盐,能促进结肠蠕动。服药后 6~8 h 排出软便,作用温和,适用于慢性便秘。口服酚酞约有 15% 被吸收。从尿排出,如尿液为碱性则呈红色。部分由胆汁排泄,并有肝肠循环而延长其作用时间,故一次服药作用可维持 3~4 天。偶有过敏性反应,发生肠炎、皮炎及出血倾向等。同类药物吡沙可啶(bisacodyl,双醋苯啶)用于便秘或 X 线、内镜检查或术前排空肠内容。

2. 蒽醌类(anthroquinones) 大黄、番泻叶和芦荟等植物,含有蒽醌苷类,口服后被大肠内细菌分解为蒽醌,能增强结肠推进性蠕动。用药后 6~8 h 排便,常用于急、慢性便秘。

三、润滑性泻药

润滑性泻药是通过局部润滑并软化粪便而发挥作用的。适用于老年人及痔疮、肛门手术患者。

1. 液体石蜡(liquid paraffin) 矿物油,不被肠道消化吸收,产生润滑肠壁和软化粪便的作用,使粪便易于排出。

2. 甘油(glycerin) 本药以 50% 浓度的液体注入肛门,由于高渗压刺激肠壁引起排便反应,并有局部润滑作用,数分钟内引起排便。甘油和山梨醇等常被混合成开塞露制剂,经直肠给药可润滑肠壁并刺激肠蠕动,软化粪便并促进排出,用于急性便秘,尤其适用于老年人和儿童。但长期使用易导致肠道脱水,加重便秘,从而对药物产生依赖并进入恶性循环。

第五节 止 泻 药

腹泻是多种疾病的症状,治疗时应采取对因疗法。例如肠道细菌感染引起的腹泻,应当首先用抗菌药。但剧烈而持久的腹泻,可引起脱水和电解质紊乱,可在对因治疗的同时,适当给予止泻药纠正。常用的药物如下。

1. 阿片制剂 多用于较严重的非细菌感染性腹泻(参见镇痛药章节)。不良反应轻而少见。大剂量长期服用可产生成瘾性,一般则少见。

2. 洛哌丁胺(loperamide,苯丁哌胺) 结构类似地芬诺酯,除直接抑制肠道蠕动外,还可减少肠壁神经末梢释放乙酰胆碱。作用强而迅速。用于急、慢性腹泻。不良反应轻微。

3. 收敛剂和吸附药 口服鞣酸蛋白(tannalbin)可在肠中释放出鞣酸,能与肠黏膜表面的蛋白质形成沉淀,附着在肠黏膜上,减轻刺激,减少炎性渗出物,起收敛止泻作用。次碳酸铋(bismuth subcarbonate)也有相同作用。

药用活性炭(medicinal activated charcoal):不溶性粉末,其因颗粒很小,总面积很大,能吸附大量气体、毒物,起保护、止泻和阻止毒物吸收的作用。

蒙脱石(dioctahedral smectite):也称思密达,散剂口服后可均匀覆盖整个肠腔面,并可吸附、固定多种病原体,使之随肠蠕动排出体外。适用于急、慢性腹泻,尤其适合小儿。因可影响其他药物吸收,必须合用时需提前 1 h 服用其他药物。对本品过敏者禁用。

4. 利胆药 促进胆汁分泌或促进胆囊排空的药物。

去氢胆酸(dehydrocholic acid):可增加胆汁的分泌,使胆汁变稀。对脂肪的消化吸收也有促进作用。临床上用于胆囊及胆道功能失调,胆汁淤滞,阻止胆道感染,也可用于胆结石。胆道完全梗阻及严重肝、肾功能减退者禁用。

　　熊脱氧胆酸（ursodeoxycholic acid）：可减少普通胆酸和胆固醇吸收，抑制胆固醇合成与分泌，从而降低胆汁中胆固醇含量，不仅可阻止胆石形成，长期使用还可促进胆石溶解。对胆色素结石、混合性结石无效。对胆囊炎、胆道炎也有治疗作用。

（张晓宇）

在线答题

Note

第十章 作用于血液及造血系统的药物

PPT

学习目标

掌握：促凝血药、抗凝血药及抗贫血药的作用、用途、不良反应与用药护理。

熟悉：促凝血药、抗凝血药及抗贫血药的分类，血容量扩充药的临床用途及不良反应。

了解：血容量扩充药的作用特点。

第一节 抗贫血药

案例答案
10-1-1

案例引导

患者，女，34岁，有子宫肌瘤病史，月经量大，红细胞计数（RBC）为 3.3 g/L，血红蛋白测定（HGB）为 104 g/L。

讨论：

1. 请问该患者可能患有什么疾病？应该选择哪种药物治疗？

2. 护士指导患者服药时，可建议与哪些食物或者饮料同服？

贫血（anemia）是指单位体积循环血液中红细胞数或血红蛋白量低于正常值的一种病理现象，临床常见如下几种类型。

1. 缺铁性贫血 铁质缺乏所致，在我国较多见。患者红细胞呈小细胞、低色素性，故又称小细胞低色素性贫血。

2. 巨幼红细胞性贫血 叶酸和（或）维生素 B_{12} 缺乏所致，患者红细胞呈大细胞、高色素性，故又称大细胞高色素性贫血。其中，患者因胃黏膜萎缩、内因子分泌缺乏导致维生素 B_{12} 吸收障碍所致的恶性贫血，在我国少见。

3. 再生障碍性贫血 感染、药物、放疗等多种因素所致的骨髓造血功能障碍，临床上以全血细胞减少为主要表现的综合征，较难治愈，本章不作讨论。

抗贫血药（antianemic drugs）主要用于贫血的补充治疗，临床上宜根据贫血的类型选择相应的抗贫血药来治疗。

一、铁剂

常用的口服铁剂有硫酸亚铁（ferrous sulfate）、富马酸亚铁（ferrous fumarate）和枸橼酸铁铵（ferric ammonium citrate），常用的注射铁剂有葡萄糖酸亚铁（ferrous gluconate）、右旋糖酐铁（iron dextran）和山梨醇铁（iron sorbitex）。铁的主要吸收部位在十二指肠和空肠上段，其吸收形式为Fe^{2+}。吸收入肠黏膜后：一部分Fe^{2+}被氧化成Fe^{3+}与去铁蛋白结合成铁蛋白而储存；另一部分吸收入血，被氧化为Fe^{3+}与血浆中的转铁蛋白结合成血浆铁，转运到肝、脾、骨髓等组织中储存。

【作用】

铁是构成血红蛋白、肌红蛋白和某些组织酶的重要原料。吸收到骨髓后，进入骨髓幼红细胞，在线粒体内与原卟啉结合形成血红素，再与珠蛋白结合成为血红蛋白，进而促进红细胞成熟。

【用途】

铁剂主要用于缺铁性贫血的治疗。口服铁剂一般 4～5 天可见网织红细胞增多，10～14 天达高峰。血红蛋白于用药 2～4 天明显升高，但恢复至正常需 4～12 周。由于体内储存铁量恢复正常需要较长时间，故重度贫血患者需连续用药数月。

【不良反应】

1. 胃肠道刺激 约 20% 的患者口服后会出现胃部不适、恶心、呕吐、腹泻及腹痛。饭后服用或小量开始可减轻刺激。

2. 急性中毒 幼儿口服硫酸亚铁超过 1 g 可引起急性中毒，超过 2 g 可引起死亡。表现为胃肠黏膜凝固性坏死、急性循环衰竭和休克。急救时应迅速将去铁胺注入胃内，使其与Fe^{3+}结合成无毒物排出。也可采取催吐、洗胃和导泻等措施。

【用药护理】

（1）注意药物的相互作用，影响铁吸收的因素很多。胃酸及维生素 C、果糖、半胱氨酸等还原性物质，有利于Fe^{3+}被还原成Fe^{2+}，可促进铁吸收。鞣酸、磷酸盐、抗酸药等会使铁沉淀，可妨碍铁吸收。铁盐与四环素形成络合物，可相互影响吸收。

（2）应告知患者长期服用会出现便秘和黑便，是由铁剂与肠内硫化氢结合，生成黑色硫化铁沉淀，染黑大便，并减轻硫化氢对肠的刺激，肠蠕动减少所致。应注意与血便相区别。

（3）当发生铁剂急性中毒时，立即用磷酸盐或碳酸盐溶液洗胃，并迅速将去铁胺注入胃内，使其与Fe^{3+}结合成无毒物排出，也可采取催吐、导泻等措施。

（4）严重消化道疾病，严重肝、肾功能不良及对铁过敏者禁用铁制剂；注射铁剂宜采取深部肌内注射，应双侧交替注射；口服铁制剂时，为了减轻胃肠道反应，应在饭后 30 min 服药。

二、叶酸

案 例 引 导

某女性患者，28 岁，有慢性萎缩性胃炎病史，经常腹泻、长期偏食，素食，近一年来，疲乏无力，食欲不振，头晕，心悸气短、逐渐消瘦、健忘易怒，入院后发现舌质绛红，成"牛肉舌"，肝脾轻度肿大，全身轻度水肿。

讨论：

1. 该患者疑似患有哪种疾病？

2. 如确诊，用哪种药物治疗？

案例答案

10-1-2

叶　　酸

叶酸（folic acid）属 B 族维生素，由蝶啶、对氨基苯甲酸和谷氨酸构成，广泛存在于动、植物性食物中，以酵母、肝及绿色植物中最多。正常人体每天需要量为 $50 \sim 100~\mu g$。

【作用】

吸收后的叶酸在体内经叶酸还原酶和二氢叶酸还原酶还原为有活性的四氢叶酸，作为一碳基团（如—CH_3、—CHO、=CH_2 等）的传递体，参与体内多种生化代谢，如嘌呤核苷酸与胸腺嘧啶脱氧核苷酸的合成，某些氨基酸如丝氨酸和甘氨酸的互变。叶酸缺乏时，上述代谢过程受阻，导致红细胞内的 DNA 合成障碍，细胞分裂增殖速度下降，细胞停留在幼稚阶段，出现巨幼红细胞性贫血。

【用途】

叶酸可用于治疗各种原因所致的巨幼红细胞性贫血，其中尤对营养性、妊娠期和婴儿期等巨幼红细胞性贫血疗效好，辅以维生素 B_{12}、维生素 B_6、维生素 C 可提高疗效。一般用药 $2 \sim 3$ 天症状得到改善，骨髓内巨幼红细胞消失；网织红细胞数于用药 $5 \sim 7$ 天达到高峰；血常规和骨髓象完全恢复正常约需 4 周。

对于叶酸对抗剂如甲氨蝶呤、乙胺嘧啶、甲氧苄啶等所致的巨幼红细胞性贫血，因二氢叶酸还原酶已被抑制，直接应用叶酸无效，须用甲酰四氢叶酸钙治疗。

对于恶性贫血、维生素 B_{12} 缺乏所致的巨幼红细胞性贫血，叶酸可改善血常规，但不能改善甚至可加重神经症状。

【不良反应与用药护理】

偶见过敏反应。长期服用时，有些患者可出现厌食、恶心、腹胀等胃肠道症状。大量服用时可引起黄色尿。

三、维生素 B_{12}

维 生 素 B_{12}

维生素 B_{12}（vitamin B_{12}）是一种广泛存在于动物内脏、牛奶、蛋黄中的含钴维生素，植物性食物中几乎不含维生素 B_{12}，人体所需维生素 B_{12} 都是从外界摄取的。维生素 B_{12} 必须与胃黏膜壁细胞分泌的内因子结合成复合物后，在回肠远端被吸收入血。胃黏膜萎缩患者内因子缺乏，口服无效，需肌内注射。

【作用与用途】

维生素 B_{12} 是神经髓鞘脂质合成所必需的物质，参与体内叶酸代谢，维生素 B_{12} 缺乏时，会引起叶酸缺乏症状，出现与叶酸缺乏相似的巨幼红细胞性贫血。

维生素 B_{12} 主要用于巨幼红细胞性贫血和恶性贫血，也可用于神经系统疾病如神经炎、神经萎缩、神经痛以及肝脏疾病、再生障碍性贫血的辅助治疗等。

【不良反应与用药护理】

（1）偶见变态反应，严重者可致过敏性休克，有过敏史者禁用。

（2）因食物可促进内因子分泌而增加吸收，故口服给药应嘱患者饭后服用。

第二节　促凝血药与抗凝血药

凝血和抗凝血是机体内存在的两个对立统一的生理功能。在正常情况下，二者维持着动态平衡，既保持了血管内血流的畅通，也有效地防止了出血。一旦凝血与抗凝血之间的动态平衡受到某些病理因素的影响而遭到破坏,就会出现出血或血栓形成,此时应选用促凝血药(coagulants)或抗凝血药(anticoagulants)加以纠正。凝血过程与纤溶系统见图10-2-1。

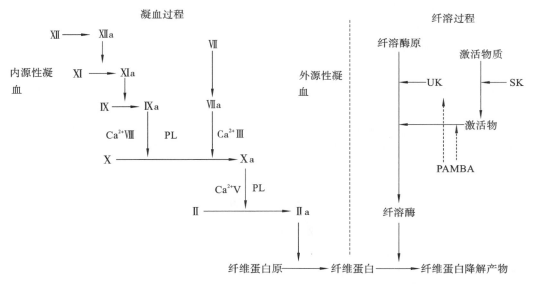

图 10-2-1　凝血过程与纤溶系统

一、促凝血药

促凝血药是一类通过影响血液凝固过程中的不同环节,而加速血液凝固过程或抑制纤溶过程,达到止血目的的药物。促凝血药按作用机制可分为促进凝血因子活性药、抗纤维蛋白溶解药、促进血小板生成药、作用于血管的促凝血药。

(一) 促进凝血因子生成药

维 生 素 K

维生素 K(vitamin K)包括维生素 K_1、K_2、K_3、K_4。维生素 K_1 主要来源于植物性食物(如菠菜、番茄),维生素 K_2 可由腐败食物产生及肠道内细菌合成,二者均为脂溶性维生素,需胆汁协助吸收,人工合成的维生素 K_3、维生素 K_4 均为水溶性,不需胆汁协助吸收。

【作用】

维生素 K 作为 γ-羧化酶的辅酶,参与肝脏合成凝血因子 Ⅱ、Ⅶ、Ⅸ、Ⅹ,促进这些凝血因子前体蛋白分子氨基末端谷氨酸的 γ-羧化作用,使这些因子具有活性,能与 Ca^{2+} 结合,再结合血小板磷脂,使血液凝固正常进行。缺乏维生素 K 可致上述凝血因子合成受阻,造成凝血障碍,引起出血。

【用途】

1. 用于维生素 K 缺乏引起的出血　如阻塞性黄疸、胆瘘、慢性腹泻所致的出血,早产儿、新生儿出血等。

2. 用于某些药物中毒　如香豆素类与水杨酸类过量所致凝血酶原过低而引起的出血。

3. 预防维生素 K 缺乏　长期口服广谱抗生素类药物所致的维生素 K 缺乏症。

4. 用于缓解平滑肌痉　维生素 K_1 和 K_3 肌注具有解痉、止痛作用,可缓解胆绞痛。

【不良反应】

维生素 K_1 静注过快可出现面部潮红、出汗、胸闷、血压下降甚至虚脱;维生素 K_3、维生素 K_4 刺激性强,口服可引起恶心、呕吐等胃肠反应;较大剂量 K_3、维生素 K_4 可致新生儿、早产儿溶血性贫血、高胆红素血症及黄疸。对缺乏葡萄糖-6-磷酸脱氢酶的患者,可诱发急性溶血性贫血。

129

【用药护理】

1. 注意药物的相互作用 ①静注前用 0.9% 氯化钠注射液或葡萄糖注射液稀释,不可用其他溶液稀释。②考来烯胺可减少维生素 K 从胃肠道吸收,降低其疗效。③双香豆素类药物和水杨酸类药物可拮抗维生素 K 的作用。④广谱抗生素能抑制肠内细菌产生维生素 K。

2. 用药指导与正确给药 ①告知患者饭后服用可减轻对胃肠的刺激。②维生素 K 对光敏感,稀释后立即注射,滴注时应避光,缓慢静滴,并严密监护患者的血压、体温、脉搏及心率。

3. 密切观察用药后反应 ①维生素 K 毒性较低,但维生素 K 静脉注射过快可出现面部潮红、出汗、胸闷、支气管痉挛、血压剧降,一般以肌内注射为宜,或控制静脉注射速度。维生素 K_3 和维生素 K_4 可引起胃肠道反应,如恶心、呕吐等,较大剂量对新生儿、早产儿可致溶血和高铁血红蛋白血症。②应定期测定凝血酶时间,以调整用量和给药次数,并观察有无血栓形成的症状和体征,如发生血栓,可口服香豆素类解救。

凝 血 酶

凝血酶(thrombin)是从猪、牛血中提取获得的白色或微黄色冻干粉末,易溶于生理盐水。凝血酶能促进纤维蛋白原转变为纤维蛋白,从而发挥止血作用。此外,还有促进上皮细胞的有丝分裂,加速创伤愈合作用。临床上用于微血管止血及实质性脏器出血的止血。本药只能局部应用,不能静脉、肌内或皮下注射,否则可导致血栓、局部组织坏死。使用时应现配现用,因溶解状态下凝血酶容易失去活性。

(二)抗纤维蛋白溶解药

氨甲苯酸(PAMBA 止血芳酸)、氨甲环酸(AMCHA 凝血酸)。

氨甲苯酸和氨甲环酸作用相似,但氨甲环酸作用强于氨甲苯酸,止血效果好。

【作用】

二者均能抑制纤溶酶原激活因子,使纤溶酶原不能被激活为纤溶酶,从而抑制纤维蛋白的降解,产生止血作用。

【用途】

主要用于纤溶酶活性亢进引起的出血,如肺、肝、脾、前列腺、甲状腺及产后出血,还可用于链激酶和尿激酶过量引起的出血及弥散性血管内凝血(DIC)后期。

【不良反应】

氨甲苯酸副作用少;氨甲环酸可透过血脑屏障,导致头痛、头晕、嗜睡及恶心、呕吐等反应。用量过大可引起血栓,并诱发心肌梗死。

【用药护理】

1. 注意药物的相互作用 ①用 0.9% 氯化钠注射液成 5% 葡萄糖注射液 10～20 ml 稀释后缓慢注射。②不宜与苯唑西林、口服避孕药同时服用。

2. 用药指导 禁用于血栓栓塞病史者、即将分娩的孕妇及肾功能不全者。

3. 密切观察用药后反应 定期测定凝血酶时间,以调整用量和给药次数,并观察有无血栓形成的症状和体征。

(三)促进血小板生成药

酚 磺 乙 胺

酚磺乙胺(etamsylate,止血敏)能增加血小板的数量并增强其黏附功能和聚集性,促进血小板释放凝血活性物质,缩短凝血时间,加速血块收缩。酚磺乙胺还可增加毛细血管抵抗力,降低其通透性,减少血浆渗出。适用于手术出血过多、脑出血、胃肠道出血、泌尿系统出血、鼻出血及血小板减少性紫癜及过敏性紫癜等。毒性低,偶见变态反应。有血栓病史者慎用。

（四）作用于血管的促凝血药

垂体后叶素

垂体后叶素(pituitrin)从牛、猪垂体后叶中提取,含缩宫素及加压素两种成分。加压素能使血管收缩,特别是内脏血管,适用于肺咯血、肝硬化食管静脉曲张破裂出血、产后大出血等。本类药物需静脉注射给药,注射过快可出现面色苍白、心悸、胸闷、腹痛等表现,故注射时应缓慢,如有上述症状应停药。高血压、冠心病、心功能不全及肺源性心脏病患者禁用。

二、抗凝血药

抗凝血药是指通过影响凝血过程或促进纤溶过程中的不同环节而阻止血液凝固的药物。

案例引导

周某,女,49 岁,主诉:间断胸痛、胸闷气短 8 年,再发 20 天。

病史:患者于 8 年前无明显诱因间断出现胸痛、胸闷、气短不适。

体格检查:T 36.5 ℃,P 72 次/分,R 19 次/分,BP 140/70 mmHg。

诊断:冠心病、初发劳力型心绞痛 3 级(CCS 分级)。

处方:阿司匹林肠溶片,氯吡格雷片,复方丹参滴丸,依诺肝素钠注射液,酒石酸美托洛尔片,瑞舒伐他汀钙片,泮托拉唑肠溶胶囊。

讨论:

1. 请分析此处方。

2. 有哪些注意事项?

案例答案
10-2

（一）体内、体外抗凝血药

肝　素

肝素(heparin)是由 Mclean 在 1916 年从肝内发现的并由此而得名。药用制剂主要是从猪小肠黏膜或牛肺脏中提取的,是一种黏多糖硫酸酯,带有大量负电荷,呈强酸性。

【体内过程】

肝素是大分子物质,不易通过细胞膜,口服无效。肌内注射易引起血肿,皮下注射血药浓度低,故常静脉给药,主要在肝脏内经肝素酶代谢为低抗凝活性的尿肝素,部分可经肾脏排泄。

【作用】

1. 抗凝作用　体内、体外均具有抗凝作用,作用迅速而强大。静注 10 min 起效,维持 3～4 h。肝素是通过增强抗凝血酶Ⅲ(antithrombin,ATⅢ)的抗凝作用而发挥作用的。ATⅢ是体内作用缓慢的生理性抗凝物质,可使以丝氨酸为活性中心的凝血因子Ⅱa、Ⅸa、Ⅹa、Ⅺa 和Ⅻa 失去活性而发挥作用。肝素通过其酸性基团与 ATⅢ的碱性赖氨酸残基结合,生成肝素 ATⅢ复合物。随后,ATⅢ精氨酸反应中心构象发生变化,易与上述凝血因子活性中心丝氨酸残基结合,抗凝作用加速。肝素可加速这一反应达 4 倍以上。

2. 抗动脉粥样硬化作用　与肝素的调血脂、保护动脉内皮、抗平滑肌细胞增殖等有关。

3. 其他作用　如抗感染、降低血液黏度等。

【用途】

1. 防治血栓栓塞性疾病 如肺血栓、脑栓塞、心肌梗死及深部静脉血栓等,可防止血栓的形成和扩大,但对已形成的血栓无溶解作用。

2. 治疗弥散性血管内凝血（DIC） 早期应用能避免纤维蛋白和凝血因子耗竭,可防止继发性出血。

3. 体外抗凝血 如心脏手术的体外循环、血液透析、心导管检查、器官移植、断肢再植等。

【不良反应】

过量可致自发性出血,表现为黏膜出血（血尿、消化道出血）、关节积血和伤口出血等;长期用药可致脱发、骨质疏松和自发性骨折;少数患者可引起血小板减少症。

【用药护理】

1. 注意药物的相互作用 ①与吲哚美辛、阿司匹林、双嘧达莫等药物合用时可增加出血危险。②氯丙嗪、四环素、庆大霉素、多黏菌素、链霉素、头孢菌素、抗组胺药等碱性药物禁与肝素合用。

2. 用药指导与正确给药 ①用药前询问用药史及过敏史。②有出血倾向、不能控制的活动性出血、外伤或胃及十二指肠溃疡、严重肝肾功能不全、孕妇、肝素过敏者禁用。③肝素不采用肌内注射,因刺激性较大,易发生血肿。静脉注射或静脉滴注肝素时,应单独使用静脉通道注射肝素,若需注入其他药物,要先用生理盐水冲净通道内药液再给其他药物。

3. 密切观察用药后反应 ①注意观察患者的变态反应,如出现皮肤瘙痒、寒战、发热,应立即就诊,进行对症处理。②定期检测出血时间和凝血时间。③密切观察患者出血情况,如有无血尿、呕血、牙龈或口腔出血、黑便、淤斑等情况。④肝素为高危药品,使用时严密观察生命体征,如有无血压下降、脉快和呼吸急促等情况,应及时报告就诊。

（二）体内抗凝血药

香豆素类药物是一类含有 4-羟基香豆素基本结构的物质。香豆素类为口服抗凝血药,主要有双香豆素（dicoumarol）、华法林（warfarin）和醋硝香豆素（acenocoumarol）等。它们的作用基本相同。

【作用】

本类药物结构与维生素 K 相似,可竞争抑制维生素 K 的作用,导致肝脏产生无凝血活性的Ⅱ、Ⅶ、Ⅸ、Ⅹ因子,从而发挥其抗凝效应。因对已合成的凝血因子无作用,需待原有的凝血因子耗竭后才发挥作用,故作用起效慢,12～24 h 才生效,维持时间可达 3～5 天,主要在肝内代谢,由肾排出。体外无抗凝作用。

【用途】

防治血栓栓塞性疾病,可防止血栓形成与发展,对急性血栓形成者,应先用肝素治疗后再用本药。预防术后血栓形成,主要用于心脏更换人工瓣膜、风湿性心脏病、髋关节固定后等。

【不良反应】

用量过大可引起自发性出血。常见鼻出血、内脏出血、牙龈出血及皮肤淤斑,严重时可导致颅内出血。

【用药护理】

用药期间密切观察,出血严重者应立即停药,并用大量维生素 K 对抗,必要时立即输新鲜血液或补充凝血因子控制。定期检测凝血酶原时间。术后 3 天、孕乳期妇女、有出血性疾病及肝功能不全者禁用。

（三）体外抗凝血药

枸 橼 酸 钠

【作用】

枸橼酸钠（sodium citrate,柠檬酸钠）的抗凝作用是由于枸橼酸离子能与血中 Ca^{2+} 结合形成难解离的可溶性络合物,使血钙浓度降低,血凝过程受阻而产生。药物仅在体外有抗凝作用,因为枸橼酸离子在体内及时被氧化,无络合 Ca^{2+} 的作用。

【用途】

仅用于体外血液的保存,防止血液凝固,输血时每 100 ml 全血加入输血用枸橼酸的注射液 10 ml。

【不良反应与用药护理】

输血速度过快或大量输血(超过 1000 ml),机体不能及时氧化枸橼酸离子,可引起受血者血钙浓度降低,发生手足抽搐、心功能不全、血压降低等,新生儿及婴幼儿更易发生。可静注钙盐解救。

三、溶栓药

溶栓药(thrombolytic drugs)是一类能增强纤溶过程功能的药物。对已形成的纤维蛋白有溶解作用,故又称为纤维蛋白溶解药物(fibrinolytic)。

链 激 酶

链激酶(streptokinase,SK,溶栓酶)是从溶血性链球菌培养液中提取的一种蛋白质。现已可用基因重组方法制备,称为重组链激酶(recombinant streptokinase,rSK)。

【作用与用途】

链激酶可与纤溶酶原结合形成复合物,激活纤溶酶原转化为纤溶酶,促纤维蛋白溶解。对新形成的血栓溶栓效果好,而对形成已久且已老化的血栓效果差,主要用于急性血栓栓塞性疾病,如急性肺血栓、深部静脉栓塞及心肌梗死早期治疗,需早期应用,血栓形成不超过 6 h 时疗效最佳。

【不良反应】

少数人有皮疹、药热等变态反应,用药前询问过敏史。出血性疾病、活动性溃疡、严重高血压及近期使用过肝素或华法林等抗凝药的患者禁用。

【用药护理】

定期做凝血酶原时间测定,出现严重出血者,可用 6-氨基己酸或氨甲苯酸对抗。本类药应冷藏保存,现配现用,溶解后超过 24 h 会失去活性。

尿 激 酶

【作用与用途】

尿激酶(urokinase,UK)是从人尿中分离提取的一种糖蛋白,亦可由人肾细胞合成。无抗原性、不易引起变态反应。尿激酶能直接激活纤溶酶原,使之转变为纤溶酶,发挥溶解血栓的作用。主要治疗血栓栓塞性疾病,如急性肺栓塞、心肌梗死早期、脑栓塞、深静脉血栓等,尤其适用于链激酶过敏者,是目前国内应用最广泛的溶栓药。

【不良反应】

主要为出血,表现为皮肤、黏膜出血,血尿,咯血等。偶致变态反应。

【用药护理】

用药期间定期检查凝血时间和凝血酶原时间,如发生出血,可静脉注射氨甲苯酸等药物解救。尿激酶溶解后应立即使用,不得用酸性溶液稀释,以免药效下降。已配制的注射液在室温(25 ℃)下放置不能超过 8 h,冰箱内(2~5 ℃)不可超过 48 h。

四、抗血小板药

阿 司 匹 林

阿司匹林(aspirin)小剂量(40~80 mg)抑制血小板聚集和显著减少 TXA_2 水平,防止血栓形成。

小剂量长期运用可预防慢性稳定型心绞痛,可用于心肌梗死的一级和二级预防,脑梗死、脑卒中或短暂脑缺血发作后脑梗死的二级预防等。

利 多 格 雷

利多格雷(ridogrel)是 TXA_2 的合成酶抑制剂,拮抗 TXA_2 受体,对血小板血栓和冠状动脉血栓的作用比阿司匹林有效。不良反应轻,易耐受。

氯 吡 格 雷

氯吡格雷(clopidogrel)是第二代 ADP 受体阻断剂。主要特点是抗血小板,不良反应轻,偶发中性粒细胞减少和血小板减少。起效较慢,个体差异大,是目前最常用的抗血小板药,主要不良反应是胃肠道反应。

双 嘧 达 莫

双嘧达莫(dipyridamole,潘生丁,persantin)可抑制血小板聚集,防止血栓形成和发展。临床上常与口服抗凝药华法林合用,预防心脏手术后血栓形成。单独作用弱,常与阿司匹林合用。

噻 氯 匹 定

噻氯匹定(ticlopidine)特异性干扰 ADP 介导的血小板活化,不可逆抑制血小板聚集和黏附。用于预防脑血管、心血管及外周血管血栓栓塞性疾病。常见恶心、腹部不适等消化道反应和荨麻疹、皮疹等过敏反应。可引起骨髓抑制,偶见胆汁淤积性黄疸。有近期出血病史、活动性溃疡、白细胞或血小板减少者禁用,孕妇慎用。

第三节 血容量扩充药

大量失血或失血浆会引起血容量降低,导致休克,迅速补足血容量是防治低血容量性休克的基本疗法,等渗葡萄糖盐水维持时间短暂,血液制品如全血、血浆等来源受限,而人工合成的血容量扩充剂(血浆代用品)则具有作用持久、无毒、无抗原性等优点。

右 旋 糖 酐

右旋糖酐(dextran)是葡萄糖的高分子聚合物,根据其分子量,可分为中分子右旋糖酐 70、低分子右旋糖酐 40、小分子右旋糖酐 10。扩充血容量的右旋糖酐分子量较大,静脉滴注后不易渗出血管,可提高血浆渗透压。

【作用与用途】

1. 扩充血容量　能保持血液中水分及将组织细胞外液中的水分吸收入血,迅速扩充血容量。作用强度随分子量的减小而降低,维持时间也随之变短。中分子、低分子右旋糖酐用于低血容量性休克,如急性失血、创伤和灼伤性休克。

2. 改善微循环　右旋糖酐分子可覆盖于红细胞表面,使红细胞膜外的负电荷增加,进而产生红细胞的互相排斥现象而使其不易聚集,又由于右旋糖酐可增加血容量及稀释血液,所以右旋糖酐可改善微循环。临床上可用于感染性休克的治疗,低分子和小分子右旋糖酐的疗效较明显。

3. 抗凝血　右旋糖酐分子可覆盖于血小板表面,使之互相排斥而不易聚集,防止血栓形成。临床上可用于治疗血栓形成性疾病,如心肌梗死、脑血栓形成、视网膜动静脉血栓形成及弥散性血管内凝血等。低分子和小分子右旋糖酐的抗凝效果较好。

4. 利尿作用　低分子和小分子右旋糖酐分子量较小,可快速由肾小球滤过,在肾小管内不被重吸收,发挥渗透性利尿作用。临床上用于防治急性肾衰竭。小分子右旋糖酐作用更强。

【不良反应与用药护理】

偶见过敏反应,如发热、荨麻疹等,极个别的有血压下降、呼吸困难等严重反应。用药前取 0.1 ml 做皮内试验。静脉滴注开始宜缓慢,可扩充血容量,增加心脏负担,对心功能不全患者要慎用。血小板减少症及有出血性疾病患者禁用羟乙基淀粉(hetastarch)。羟乙基淀粉为高分子胶体物质,静注后可扩充血容量,改善血流动力学,作用可维持 24 h 或以上。用于各种原因引起的血容量不足。少数患者可出现过敏反应,表现为眼睑水肿、荨麻疹及哮喘等。

（房　宇）

在线答题

Note

第十一章　激素类药物

学习目标

掌握:糖皮质激素、甲状腺激素、胰岛素、缩宫素的作用、用途、不良反应与用药护理。

熟悉:口服降糖药的作用和用途;子宫兴奋药的分类和作用特点。

了解:性激素类药和口服避孕药的作用部位和作用机制。

第一节　肾上腺皮质激素类药

案例引导

患者,女,50岁,每年冬季出现咳嗽,咳痰,痰液呈白色泡沫状或为黏痰,近日来,常出现呼吸困难而就医,诊断为喘息性慢性支气管炎。遵医嘱气雾吸入倍氯米松,每次100 μg,一日2~3次。

讨论:

1. 该患者使用的倍氯米松为什么可以治疗喘息性慢性支气管炎?

2. 不同疾病用糖皮质激素的用法与疗程是否相同?

肾上腺皮质激素是肾上腺皮质分泌的各种激素的总称,属甾体类化合物,包括盐皮质激素、糖皮质激素及少量的性激素。肾上腺皮质激素类药是指与肾上腺皮质激素生物活性相似的一类药物,临床应用的主要是糖皮质激素类药。

一、糖皮质激素类药

内源性糖皮质激素主要是可的松和氢化可的松,目前临床应用的多为人工合成的糖皮质激素类衍生物,常用药物有如下几种类型:①短效类,如可的松和氢化可的松;②中效类,如泼尼松、泼尼松龙、甲泼尼龙和曲安西龙;③长效类,如地塞米松和倍他米松;④外用类,如氟氢可的松和氟轻松(表11-1-1)。

表 11-1-1　常用糖皮质激素药物分类及作用比较

	药物	水盐代谢（比值）	抗炎作用（比值）	等效剂量/mg
短效	氢化可的松	1.0	1.0	20
	可的松	0.8	0.8	25
中效	泼尼松	0.3	4.0	5
	泼尼松龙	0.3	4.0	5
	甲泼尼龙	0	5.0	4
	曲安西龙	0	5.0	4
长效	地塞米松	0	30	0.75
	倍他米松	0	25～35	0.6
外用	氟氢可的松	125	12	—

【作用】

糖皮质激素的作用非常广泛,且随剂量的不同而异。在正常的生理状态下所分泌的糖皮质激素主要影响物质代谢。当超出生理剂量时,还具有抗炎、抗毒素、免疫抑制和抗休克等重要药物作用。

1. 抗炎作用　糖皮质激素具有强大的抗炎作用,能对抗各种原因（物理、化学、生物、免疫等）所引起的炎症反应,并对炎症各阶段具有抑制作用。在炎症早期降低毛细血管的通透性,减轻渗出、水肿,同时可抑制白细胞浸润及吞噬反应,从而改善红、肿、热、痛症状;在炎症后期和慢性炎症时期能抑制毛细血管和成纤维细胞的增生,抑制胶原蛋白、黏多糖及肉芽组织生成,防止黏性及瘢痕形成,减轻后遗症。

2. 免疫抑制作用　糖皮质激素对免疫过程的许多环节均有抑制作用。小剂量主要抑制细胞免疫,大剂量可抑制体液免疫。其抗炎和免疫抑制作用可减轻免疫性炎症反应,但不能增强机体的防御能力,也不能消除抗原物质。

3. 抗毒素作用　糖皮质激素能提高机体对细菌内毒素的耐受力,减轻细菌内毒素对机体的损害,并减少内源性热原的释放,在感染中毒时有解热和缓解毒血症的作用,但不能破坏细菌内毒素,对细菌外毒素无作用。

4. 抗休克作用　超大剂量的糖皮质激素广泛用于各种休克。其抗休克机制如下:①稳定溶酶体膜,减少心肌抑制因子的形成;②降低血管对缩血管活性物质的敏感性,使微循环血流动力学恢复正常,改善微循环;③直接兴奋心脏,增强心肌收缩力、增加心输出量、扩张痉挛血管、增加肾血流量;④糖皮质激素的抗炎、抗毒素、免疫抑制作用均有利于控制、缓解休克症状。

5. 对代谢的影响

（1）糖代谢:增加肝糖原、肌糖原含量,减少糖的分解利用,升高血糖并产生尿糖。

（2）蛋白质代谢:促进肝外蛋白质分解,抑制蛋白质合成,久用可致生长缓慢、皮肤变薄、肌肉萎缩、淋巴组织萎缩和伤口愈合迟缓等。

（3）脂肪代谢:促进脂肪分解,抑制其合成。久用能增高血胆固醇含量,并激活四肢皮下脂酶的活性,使四肢脂肪减少,还使脂肪重新分布于面、胸、背、臀部,形成向心性肥胖。

（4）水和电解质代谢:有较弱的盐皮质激素样作用,长期使用可导致水钠潴留、低血钾;并减少小肠对钙的吸收,促进尿钙排泄,引起低血钙,长期使用可致骨质疏松。

6. 对血液与造血功能的影响　糖皮质激素可刺激骨髓造血功能,使红细胞、血小板、中性粒细胞,血红蛋白和纤维蛋白原含量增加,使淋巴细胞、单核细胞、嗜酸性粒细胞数降低。

7. 其他作用

(1) 对中枢神经系统的影响:能提高中枢神经的兴奋性,可致欣快感、失眠、激动等,偶可诱发精神障碍和癫痫,大剂量可诱发儿童惊厥。

(2) 对消化系统的影响:促进胃酸、胃蛋白酶的分泌,可提高食欲,促进消化,大剂量或长期应用可诱发或加重消化性溃疡。

【用途】

1. 替代疗法　用于急、慢性肾上腺皮质功能减退症,腺垂体功能减退症及肾上腺次全切除后的补充治疗。

2. 治疗严重感染　主要用于中毒性感染或伴有休克者,如中毒性菌痢、暴发性流脑、中毒性肺炎、重症伤寒及败血症等的治疗,可帮助患者迅速度过危险期。但糖皮质激素并无抗菌或抗病毒作用,在抗炎同时也降低了机体的防御能力,有可能引起感染加重或扩散,所以必须在合用足量有效的抗菌药物的前提下才能使用。病毒和真菌感染一般不宜选用糖皮质激素,但对于严重传染性肝炎、流行性乙型脑炎等危及生命的病毒感染也可酌情使用以缓解症状。

3. 防止某些炎症后遗症　对于某些重要器官或关键部位的炎症,如脑膜炎、胸膜炎、心包炎、风湿性心瓣膜炎、损伤性关节炎、睾丸炎、烧伤以及眼部感染等,早期使用糖皮质激素可防止或减轻炎症损害,避免黏性、瘢痕等后遗症的产生。

4. 治疗自身免疫性疾病、过敏性疾病和器官移植排斥反应

(1) 治疗自身免疫性疾病:如严重风湿热、类风湿关节炎、自身免疫性贫血、肾病综合征和系统性红斑狼疮等疾病使用糖皮质激素后可缓解症状,但不能根治,一般采用综合疗法,不宜单用。

(2) 治疗过敏性疾病:如荨麻疹、花粉症、血清病、血管神经性水肿、过敏性鼻炎、支气管哮喘等,可利用糖皮质激素的抗炎、免疫抑制等作用缓解症状。

(3) 用于器官移植排斥反应:糖皮质激素可抑制异体器官移植后的排斥反应,与环孢素等免疫抑制剂合用疗效更佳。

5. 治疗各种休克　糖皮质激素可以用于各种原因引起的休克。对感染性休克,在合用足量有效的抗菌药物的同时,可及早、短时间内突击使用大剂量糖皮质激素;对过敏性休克,首选肾上腺素,严重者可合用糖皮质激素;对心源性休克和低血容量性休克,需结合病因治疗。

6. 治疗血液系统疾病　可用于急性淋巴细胞性白血病、血小板减少症、过敏性紫癜及再生障碍性贫血等,但停药后易复发。

7. 其他　对接触性皮炎、湿疹、肛门瘙痒、银屑病等皮肤病局部应用可缓解症状,但严重病例仍需配合全身用药。还可用于某些恶性肿瘤、发热等的治疗。

【不良反应】

1. 长期大剂量使用引起的不良反应

(1) 类肾上腺皮质功能亢进综合征:又称医源性肾上腺皮质功能亢进症,也称库欣综合征,因大剂量外源性糖皮质激素可引起糖、脂肪、蛋白质和水盐代谢紊乱,表现为满月脸、水牛背、向心性肥胖、皮肤变薄、肌肉萎缩、痤疮、多毛、水肿、高血压、低血钾、高血糖等。停药后一般可自行消退,必要时采取对症治疗。用药期间应采用低盐、低糖、高蛋白质饮食,必要时可加用氯化钾以及应用抗高血压药、降血糖药。

(2) 诱发或加重感染:糖皮质激素可降低机体防御能力,长期应用可诱发感染或使体内潜在感染病灶扩散,特别是原有疾病已使抵抗力降低的患者更容易产生,还可使原来静止的结核病灶扩散、恶化。必要时可合用抗菌药物。

(3) 诱发或加重消化性溃疡:糖皮质激素能刺激胃酸、胃蛋白酶分泌,同时抑制胃黏液分泌,降低胃黏膜的抵抗力,故可诱发或加重胃、十二指肠溃疡,甚至造成消化道出血或穿孔。

（4）心血管系统并发症：长期应用可引起高血压和动脉粥样硬化等，与其引起的水钠潴留使血容量增加和血清胆固醇含量升高有关。

（5）骨质疏松：糖皮质激素抑制骨蛋白合成，增加钙、磷排泄引起骨质疏松，严重者可出现自发性骨折，股骨头坏死。

（6）糖尿病：长期应用超生理剂量糖皮质激素者可引起糖代谢紊乱，这类糖尿病对降血糖药敏感性差，所以应在控制原发病的基础上，尽量减少糖皮质激素的用量，做好停药准备。如不能停药，应酌情给予口服降糖药或注射胰岛素。

（7）其他：诱发精神失常和癫痫发作；引起肌肉收缩、伤口愈合迟缓；影响儿童发育；升高眼压；引起胎儿畸形。

2. 停药反应

（1）医源性肾上腺皮质功能不全：长期大剂量使用外源性糖皮质激素会反馈性抑制垂体 ACTH 的分泌，使肾上腺皮质萎缩或功能不全。当突然停药或减量过快时，可能出现恶心、呕吐、肌无力、低血糖等肾上腺皮质功能不全症状，在合并感染、手术、创伤等应激情况时甚至可出现肾上腺危象。故长期应用糖皮质激素者应逐渐减量，缓慢停药；停药前后可使用 ACTH 促进肾上腺皮质功能的恢复；停药后一年内如遇应激情况应给予糖皮质激素。

（2）反跳现象：长期大剂量使用糖皮质激素，若突然停药或减量太快，可出现原有症状的复发或加重，其产生原因可能与患者对激素产生了依赖或病情尚未完全控制有关，可加大剂量再行治疗，待症状缓解后再逐渐减量、停药。

糖皮质激素类药禁用于抗菌药物不能控制的病毒或真菌感染、活动性结核病、严重高血压、充血性心力衰竭、糖尿病、骨折或创伤修复期、新近胃肠吻合术、角膜溃疡、精神病或癫痫病史、消化性溃疡、肾上腺皮质功能亢进症、孕妇等。当禁忌证和适应证同时存在时，若适应证病情危急，可适当使用，当危急情况过后应尽早停药或减量。

【用法和疗程】

1. 大剂量突击疗法　用于严重感染及各种休克，短期内给予大剂量糖皮质激素，常选用氢化可的松、地塞米松，疗程不超过 3 天。

2. 一般剂量　长疗程疗法用于结缔组织、肾病综合征、顽固性支气管哮喘、淋巴细胞性白血病等慢性病，常选用泼尼松口服，产生疗效后，逐渐减量至最低维持量，维持数月。

3. 小剂量替代疗法　用于慢性肾上腺皮质功能不全、腺垂体功能减退及肾上腺皮质次全切除术，宜应用氢化可的松或可的松，每日给予生理需要量。

4. 隔日疗法　根据糖皮质激素分泌的昼夜节律性，可将两日总药量隔日早晨 7:00—8:00 一次顿服，称为隔日疗法。在体内内源性糖皮质激素分泌高峰期给药，可最大限度地降低对肾上腺皮质功能的抑制，减轻长期用药引起的不良反应。

【用药护理】

1. 用药前沟通　①了解患者既往病史，如是否有高血压、糖尿病、精神障碍、癫痫、消化性溃疡等，近期是否用过糖皮质激素等。②因治疗目的不同，糖皮质激素的用法和疗程也不同，应正确指导患者严格按照合适的剂量和疗程使用。③评估有无禁忌证，特殊人群如严重的精神障碍（过去或现在）患者和癫痫，活动性消化性溃疡，妊娠早期，药物不能控制的感染如水痘、麻疹、真菌感染等禁用。④肝功能不全患者宜选用氢化可的松和泼尼松龙。⑤肌内注射时应采取臀大肌深部注射，不可做皮下注射，静脉滴注的速度宜缓慢。

2. 用药后护理　①用药期间注意观察患者病情变化，定期测量血压、体重，记录液体入量等。②用药期间给予患者饮食指导，宜采用低盐、低糖、低脂和高蛋白质饮食，多吃富含钾的食物，注意补充维生素 D 和钙剂。③药物不良反应的监护，如胃痛、便血、牙龈出血、月经量过多、紫癜、眩晕、耳鸣等症状出现时应及时通知医生,采取应对措施,若出现困倦、头晕等,应避免驾驶或高空作业。④肌内注射应经常更换注射部位,以免局部肌肉萎缩。⑤嘱患者切不可擅自突然停药或减量过快,避免反跳现象发生。停药后,如遇紧急情况,应及时补充足量糖皮质激素。⑥对向心性肥胖患者做好心理疏导,告知患者停药后可自行消退。⑦用药期间不宜进行疫苗接种。

3. 用药护理评价 使用本药后,患者病情缓解或稳定,则说明药物起效。在本药起效后,应根据不同的用法调整治疗方案,适当减量。在长期使用糖皮质激素治疗过程中,遇下列情况之一者,应撤去或停用糖皮质激素:①维持量已减量至正常基础需要量,如泼尼松每日 $5.0\sim7.5$ mg,经过长期观察,病情已稳定不再活动者;②因治疗效果差,不宜再用糖皮质激素,应改药者;③因严重不良反应或并发症,难以继续用药者。

二、盐皮质激素类药

盐皮质激素类药主要有醛固酮(aldosterone)和去氧皮质酮(desoxycorticosterone)。其中醛固酮可调节机体水盐代谢,促进肾远曲小管和集合管对钠、水的重吸收和钾的排出,即保钠排钾作用,对糖代谢影响比较小,在维持机体的电解质平衡方面有重要作用。其分泌主要受肾素-血管紧张素系统、血钾及血钠水平的调节。

去氧皮质酮具有类似醛固酮的作用,可用于原发性肾上腺皮质功能减退症的替代治疗,补充机体盐皮质激素分泌的不足,维持正常水和电解质平衡。

三、促皮质素及皮质激素抑制药

1. 促肾上腺皮质激素

促肾上腺皮质激素(adrenocorticotropic hormone,ACTH)是由垂体前叶嗜碱性粒细胞合成、分泌的促进肾上腺皮质激素和维持肾上腺正常形态和功能的重要激素,它的合成和分泌受下丘脑促皮质激素释放激素的调节。

药用 ACTH 是从家畜腺垂体中提取的多肽制剂,口服后在胃内被胃蛋白酶破坏而失效,只能注射给药。一般给药后 2 h,肾上腺皮质才开始分泌氢化可的松。临床上主要用于 ACTH 兴奋试验以判断肾上腺皮质储备功能,诊断脑垂体前叶-肾上腺皮质功能水平及防治因长期使用糖皮质激素类药引起的肾上腺皮质萎缩和功能减退。易导致过敏反应,故现已少用。

2. 皮质激素抑制药

美 替 拉 酮

美替拉酮(metyrapone)为 11β-羟化酶抑制剂,能抑制皮质醇的生物合成,导致体内内源性糖皮质激素减少,并能反馈性促进 ACTH 分泌。可用于库欣综合征的鉴别诊断(美替拉酮试验)以及库欣综合征的治疗。

米 托 坦

米托坦(mitotane)可选择性作用于肾上腺皮质束状带和网状带细胞,使其萎缩、坏死,使血液中氢化可的松及其代谢产物迅速减少,但不影响球状带细胞,醛固酮分泌不受影响。用于不能手术切除的肾上腺皮质恶性肿瘤及皮质恶性肿瘤术后的辅助治疗。

第二节 甲状腺激素和抗甲状腺激素

案例引导

　　患者,男,40 岁,常感饥饿,食欲大增,身材日渐消瘦,常有心悸、怕热、口渴、疲乏、大便次数增多等现象。今晨突然手脚发抖、倒地不起,紧急就医,诊断为甲状腺功能亢进症(甲亢)。医嘱给予甲硫氧嘧啶和普萘洛尔联合治疗,持续用药 3 个月症状得以改善,但出现了咽喉肿痛。

　　讨论:

　　1. 为什么甲硫氧嘧啶合用普萘洛尔可以治疗甲亢?

　　2. 用药 3 个月后,为何出现了咽喉肿痛?

案例答案
11-2

　　甲状腺激素是甲状腺合成、储存和分泌的一种激素,包括 T_4(又称四碘甲状原氨酸,thyroxine)和 T_3(又称三碘甲状腺原氨酸,triiodothyronine),它们都是由甲状腺球蛋白上的酪氨酸经碘化、缩合而形成的含碘氨基酸,其中 T_4 约占总量的 90%,T_3 分泌量少,但其活性比 T_4 大 5 倍。T_4 在外周脱碘可转变为 T_3。甲状腺激素合成和分泌由下丘脑-腺垂体调控,当血中 T_4 和 T_3 的浓度过高时又可对下丘脑及腺垂体产生反馈作用。甲状腺激素可通过胎盘屏障,少量经乳汁排泄、妊娠和哺乳期妇女慎用。

一、甲状腺激素类药

　　甲状腺激素类药主要包括动物甲状腺经脱脂、干燥、研碎制得的甲状腺片(thyroxine),以及人工合成的左甲状腺素(left thyroid)和碘塞罗宁(liothyronine)。

　　【作用】

　　1. 维持正常生长发育　甲状腺激素能促进蛋白质合成、骨骼生长及神经系统的发育,此作用在出生后最初的 4 个月最为明显。甲状腺功能低下时,小儿可致呆小症(克汀病),表现为身材矮小、肢体粗短、智力发育低下;成人可引起黏液性水肿,表现为中枢神经兴奋性降低、记忆力减退等。T_4 和 T_3 还可加速胎儿肺的发育,新生儿呼吸窘迫综合征常与 T_4、T_3 不足有关。

　　2. 促进代谢　甲状腺激素能促进蛋白质、糖、脂类代谢,加速物质氧化,增加耗氧量和产热量,提高基础代谢率。患者甲状腺功能亢进时会出现饥饿、怕热、出汗、多食、多便、消瘦等症状。

　　3. 提高交感神经系统的敏感性　甲状腺激素可明显提高机体对儿茶酚胺的敏感性。过量或甲状腺功能亢进时,出现心率加快、血压升高等症状。

　　【用途】

　　1. 呆小症　确诊后应尽早用药,婴幼儿时期(出生后 3 个月内)越早治疗越好,若尽早治疗,发育可基本正常。若治疗过晚,躯体虽可发育正常,但智力仍然低下。

　　2. 治疗黏液性水肿　服用甲状腺片一般从小剂量开始,逐渐增大至足量。可消除水肿、脉缓、困倦等症状。

　　3. 治疗单纯性甲状腺肿　服用甲状腺片,既可补充内源性的不足,又能负反馈抑制促甲状腺激

Note

素(TSH)的分泌,以缓解甲状腺组织代偿性增生肥大。

【不良反应】

甲状腺激素过量时可引起甲状腺功能亢进症,表现为基础代谢率增高、心悸、多汗、发热、体重下降、急躁、失眠、神经过敏、手指震颤等,严重者可出现腹泻、呕吐、发热、脉搏快而不规则等。老年人及有心血管疾病的人易诱发心律失常、心绞痛、心力衰竭、心肌梗死,故需严密观察(重点监测心率和心律)。一旦发生,应立即停药,并给予β受体阻断药对抗。

【用药护理】

(1)甲状腺激素类药最好清晨空腹服用,以免影响睡眠。药品宜放置棕色瓶内,室温下避光保存。

(2)糖尿病、冠状动脉粥样硬化性心脏病、快速性心律失常患者禁用;孕妇、哺乳期妇女、老年人慎用;应从小剂量开始,逐渐增大剂量。服药期间不要加服碘,以免诱发甲亢。

(3)香豆素类、苯妥英钠、阿司匹林及口服降糖药等能与甲状腺激素竞争结合血浆蛋白,使血中游离甲状腺激素增多,增强甲状腺激素的作用,联合用药时必须调整剂量。

二、抗甲状腺药

甲状腺功能亢进症(甲亢)是指多种病因导致甲状腺激素分泌过多而引起的临床综合征。抗甲状腺药是指能消除甲状腺功能亢进症状的药物,主要包括硫脲类、碘和碘化物、放射性碘和β受体阻断药。

硫　脲　类

硫脲类是最常用的抗甲状腺药,可分为如下两类。① 硫氧嘧啶类:包括甲硫氧嘧啶(methylthiouracil)和丙硫氧嘧啶(propylthiouracil,PTU)。② 咪唑类:常用药物有甲巯咪唑(thiamazole,他巴唑,tapazole)、卡比马唑(carbimazole,甲亢平)。

硫脲类药物口服吸收迅速,分布广泛,能通过胎盘和进入乳汁,主要在肝脏代谢。丙硫氧嘧啶 $t_{1/2}$ 约为 2 h,甲巯咪唑 $t_{1/2}$ 为 6~13 h。甲巯咪唑起效快,作用时间长,卡比马唑需在体内转化为甲巯咪唑后发挥作用,故起效缓慢。

【作用】

1. 抑制甲状腺激素的合成　硫脲类通过抑制过氧化酶的活性,可抑制酪氨酸的碘化以及碘化酪氨酸的缩合,使甲状腺激素的合成受阻。对已合成的甲状腺激素无作用,需待甲状腺腺泡内储存的甲状腺激素耗竭后才能生效,故起效缓慢,一般服药 2~3 周后甲亢症状减轻,1~3 个月后基础代谢率恢复正常。

2. 抑制外周组织 T_4 转化为 T_3　丙硫氧嘧啶还可以抑制外周组织的 T_4 向 T_3 转化,故首选用于严重病例或甲状腺危象。

3. 免疫抑制作用　硫脲类有轻度的免疫抑制作用,可降低血液循环中的甲状腺刺激性免疫球蛋白(TSI)的水平,因甲亢的发病与异常免疫反应有关,所以本类药物除控制甲亢症状外,对病因也有一定的治疗作用。

【用途】

1. 甲亢的内科治疗　适用于轻症、不宜手术、术后复发及不宜用放射性碘治疗者。开始治疗时应用大剂量,待症状缓解后改为维持量,疗程 1~2 年,疗程过短易复发。

2. 甲状腺手术前准备　对甲状腺次全切术的患者,为减少患者在麻醉和手术后的并发症,防治甲状腺危象,术前应服用硫脲类药物,使甲状腺功能恢复或接近正常水平。

3. 甲状腺危象的辅助治疗　甲状腺危象除应用大剂量碘剂和采取其他综合措施外,还可辅助应用大剂量硫脲类药物以阻断甲状腺激素的合成。

【不良反应】

（1）粒细胞缺乏症：最严重的不良反应，在用药期间需定期检查血常规，当出现白细胞减少或出现发热、咽痛、感染等前驱症状时应立即停药并使用升白细胞药。

（2）甲状腺肿：长期使用硫脲类药物后，体内甲状腺激素水平降低，通过负反馈作用促进 TSH 分泌而导致腺体代偿性增生、充血，严重者可出现压迫症状。

（3）过敏反应：常见的不良反应，表现为皮疹、瘙痒等症状，少数伴有发热，一般不需停药也可自行缓解，重者应停药并给予抗过敏药物。

（4）消化道反应：表现为厌食、呕吐、腹泻、腹痛等，可在进餐时服用。

本类药物易进入乳汁和通过胎盘屏障，妊娠期妇女慎用，哺乳期妇女、结节性甲状腺肿合并甲亢及甲状腺癌患者禁用。

碘和碘化物

碘是人体内必需的微量元素之一，正常人需碘 $100 \sim 150$ $\mu g/d$。目前常用复方碘口服液（compound iodine solution）、碘化钾（potassium iodide）等。

【作用】

不同剂量的碘和碘化物可对甲状腺功能产生不同的影响。

1. 促进甲状腺激素合成　合成碘为合成甲状腺激素的必需原料，当机体缺碘时甲状腺激素合成减少可导致单纯性甲状腺肿。

2. 抗甲状腺肿作用　大剂量碘化物对甲亢患者和正常人均能产生抗甲状腺肿作用，主要是抑制甲状腺球蛋白酶而抑制 T_3、T_4 释放入血；抑制 TSH 的分泌，使甲状腺变小、变硬、血管减少，有利于手术的顺利进行。

【用途】

1. 单纯性甲状腺肿　应用小剂量碘可治疗单纯性甲状腺肿，食用碘盐或其他含碘食物可有效预防单纯性甲状腺肿等碘缺乏性疾病。

2. 用于甲状腺功能亢进症的术前准备　大剂量碘能抑制甲状腺腺体增生和血管增生，使腺体缩小变韧，利于手术进行，一般于术前 2 周左右在用硫脲类药物控制症状的基础上给予复方碘溶液口服。

3. 治疗甲状腺危象　大剂量碘可阻止甲状腺激素的释放，缓解甲状腺危象。可将碘化钾加入 10% 葡萄糖溶液中静脉注射，也可用复方碘口服液。需要同时合用硫脲类药物及其他综合治疗措施。

【不良反应】

1. 过敏反应　少数对碘过敏的患者在用药后几小时内即可发生血管神经性反应，表现为上呼吸道刺激症状、黏液性水肿、皮疹、药热等，停药后可自行消退，严重者可出现呼吸道黏膜水肿及喉头水肿，加服食盐或大量饮水可促进碘排泄，必要时可给予抗组胺药。

2. 诱发甲状腺功能紊乱　长期服用可诱发甲亢，但也有报道碘化物可诱发甲状腺肿及甲状腺功能减退。碘化物能进入乳汁并通过胎盘屏障，可引起新生儿甲状腺肿，严重者可压迫气管而致命，故孕妇及哺乳期妇女慎用。

3. 慢性碘中毒　长期应用可出现口内铜腥味、口腔及咽喉烧灼感、眼刺激症状等，停药后可消退。

放　射　性　碘

临床常用的放射性碘为 ^{131}I。^{131}I 口服后即被甲状腺摄取、浓集。^{131}I 可产生两种射线，其中 β 射线约占 99％,射程较短,在 2 mm 以内,因此辐射损伤只限于甲状腺腺体内,可破坏甲状腺腺泡组织,起到类似手术切除的作用,适用于不宜手术或手术后复发及硫脲类药物无效或过敏的甲亢患者,一般用药后 1 个月见效,3～4 个月后甲状腺功能恢复正常。此外,¹³¹I 还可产生 γ 射线,约占 1％,射程较长,可于体外测得,用于甲状腺功能的测定。¹³¹I 剂量过大易导致甲状腺功能减退,孕妇及哺乳期妇女、年龄在 20 岁以下者、有严重肝肾功能不全者禁用。

<h3 style="text-align:center">β 受体阻断药</h3>

β 受体阻断药如普萘洛尔是甲亢及甲状腺危象时的辅助用药。可阻断心脏 $β_1$ 受体,减慢心率;阻断中枢 β 受体,减轻焦虑;抑制外周组织的 T_4 转化为 T_3,可有效对抗甲亢所致的心率加快、心肌收缩力增强等交感神经兴奋症状。本类药适用于手术后、不宜用硫脲类药物及¹³¹I 治疗的甲亢患者。但单用时其控制症状的作用有限,与硫脲类药物合用则疗效迅速而显著。

第三节　胰岛素和口服降糖药

<h3 style="text-align:center">案 例 引 导</h3>

案例答案
11-3

　　患者,女,50 岁。多食、多尿 20 天。体重由 55 kg 降为 45 kg,今日出现恶心、呕吐。查体:空腹血糖 8.8 mmol/L,餐后血糖 12.6 mmol/L,尿糖(＋＋＋＋),尿酮(＋＋),临床诊断为 1 型糖尿病伴酮症酸中毒。

　　讨论:

　　1. 此患者是否首选胰岛素治疗?

　　2. 使用胰岛素时,应该注意哪些问题?

　　糖尿病是由于胰岛素绝对或相对缺乏引起的以血糖水平升高为特征的代谢性疾病群。糖尿病主要分为 1 型和 2 型,1 型糖尿病患者胰岛 B 细胞破坏,引起胰岛素绝对缺乏,需依赖胰岛素治疗;2 型糖尿病患者往往具有胰岛素抵抗或胰岛素分泌缺陷,以口服降糖药治疗为主。

一、胰岛素

<h3 style="text-align:center">胰 岛 素</h3>

　　胰岛素(insulin)是由胰岛 B 细胞合成、分泌的一种多肽类激素,药用胰岛素有动物胰岛素(从猪、牛的胰腺中提取)和人胰岛素(通过基因重组技术生物合成)两类。

　　胰岛素口服易被消化酶破坏,须注射给药。皮下注射吸收快,半衰期短。为延长其作用时间,常结合碱性蛋白质,并加入微量锌使其稳定,制成中效和长效制剂(表 11-3-1)。

表 11-3-1　胰岛素制剂的分类及特点

类型	制剂名称	给药途径	给药时间和次数	开始作用时间/h	作用维持时间/h
速效	胰岛素 （regular insulin）	静脉注射	急救时	立即	2
		皮下注射	餐前 0.5 h， 3～4 次/日	0.5～1	6～8
中效	低精蛋白锌胰岛素 （isophane zinc insulin）	皮下注射	早餐前（或加晚餐前） 0.5～1 h，1～2 次/日	3～4	18～24
	珠蛋白锌胰岛素 （globin zinc insulin）	皮下注射	早餐前（或加晚餐前） 0.5 h，1～2 次/日	2～4	12～18
长效	精蛋白锌胰岛素 （protamine zinc insulin）	皮下注射	早餐前 0.5～1 h， 1 次/日	3～6	24～36

【作用】

1. 降低血糖　胰岛素可促进机体各组织摄取和利用葡萄糖,增加葡萄糖的酵解和氧化,促进糖原合成,抑制糖原分解和糖异生而降低血糖。

2. 影响脂肪代谢　胰岛素促进脂肪合成,抑制脂肪分解,减少游离脂肪酸及酮体生成,纠正酮症酸中毒的各种症状,同时增加脂肪酸和葡萄糖的转运,使其利用率增高。

3. 影响蛋白质代谢　胰岛素增加氨基酸转运和核酸、蛋白质的合成,抑制蛋白质分解。

4. 促进 K^+ 进入细胞内　胰岛素与葡萄糖合用时可促进 K^+ 进入细胞内,纠正细胞内缺钾,降低血钾浓度。

【用途】

1. 治疗糖尿病　胰岛素对各种类型的糖尿病均有疗效,主要应用在以下情况:①1 型糖尿病;②2 型糖尿病经饮食和使用口服降糖药治疗不能控制者;③糖尿病合并严重感染、创伤、烧伤、高热、手术、妊娠、分娩等疾病者;④糖尿病酮症酸中毒或高渗性非酮症性糖尿病昏迷。

2. 纠正细胞内缺钾和治疗高钾血症　胰岛素与葡萄糖和氯化钾配成极化液（GIK）,用于纠正细胞内缺钾,防治心肌梗死或其他心脏病变时的心律失常,也可用于治疗高钾血症。极化液中胰岛素的作用是促使 K^+ 进入细胞内,葡萄糖的作用是防止低血糖并帮助 K^+ 进入细胞,氯化钾的作用是补钾。

3. 其他用途　胰岛素与 ATP、辅酶 A 等组成能量合剂,能提供能量,促进糖代谢,有助于病变器官功能的改善,用于肾炎、肝炎、肝硬化及心衰等的辅助治疗。

【不良反应】

1. 低血糖反应　胰岛素最重要、最常见的不良反应,因胰岛素注射剂量过大或饮食过少所致。轻者表现为饥饿感、出汗、心悸、焦虑、面色苍白、震颤等;重则可有惊厥、昏迷、休克及脑损伤,甚至死亡。轻者可饮用糖水或摄食,重者应立即静脉注射 50% 葡萄糖注射液。

2. 过敏反应　以动物来源胰岛素最为常见,表现为荨麻疹、血管神经性水肿、紫癜等,偶有过敏性休克。一般可以耐受,严重者可用抗组胺类药物或糖皮质激素治疗,并改用其他种属动物胰岛素、高纯度胰岛素或人胰岛素。

3. 胰岛素抵抗（胰岛素耐受）　各种原因引起的糖尿病患者使用胰岛素后敏感性降低的现象。急性胰岛素抵抗多因病发严重感染、创伤、手术、妊娠等应激情况所致,只需短期内加大胰岛素剂量,正确处理诱因,诱因消除后胰岛素抵抗即可消失。慢性胰岛素抵抗是指每日胰岛素需要量高于 200 U,且无并发症者。其形成原因复杂,可能与体内存在胰岛素抗体,靶细胞膜上胰岛素受体数目减少或靶细胞膜上葡萄糖转运系统失常等因素有关。此时可更换胰岛素制剂、调整剂量或加用口服降糖药。

4. 局部反应　在多次注射部位可出现皮下脂肪萎缩或皮下硬结。更换注射部位可防止其出现,且应选皮下脂肪肥厚的部位(如腹部等)给药,更换高纯度胰岛素或人胰岛素制剂可减少此反应。

【用药护理】

1. 用药前　①应清楚用药目的;②应清楚患者是否患有低血糖、肝硬化、急性肝炎、溶血性黄疸、胰腺炎、肾炎等病症,如有,应提醒医生慎用本药;③应询问患者是否对动物胰岛素有过敏史,如有,应提醒医生应用人胰岛素;④应清楚患者是否正在使用口服降糖药、糖皮质激素类药、氢氯噻嗪、苯妥英钠、β受体阻断药等药物;⑤应清楚低血糖早期临床症状并教会患者及其家属,提醒患者随身携带糖类食品,以备用药后一旦发生低血糖能及时发现、及时补充;⑥合理确定给药时间,如用餐时间改变,用药时间也应相应改变;⑦教会患者及其家属正确储存及注射胰岛素的方法和尿糖监护方法,提醒患者经常更换注射部位;⑧提醒患者及其家属严格控制饮食。

2. 用药期间　①遵医嘱用药;②应严密监测患者血糖、尿糖、尿量及酮体,能及时发现患者低血糖或高血糖的早期症状,并及时采取纠正措施;③对药效进行评价。

二、口服降糖药

口服降糖药具有口服有效、使用方便的优点,但作用慢而弱。目前临床上使用的口服降糖药主要有磺酰脲类、双胍类、α-葡萄糖苷酶抑制药、胰岛素增敏剂、促胰岛素分泌药等。

磺 酰 脲 类

第一代磺酰脲类药物有甲苯磺丁脲(tolbutamide,甲糖宁)、氯磺丙脲(chlorpropamide),因其作用时间长、易出现低血糖反应,现已少用;第二代有格列本脲(glibenclamide,优降糖)、格列吡嗪(glipizide,吡磺环己脲);第三代有格列齐特(gliclazide,达美康)、格列喹酮(gliquidone)和格列美脲(glimepiride)等(表11-3-2)。

表11-3-2　常用磺酰脲类药物特点比较

药物	半衰期/h	血药达峰时间/h	作用持续时间/h	服药次数/(次/日)
甲苯磺丁脲	5	2～4	6～12	2～3
氯磺丙脲	32	10	30～60	1
格列本脲	10～16	2～6	16～24	1～2
格列吡嗪	2～4	1～2	6～10	1～2
格列齐特	12	2～6	10～12	1～2
格列喹酮	1～2	2～3	8	1～2

【作用】

1. 降血糖作用　磺酰脲类药物对正常人和胰岛功能尚存的患者有效,对1型糖尿病及胰腺切除者单独应用无效。该类药物主要是通过刺激胰岛B细胞释放内源性胰岛素而发挥降血糖作用,此外还能增强胰岛素与靶组织的结合能力,抑制胰高血糖素的释放,降低血清糖原水平,从而发挥降低血糖的作用。

2. 抗利尿作用　氯磺丙脲可通过促进加压素的分泌并增强其作用而产生抗利尿作用。

3. 影响凝血功能　格列齐特能降低血小板黏附力,促进纤溶酶原的合成,改善微循环。对预防或减轻糖尿病患者微血管并发症有一定作用。

【用途】

1. 治疗糖尿病　主要用于胰岛功能尚存的轻、中度 2 型糖尿病,或与胰岛素合用减少胰岛素抵抗患者胰岛素的用量。

2. 治疗尿崩症　氯磺丙脲可减少尿量,与氢氯噻嗪合用可提高疗效。

【不良反应】

1. 消化道反应　恶心、呕吐、腹痛、厌食和腹泻等,减量后可减轻。

2. 低血糖反应　过量可发生持续性低血糖,老年人及肝肾功能不良者易发生。轻者及时进食即可纠正,重者需给予葡萄糖治疗。格列本脲、格列齐特等第二、三代药物较少引起低血糖。

3. 过敏反应　出现皮疹、粒细胞减少、血小板减少、胆汁淤积性黄疸及肝损害。应定期检查血常规和肝功能。

4. 其他　大剂量氯磺丙脲可引起精神错乱、嗜睡、眩晕和共济失调等症状。

双　胍　类

常用药物有二甲双胍(metformin,甲福明)、苯乙双胍(phenformin,苯乙福明)。

【作用与用途】

双胍类可明显降低糖尿病患者血糖,但对正常人血糖无明显影响。其作用机制可能是增加机体对胰岛素的敏感性,促进外周组织摄取、利用葡萄糖,减少肠道葡萄糖的吸收,抑制糖异生,抑制胰高血糖素释放等。主要用于轻、中度 2 型糖尿病,尤其适用于饮食控制无效的肥胖症患者。

【不良反应与用药护理】

主要是食欲下降、恶心、腹痛等胃肠道反应,饭后服用可减轻,减量或停药后即消失;严重不良反应为乳酸性酸中毒,尤以苯乙双胍发生率高,故目前已少用;肝肾功能不全、尿酮体阳性者禁用。长期使用可减少维生素 B_{12} 吸收,引起巨幼红细胞性贫血。

α-葡萄糖苷酶抑制药

常用药物有阿卡波糖(acarbose,拜糖平)、伏格列波糖(voglibose,倍欣)、米格列醇(miglitol)等。

【作用与用途】

此类药物的作用主要是竞争性抑制小肠 α-葡萄糖苷酶的活性,使淀粉转化为单糖的过程减慢,从而延缓葡萄糖的吸收,降低餐后血糖,单独使用不引起低血糖反应是其最大特点。临床主要用于治疗糖尿病餐后高血糖,既可单独也可与其他降血糖药合用治疗 2 型糖尿病。服药期间增加饮食中淀粉比例,限制单糖摄入量可提高疗效。以淀粉为主食的患者效果好。

【不良反应与用药护理】

不良反应有消化道反应,表现为恶心、呕吐、食欲减退,因产气增多,可出现腹胀、腹痛、腹泻、排气增多等。进餐第一口食物时,嚼碎药物可占据肠道受体,以增加疗效,减少不良反应。另外还有乏力、头痛、眩晕、皮肤瘙痒或皮疹等。孕妇、哺乳期妇女禁用。

胰岛素增敏剂

常用药物有罗格列酮(rosiglitazone)、吡格列酮(pioglitazone)、曲格列酮(troglitazone)、环格列酮(ciglitazone)等。

【作用与用途】

特异性提高机体对胰岛素的敏感性,改善胰岛 B 细胞功能,有效降低血糖、血脂,是治疗伴有胰岛素抵抗的 2 型糖尿病的一线用药,无论单独还是联合治疗(可与磺酰脲类或二甲双胍合用)都能取得较好的效果,但无内源性胰岛素存在时失效。本类药尚有抑制血小板聚集、抑制炎症反应和内皮细胞增生的作用,从而发挥抗动脉粥样硬化作用。

【不良反应与用药护理】

本类药物安全性和耐受性好。主要不良反应有嗜睡、肌肉或骨骼痛、头痛和胃肠道反应等,低血糖反应发生率低。必须注意的是曲格列酮对极少数高敏人群有明显的肝毒性,可引起肝功能衰竭甚至死亡。用药期间应定期检查肝功能。

促胰岛素分泌药

常用药物有瑞格列奈(repaglinide)和那格列奈(nateglinide)等。其作用机制是通过刺激胰岛 B 细胞释放胰岛素降低血糖。起效快,餐时或餐后立即服药,在餐后血糖升高时恰好促进胰岛素分泌增多,故又称速效餐时血糖调节药。本类药作用维持时间短,在空腹时不再刺激胰岛素分泌,既可降低餐后血糖,又极少发生低血糖。适用于 2 型糖尿病降低餐后血糖,与双胍类药物有协同作用。

第四节　缩宫素和其他子宫兴奋药

案 例 引 导

一初产妇,27 岁,孕 40 周,腹痛,阴道流水 12 h 入院待产,查:头先露,骨盆外测量正常,子宫收缩极弱,宫颈管已展开。诊断为子宫收缩乏力。遵医嘱给予缩宫素静脉滴注。

讨论:

1. 该患者使用缩宫素的目的是什么?

2. 应用缩宫素时应注意什么?

案例答案
11-4

子宫平滑肌兴奋药是一类选择性兴奋子宫平滑肌,促进子宫收缩的药物。临床上主要用于催产、引产、产后止血和产后子宫复旧。常用的药物有缩宫素及其他子宫兴奋药,如麦角新碱和前列腺素。

一、缩宫素

缩 宫 素

缩宫素(oxytocin,OTX)又称催产素,口服易被酸、碱和消化酶破坏,故口服无效,须注射给药,静脉注射起效快,作用维持时间短,$t_{1/2}$ 为 5～12 min。临床上使用的主要是人工合成品。

【作用】

1. 兴奋子宫平滑肌　缩宫素能直接兴奋子宫平滑肌,使子宫收缩力加强,频率加快。强度与子宫的生理状态和剂量密切相关。注射 3～5 min 起效,持续 20～30 min,其作用特点如下。

小剂量(2～5 U)能加强子宫(特别是妊娠末期子宫)的节律性收缩,收缩从底部开始,对宫底、宫体产生节律性收缩,对宫颈产生松弛作用,性质同正常收缩,有利于胎儿顺利娩出;大剂量(6～10 U)对宫体、宫颈产生同等强度持续强直性收缩,不利于胎儿娩出。

2. 促进排乳缩宫素　能使乳腺腺泡周围的肌上皮细胞收缩,有助于乳汁自乳房排除,促进排乳,但并不增加乳腺乳汁的分泌量。

3. 其他　大剂量缩宫素还可舒张血管,导致血压下降,并有抗利尿作用。

【用途】

1. 催产和引产　小剂量缩宫素用于胎位正常、无产道障碍的宫缩乏力性难产的催产,以促进分娩。也可用于过期妊娠、因母体的严重感染或肾功能不全、子宫出血、子痫、死胎或某种原因需提前中断妊娠的引产。

2. 产后止血　大剂量缩宫素可引起子宫平滑肌产生强直性收缩,通过压迫子宫肌层内血管而达到止血目的。但由于缩宫素作用持续时间短,需要加用作用持久的麦角新碱维持疗效。

3. 催乳　在哺乳前,用缩宫素滴鼻或小剂量肌内注射,促进乳汁排出。

【不良反应与用药护理】

过量可引起子宫强直性收缩,导致胎儿窒息或子宫破裂。偶见恶心、呕吐、血压下降、心律失常及过敏反应等。注意事项:①严格掌握禁忌证,胎位不正、头盆不称、产道异常、前置胎盘、三次妊娠以上的经产妇或有剖宫产史者禁用;②严格掌握剂量和滴注速度,根据宫缩及胎心情况及时调整静脉滴注速度,避免子宫强直性收缩;③用药前及用药时需检查及监护:子宫收缩率、持续时间及强度;产妇呼吸、心率、血压,并注意胎位、宫缩、胎心等。

二、其他子宫兴奋药

麦 角 新 碱

麦角新碱(ergometrine)易溶于水,口服、注射皆易吸收,对子宫的兴奋作用强。口服 10 min 左右、肌内注射 2～3 min 起效,作用持续约 3 h。

【作用与用途】

麦角新碱能选择性兴奋子宫平滑肌,使子宫收缩,其作用特点:①作用强、快而持久,对宫体和宫颈的作用无明显差别,故不宜用于催产、引产;②稍大剂量易致强直性收缩,压迫血管而有止血作用;③妊娠子宫比未妊娠子宫对麦角新碱敏感,尤其是临产时和新产后最敏感。

临床主要用在产后或流产后预防和治疗由于子宫收缩无力或缩复不良所致的子宫出血。也可用于治疗产后子宫复原不全,加速子宫复原。

【不良反应与用药护理】

部分患者注射麦角新碱可引起恶心、呕吐、血压升高等,偶有过敏反应,大剂量甚至会造成肢端坏死,严重者可致呼吸困难、血压下降。故用药时应注意血压及四肢皮肤情况,高血压、冠心病、催产、引产、哺乳期妇女应禁用麦角新碱。

前 列 腺 素

前列腺素(prostaglandins,PGs)是一类广泛分布在体内的自身活性物质,种类较多,亦有多种生理活性,作为子宫兴奋药的主要有地诺前列酮(dinoprostone,PGE_2)、地诺前列素(dinoprost,$PGF_{2\alpha}$)等。

【作用与用途】

本类药物对妊娠各期子宫均有兴奋作用,尤其对临产前的子宫更为敏感,在增强子宫平滑肌节律性收缩的同时,使宫颈松弛,可引起近似正常分娩的子宫收缩。

临床可用于足月或中期、过期妊娠的引产。因还具有抗早孕的作用,可用于妊娠早期人工流产,也可用于月经过期不久妇女的催经和抗早孕。

【不良反应与用药护理】

用药后可引起恶心、呕吐、腹泻等胃肠道反应。剂量过大时应注意子宫强直性收缩,应严密观察宫缩情况,防止子宫破裂。哮喘及青光眼患者禁用;用于催产和引产时的注意事项及禁忌证同缩宫素。

<h2 style="text-align:center">依 沙 吖 啶</h2>

依沙吖啶(ethacridine,利凡诺)为外用防腐剂。动物实验发现其对离体和在体子宫均能引起收缩,并增加子宫平滑肌收缩的频率,妊娠月份越大,对子宫平滑肌的兴奋性越强。本药临床上主要用于中期妊娠引产,其不良反应主要为流产后出血较多、胎膜残留、软产道损伤和感染,剂量过大可引起肾衰竭而死亡。

<h2 style="text-align:center">益 母 草</h2>

益母草为唇形科植物,药用部位为全草,全国各地都有分布。有效成分为生物碱(如益母草碱等)。动物实验显示益母草能兴奋子宫平滑肌,增加子宫收缩频率。临床上用于产后止血和促使产后子宫复原。

第五节　性激素类药和口服避孕药

案 例 引 导

患者,女,49岁。近半年月经不规律,有时2个月一次、量特别多,有时1个月两次、量特别少。近2个月常感烦躁、胸闷、多汗,经常无缘无故发脾气,整夜睡不着觉,经常一阵热一阵冷。

讨论:
1. 该患者得了什么病?
2. 用药时应注意些什么问题?

案例答案
11-5

性激素(sex hormones)是性腺所分泌的甾体激素,包括雌激素、孕激素和雄激素,前两者合称为女性激素。目前临床上应用的性激素类药物是人工合成品及其衍生物。

一、雌激素类药

天然雌激素主要是卵巢分泌的雌二醇(estradiol),临床上多用于其人工合成衍生物,如甾体化合物炔雌醇(ethinyl estradiol)、炔雌醚(quinestrol)、尼尔雌醇(nilestriol),以及非甾体化合物己烯雌酚(diethylstilbestrol)等。雌二醇口服易在肝脏破坏,需注射给药;人工合成品在肝脏代谢慢,口服有效,且作用持久。

【作用】

1. 对生殖系统的作用　促进女性第二性征和生殖器官的发育成熟;促进子宫内膜发生增生期变化,与孕激素一起参与形成月经周期。

2. 对排卵的影响　小剂量的雌激素,特别是在孕激素的配合下,刺激促性腺激素分泌,从而促进排卵,但大剂量的雌激素通过负反馈机制可减少促性腺激素的分泌和释放,从而抑制排卵。

3. 对乳腺的作用　小剂量雌激素可刺激乳腺导管及腺泡的生长发育,大剂量则干扰催乳素对乳腺的刺激作用而抑制泌乳。

4. 对代谢的影响　雌激素能够激活肾素-血管紧张素系统,使醛固酮分泌增加,故可有轻度的水钠潴留和升高血压的作用;雌激素对儿童可显著增加骨骼的钙盐沉积,促进长骨骨骺愈合,对成人则能增加骨量,改善骨质疏松;大剂量的雌激素则能降低血清胆固醇、磷脂及低密度脂蛋白水平,增高高密度脂蛋白水平;雌激素可以减少胆酸的分泌,降低女性结肠癌的发病率;雌激素还可以降低糖耐量。

【用途】

1. 治疗子宫发育不全、卵巢功能不全　原发性或继发性卵巢功能低下患者用雌激素替代治疗,可促进外生殖器、子宫及第二性征的发育。与孕激素类合用,可产生人工月经周期。

2. 治疗围绝经期综合征　围绝经期综合征是更年期妇女因雌激素分泌减少,垂体促性腺激素分泌增多,造成内分泌平衡失调的现象。采用雌激素替代治疗可抑制垂体促性腺激素的分泌,从而减轻各种症状,并能防止由雌激素水平的降低引起的病理性改变。此外,局部用药对老年性阴道炎及女性阴道干枯症等有效。

3. 治疗功能性子宫出血　促进子宫内膜增生,修复出血创面。

4. 治疗乳房胀痛及退乳　部分妇女停止授乳后可发生乳房胀痛,可用大剂量雌激素抑制乳汁分泌,减轻胀痛。

5. 治疗晚期乳腺癌　绝经五年以上的乳腺癌可用雌激素治疗,但绝经期以前的患者禁用。

6. 治疗前列腺癌　大剂量雌激素可使症状改善,肿瘤病灶退化。

7. 其他　用于痤疮、骨质疏松、避孕等。

【不良反应与用药护理】

(1)常见恶心、厌食、呕吐,尤以早晨多见。采用注射给药或从小剂量开始,逐渐增加剂量可减轻反应。

(2)长期大量使用可引起子宫内膜过度增生导致子宫出血,故有子宫出血倾向及子宫内膜炎者慎用。

(3)除前列腺癌及绝经期后乳腺癌患者外,禁用于其他肿瘤患者。

二、孕激素类药

天然孕激素(progestogens)主要是卵巢黄体分泌的黄体酮(progesterone),临床上多用人工合成品及衍生物,如 17α-羟孕酮类的甲羟孕酮(medroxyprogesterone)、甲地孕酮(megestrol)等;19-去甲睾酮类的炔诺酮、炔诺孕酮(norgestrel)、左炔诺孕酮(levonorgestrel)等。黄体酮口服无效,需注射给药;合成孕激素类药可口服,油溶液肌内注射能发挥长效作用。

【作用】

1. 对生殖系统的作用　在月经周期后期可使子宫内膜进一步增厚,由增殖期转为分泌期,有利于孕卵着床和胚胎发育;降低子宫平滑肌对缩宫素的敏感性,抑制子宫收缩;与雌激素一起促进乳腺腺泡发育,为哺乳做准备;大剂量孕激素能抑制 LH 分泌从而抑制排卵。

2. 对代谢的影响　竞争性对抗醛固酮作用,促进 Na^+、Cl^- 排泄而产生利尿作用。

3. 升高体温　能轻度升高体温,使月经周期的黄体相基础体温升高。

【用途】

1. 治疗功能性子宫出血　用于黄体功能不足而导致的子宫内膜不规则脱落或由于雌激素的持续刺激,子宫内膜过度增生所引起的出血。

2. 治疗先兆性流产和习惯性流产　由于黄体功能不足所致的先兆流产与习惯性流产,孕激素类可以安胎,但对习惯性流产,疗效不确实。

3. 治疗痛经和子宫内膜异位症　孕激素抑制排卵可减轻子宫平滑肌痉挛性收缩引起的疼痛。大剂量孕激素可使异位的子宫内膜萎缩,缓解症状。

4. 其他　用于子宫内膜癌、前列腺肥大、前列腺癌、避孕等。

【不良反应与用药护理】

该类药物引起的不良反应较少,偶见头晕、恶心及乳房胀痛等。长期应用可引起子宫内膜萎缩,月经量减少,并易诱发阴道真菌感染。19-去甲睾酮类可使女性胎儿男性化,不宜用于先兆性流产和习惯性流产。大剂量可致肝功能障碍。

三、雄激素类药

天然雄激素主要是睾酮(testosterone),由睾丸间质细胞分泌,肾上腺皮质、卵巢和胎盘也少量分泌。临床上应用的雄激素均为人工合成睾酮衍生物,主要有丙酸睾酮(testosterone propionate,丙酸睾丸素)、甲睾酮(methyltestosterone,甲基睾丸素)、美睾酮(mesterolone)等。

【作用】

(1) 促进男性生殖器官的发育、成熟,形成并维持男性第二性征,促进精子的生成与成熟。

(2) 大剂量雄激素抑制腺垂体促性腺激素的分泌,使卵巢分泌雌激素减少,产生抗雌激素作用。

(3) 促进蛋白质合成,抑制其分解,从而造成正氮平衡,促进肌肉的增长,减少尿氮的排泄,同时可有水、钠、钙、磷的潴留。

(4) 刺激骨髓造血功能,使红细胞和血红蛋白增多。

【用途】

临床上主要用于治疗男性性腺功能减退症、睾丸功能不全、围绝经期综合征、功能性子宫出血、晚期乳腺癌、卵巢癌、再生障碍性贫血及其他贫血性疾病等。

【不良反应】

主要是肝损害,引起胆汁淤积性黄疸时应及时停药。可引起男性性早熟和性功能亢进、男性性腺萎缩以及女性男性化等。

肾炎、肾病综合征、肝功能不良、重度高血压及心力衰竭患者慎用,前列腺癌患者、孕妇及哺乳期妇女禁用。

四、口服避孕药

生殖过程包括精子和卵子的形成和成熟、排卵、受精、着床以及胚胎发育等多个环节,阻断其中任何一个环节,都可以达到避孕或者终止妊娠的目的。目前临床上应用的避孕药以女用口服避孕药为主,男用避孕药较少。

抑制排卵的避孕药

本类药物由不同类型的激素和孕激素配伍组成复方制剂,主要通过两个方面发挥作用:一是通过对中枢的抑制作用,干扰下丘脑-垂体-卵巢轴,从而抑制排卵;二是通过对生殖器官直接作用,抗着床、抗受精。常用抑制排卵的避孕药的制剂及用法见表 11-5-1。

表 11-5-1　常用抑制排卵的避孕药的制剂和用法

分类	药名	成分	用法
短效口服避孕药	复方炔诺酮片 (口服避孕片Ⅰ号)	炔诺酮 0.625 mg 炔雌醇 35 μg	从月经周期第 5 天起每晚服 1 片,连服 22 天,不可间断,如有漏服应在 24 h 内补服 1 片。停药后 2～4 天,发生撤退性出血,形成人工月经周期。下次服药仍从月经周期第 5 天起。如停药 7 天仍不来月经,应即服下一周期的药。如连续闭经 2 个月,应暂停服药,等来月经后再按规定服药
	复方甲地孕酮片 (口服避孕片Ⅱ号)	甲地孕酮 1 mg 炔雌醇 35 μg	
	复方炔诺孕酮甲片 (口服避孕药)	炔诺孕酮 0.3 mg 炔雌醇 30 μg	

续表

分类	药名	成分	用法
长效口服避孕药	复方氯地孕酮片	氯地孕酮 12 mg 炔雌醚 3 mg	于月经周期第 5 天服 1 片,最初 2 次间隔 20 天,以后每月服 1 次,每次 1 片
	复方次甲氯地孕酮片	16-次甲氯地孕酮 12 mg 炔雌醚 3 mg	
	复方炔诺孕酮乙片 (长效避孕药)	炔诺孕酮 12 mg 炔雌醚 3 mg	
长效注射避孕药	复方己酸孕酮注射剂 (避孕针 I 号)	己酸孕酮 250 mg 戊酸雌二醇 5 mg	于月经第 5 天深部肌内注射 2 支,以后每隔 28 天用 1 支,于月经来潮后 10～12 天注射
多相片制剂	炔诺酮双相片	第 1 相片:炔诺酮 0.5 mg 炔雌醇 35 μg 第 2 相片:炔诺酮 1 mg 炔雌醇 35 μg	开始 10 天每天服第 1 相片 1 片,后 11 天每天服第 2 相片 1 片
	炔诺酮三相片	第 1 相片:炔诺酮 0.5 mg 炔雌醇 35 μg 第 2 相片:炔诺酮 0.75 mg 炔雌醇 35 μg 第 3 相片:炔诺酮 1 mg 炔雌醇 35 μg	开始 7 天每天服第 1 相片 1 片,中间 7 天每天服第 2 相片 1 片,后 7 天每天服第 3 相片 1 片
	炔诺孕酮三相片	第 1 相片:炔诺孕酮 0.05 mg 炔雌醇 0.03 mg 第 2 相片:炔诺孕酮 0.075 mg 炔雌醇 0.04 mg 第 3 相片:炔诺孕酮 0.125 mg 炔雌醇 0.03 mg	开始 6 天每天服第 1 相片 1 片,中间 5 天每天服第 2 相片 1 片,后 10 天每天服第 3 相片 1 片
探亲避孕药	甲地孕酮片 (探亲避孕 I 号片)	甲地孕酮 2 mg	同居当晚或房事后服用,14 天以内必须连服 14 片,探亲如超过 14 天,则应接服 I 号或 II 号避孕药(短效避孕药)
	炔诺孕酮 (探亲避孕片)	炔诺酮 5 mg	
	双炔失碳酯片 (53 号避孕片)	双炔失碳酯 7.5 mg	

1. 短效口服避孕药　由孕激素和雄激素配伍而成,包括单相型和多相型两种,多相型模仿正常月经周期中内源性雌、孕激素水平变化,各阶段药物中雌、孕激素含量均不相同,顺序服用,符合人体内源性激素的变化规律,临床效果好,不良反应少。一般从月经周期第 5 天开始服用,1 片/天,连服 22 天,不能间断,如漏服应于 24 h 内补服 1 片,停药后 2～4 天可发生撤退性出血,形成人工月经周

153

期,仍于月经周期第 5 天开始服用下一周期的药物。如停药 7 天仍未来月经应立即开始服下一周期的药物。

2. 长效口服避孕药 由长效雌激素炔雌醚配伍多种孕激素类药而成,炔雌醚吸收后储存于脂肪组织内缓慢释放起长效避孕作用。于月经周期第 5 天口服 1 片,最初两次间隔 20 天,以后每月服 1 片。

【不良反应及护理用药】

1. 类早孕反应 在用药初期,少数人可出现头晕、恶心、呕吐等类早孕反应,连续用药后可减弱或消失。

2. 闭经 可出现经期缩短、经量减少甚至闭经,如连续 2 个月闭经应停药并查找原因。

3. 突破性出血 漏服或体内雌激素不足时可出现突破性出血,轻者表现为点、滴出血,可每晚加服炔雌醇,重者表现为月经样出血,应停药作为月经处理,于第 5 天再开始服药。

4. 其他 可能出现乳汁减少,痤疮,色素沉着,体重增加等。个别患者可致血压升高。

【用药护理】

1. 用药前沟通 ①详细了解用药史及既往病史。②嘱患者按照药物说明按时服用,避免漏服、不服或多服。③注意药物间相互作用:苯巴比妥或苯妥英钠等肝药酶诱导剂,可加速本类避孕药在肝脏内的代谢速率,影响避孕效果,不可同时服用。④注意禁忌证:充血性心力衰竭或有其他水肿倾向的患者需慎用,肝炎、肾炎、严重高血压、糖尿病、乳房肿块及子宫肌瘤患者禁用,哺乳期或 45 岁以上妇女不宜服用,宫颈癌患者绝对禁用此类避孕药。

2. 用药后护理 ①用药初期可能出现类早孕反应,由雌激素引起,如食欲不振、恶心、呕吐、乏力、头晕、偏食、乳房肿胀等,2～3 个月后减轻或消失,同服维生素 B_6、维生素 C、山莨菪碱等可缓解症状;②用药期间可能出现子宫不规则出血或闭经,应及时告诉医生;③如长期用药可能出现乳房肿块,此时应立即停止用药。

抗着床避孕药

抗着床避孕药又称探亲避孕药,能快速抑制子宫内膜的发育与分泌功能,干扰孕卵着床而产生避孕作用。本类药物应用不受月经周期的限制,起效迅速,效果较好,目前临床上常用的有以下几种(表 11-5-2)。

表 11-5-2 抗孕卵着床药的剂量及用法

药物	剂量/mg	使用方法
甲地孕酮 (探亲避孕 I 号片)	2.0	探亲当日中午服 1 片,以后每晚服 1 片,至分居,次日晨再服 1 片
炔诺孕酮 (探亲避孕片)	5.0	同居当晚服 1 片,同居 10 日以内,每晚 1 片,连服 10 日,同居半个月,连服 14 片。超过半个月者,服完 14 片后接服避孕片 I 号或 II 号
左炔诺孕酮	0.75	口服,0.75 mg/次,12 h 后可重复一次。只作为无保护的性生活后紧急避孕药,首次剂量服用越早越好

抗 早 孕 药

抗早孕药是在妊娠期的前 12 周内,能产生完全流产的终止妊娠药物,如早期使用,其效果相当于一次正常月经,又称催经止孕药。本来药物可通过阻断孕酮对子宫平滑肌的抑制作用或增强前列腺素对子宫平滑肌的兴奋作用,使子宫收缩活动增强而终止妊娠。常用药物有米非司酮和米索前列醇。

米 非 司 酮

米非司酮(mifepristone)为炔诺酮的衍生物,为孕激素受体的阻断剂。本药可对抗黄体酮对子宫内膜的作用,能抗孕卵着床,单用可作为房事后避孕的有效措施。妊娠早期应用可使子宫收缩加强,并软化、扩张宫颈,可用于终止早期妊娠,具有抗早孕作用。临床上主要用于抗早孕、抗着床、催经止孕、胎死宫内引产,还用于妇科手术操作如宫内节育器的放置和取出及刮宫术等。其不良反应有恶心、呕吐、乏力、皮疹等;可引起子宫大出血,有出血史者慎用。与前列腺素类药物合用可提高完全流产率,降低不良反应发生率。

米 索 前 列 醇

米索前列醇(misoprostol)是前列腺素 E_1 的衍生物,对妊娠子宫有显著收缩作用。因此被用于早孕和引产,与米非司酮合用能提高终止妊娠效果。

米非司酮通过抗孕激素作用,阻断内源性黄体酮对子宫内膜的作用,增强子宫平滑肌收缩活动,松弛宫颈,以利于胚泡排出体外。米索前列醇具有增强子宫收缩活动和促进宫颈扩张的作用。米非司酮和米索前列醇联合使用已成为目前终止妊娠最成功的抗早孕药。其特点:①完全流产率高;②对母体无明显不良反应;③流产后月经能迅速恢复;④对再次妊娠无影响。两者合用适用于停经49 天内的早期妊娠。

（王双冉）

在线答题

第十二章 抗微生物的药物

学习目标

掌握：抗微生物药常用术语；β-内酰胺类、大环内酯类、氨基糖苷类、氟喹诺酮类、抗结核病药和甲硝唑的作用、用途、不良反应与用药护理。

熟悉：细菌耐药性的概念、抗菌药的作用机制；磺胺类、甲氧苄啶的作用特点及常用消毒防腐药的应用。

了解：机体、病原体与药物三者之间的关系；细菌产生耐药性的机制；常用抗真菌药、抗病毒药作用特点及应用。

能够正确观察药物的疗效和不良反应，指导患者合理用药。

第一节 概 述

抗微生物药是指对微生物有抑制生长繁殖或杀灭作用，用于防治病原微生物感染性疾病的一类药物，包括抗菌药、抗真菌药和抗病毒药。用于抑制或杀灭体表和周围环境微生物的药物称为消毒防腐药。用于体内抗微生物、寄生虫及恶性肿瘤的药物称为化学治疗药，在应用化学治疗药时，需要注意机体、病原微生物抗药三者之间的相互关系（图 12-1-1），充分发挥药物的治疗作用，调动机体的防御功能，减少或避免药物的不良反应，有效控制或延缓病原体耐药性的产生。

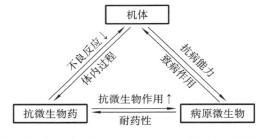

图 12-1-1　抗微生物药、机体、病原微生物三者关系示意图

一、常用术语

1. 抗菌药（antibacterial drugs）　能抑制或杀灭细菌，用于预防和治疗细菌性感染的药物，包括抗生素和人工合成抗菌药。

2. 抗生素（antibiotics）　某些微生物产生的能抑制或杀灭其他微生物的化学物质。

3. 抗菌谱(antibacterial spectrum)　抗菌药抑制或杀灭病原微生物的范围。因此抗菌药可分为广谱抗菌药和窄谱抗菌药。

4. 抗菌活性(antibacterial activity)　抗菌药抑制或杀灭病原菌的能力。

5. 抑菌药(bacteriostatic drugs)　能抑制病原菌生长繁殖的药物,如四环素。

6. 杀菌药(bactericidal drugs)　不仅能抑制病原菌生长繁殖而且能杀灭病原菌的药物,如青霉素、头孢菌素等。药物的抑菌与杀菌作用还与药物的浓度及作用时间等因素有关。

7. 抗菌后效应(post antibiotic effect,PAE)　停用抗菌药后,仍然持续存在的抗微生物效应。如青霉素、头孢菌素对革兰阳性菌的后遗效应为 $2 \sim 4$ h。后效应长的药物,给药间隔时间可延长,而疗效不减。

8. 化疗指数(chemotherapeutic index,CI)　化疗药物的半数致死量(LD_{50})与半数有效量(ED_{50})的比值,即 LD_{50}/ED_{50},是衡量化疗药物安全性的评价参数。通常,化疗指数越大,表明药物的安全性越大。

9. 抗药性(drug resistance)　又称耐药性,是指病原微生物及肿瘤细胞等对化疗药物敏感性降低。

二、抗菌作用机制

抗菌药主要是通过特异性干扰病原菌的生化代谢过程,影响其结构和功能,而呈现抑菌或杀菌作用。

1. 抑制细菌细胞壁的合成　革兰阳性菌细胞壁主要由黏肽构成,黏肽含量占细胞壁干重的 $50\% \sim 80\%$,菌体内渗透压较高,为血浆渗透压的 $3 \sim 4$ 倍。β-内酰胺类抗生素能抑制转肽酶的作用,阻碍黏肽合成中的交叉联结,致使细胞壁缺损,菌体内的高渗透压使水分内渗,菌体肿胀、变形,加之细菌胞壁自溶酶活性被激活,细菌最终破裂溶解而死亡。

2. 影响胞质膜通透性　细菌胞质膜具有渗透屏障和运输物质的功能,多黏菌素与革兰阴性菌胞质膜磷脂结合;多烯类抗真菌药与真菌胞质膜中的固醇类物质结合;咪唑类抗真菌药抑制真菌胞质膜麦角固醇合成。

3. 抑制菌体蛋白质合成　细菌核糖体为 70S,由 30S 和 50S 两个亚基构成,氨基糖苷类影响蛋白质合成全过程;四环素类通过与 30S 核糖体亚基结合;氯霉素类、林可霉素类、大环内酯类通过与 50S 核糖体亚基结合,有效抑制菌体蛋白质合成的不同部位环节而呈现抗菌作用。

4. 影响细菌核酸合成和叶酸代谢　磺胺类药物、甲氧苄啶可分别抑制细菌二氢叶酸合成酶与二氢叶酸还原酶,妨碍叶酸代谢,进而导致细菌体内核苷酸合成受阻而产生抗菌作用;喹诺酮类药物、利福平可分别抑制细菌 DNA 回旋酶与依赖 DNA 的 RNA 多聚酶,从而抑制菌体核酸合成而呈现抗菌作用。

三、耐药性

耐药性又称抗药性,是指微生物、寄生虫以及肿瘤细胞对化疗药物作用的耐受性,耐药性一旦产生,药物的化疗作用就明显下降。耐药性根据其发生原因可分为获得耐药性和天然耐药性。自然界中的病原体,如细菌的某一株也可存在天然耐药性。当长期应用抗生素时,占多数的敏感菌株不断被杀灭,耐药菌株就大量繁殖,代替敏感菌株,而使细菌对该种药物的耐药率不断升高。目前认为后一种方式是产生耐药菌的主要原因。为了保持抗生素的有效性,应重视其合理使用。交叉耐药性是指细菌对某一药物产生耐药性后,对其他药物也产生耐药性,多出现在化学结构或作用机制相似的抗菌药之间,包括完全交叉耐药性和单向交叉耐药性。完全交叉耐药性是指细菌对某一类中的某一种抗菌药产生耐药性后,对这一类的其余抗菌药不再敏感,如磺胺类。单向交叉耐药性是指细菌对某一类抗菌药的不同品种存在单向交叉耐药性现象。如氨基糖苷类抗生素中链霉素与庆大霉素、卡那霉素、新霉素之间有单向交叉耐药性,即对链霉素不敏感的细菌可能对庆大霉素、卡那霉素、新霉素敏感,而对庆大霉素、卡那霉素、新霉素不敏感的细菌对链霉素也会不敏感。

（一）细菌耐药性产生的方式

1. 产生灭活酶 细菌产生灭活酶而将药物灭活是微生物产生耐药性的重要机制。如 β-内酰胺酶（水解酶）可水解破坏青霉素类和头孢类的抗菌活性结构-β-内酰胺环,使其失去杀菌活性。革兰阴性菌产生的乙酰转移酶（钝化酶）使氨基糖苷类的抗菌必需结构—NH_2乙酰化而失去对细菌的作用。

2. 改变靶位的结构 抗菌药的靶位:抗菌药影响细菌生化代谢过程的某环节、某部位,从而抑制或杀灭细菌。①降低靶蛋白与抗生素的亲和力;②增加靶蛋白的数量;③合成新的功能相同但与抗菌药亲和力低的靶蛋白;④产生靶位酶代谢拮抗物（对药物有拮抗作用的底物）。

3. 降低外膜的通透性 使药物不易进入靶位。如革兰阴性菌外膜孔蛋白的量减少或孔径减小;耐喹诺酮类细菌基因突变,使喹诺酮进入菌体的特异孔道蛋白的表达降低。

4. 药物主动外排系统 大肠埃希菌、金黄色葡萄球菌、铜绿假单胞菌和空肠弯曲杆菌等均有主动流出系统（由运输子、附加蛋白和外膜蛋白组成）,三种蛋白的联合作用可将药物泵出细菌体。能作用的抗菌药有四环素类、氯霉素、氟喹诺酮类、大环内酯类和 β-内酰胺类。

（二）避免细菌耐药性的措施

（1）合理应用抗菌药,并给予足够的剂量与疗程。

（2）必要的联合用药和有计划的替换药物。

（3）开发新的抗菌药。

第二节 抗 生 素

案 例 引 导

患者,刘某,男,20岁,因淋雨受凉后感觉咽喉疼痛、咳嗽、发热、全身酸痛,自服板蓝根冲剂,3天后咽喉部肿痛加重,来医院就诊,查体:T 39.4 ℃,P 118 次/分,R 30 次/分,BP 120/70 mmHg,扁桃体Ⅲ度肿大。诊断为急性扁桃体炎。

讨论:

1. 该患者可选用哪种抗生素？为什么？

2. 用药过程中常见不良反应是什么？严重不良反应是什么？如何处理？

案例答案
12-2

知识链接
12-2-1

一、β-内酰胺类

β-内酰胺类抗生素是指化学结构中具有 β-内酰胺环的一类抗生素。具有 6-氨基青霉烷酸（6-APA）和 7-氨基头孢烷酸（7-ACA）母核。根据化学结构可分为青霉素类、头孢菌素类、头霉素类、碳青霉烯类、青霉烯类、单环类 β-内酰胺类、β-内酰胺酶抑制剂及其复方制剂。本类抗生素抗菌活性强、毒性低、品种多、临床应用广泛,是一类最常用的抗菌药物。青霉素类和头孢菌素类是临床上最常用的抗生素。其共同抗菌机制是通过抑制细菌细胞壁肽聚糖（黏肽）的合成,造成细胞壁破损而死亡,属于繁殖期杀菌剂。

（一）青霉素类

本类药物按其来源分为天然青霉素和半合成青霉素两类。其化学结构由 6-氨基青霉烷酸（6-APA）及侧链组成。

天然青霉素

天然青霉素主要是青霉素 G(benzylpenicillin G)，又名苄青霉素。常用钠盐或钾盐晶粉，室温中稳定，易溶于水，但水溶液在室温中不稳定并可生成具抗原的降解产物，需现用现配。

青霉素 G 不耐酸，口服吸收少且不规则，肌注易吸收，$t_{1/2}$ 为 0.5～1.0 h，有效血药浓度可维持 4～6 h，透过脑脊液和房水但浓度低，但在炎症时可达到有效浓度，几乎以原型从肾排泄。与丙磺舒合用时，丙磺舒可与青霉素 G 竞争肾小管分泌。

主要优点：繁殖期杀菌剂；对革兰阳性菌作用强，对革兰阴性菌作用弱，对肠球菌不敏感；对人和哺乳类动物几乎无毒。主要缺点：不耐酸、不耐酶；耐药现象极为普遍，金黄色葡萄球菌、淋病奈瑟菌、肺炎链球菌、脑膜炎奈瑟菌等极易产生耐药性，抗菌谱窄；可引起过敏反应甚至过敏性休克。对真菌、立克次体、支原体、病毒和原虫无效。

【作用】 青霉素 G 是繁殖期杀菌剂，其抗菌谱广，具体如下。①革兰阳性球菌：对溶血性链球菌、肺炎链球菌、草绿色链球菌、不产生 β-内酰胺酶的金黄色葡萄球菌及多数表皮葡球菌敏感。②革兰阳性杆菌：对白喉杆菌、炭疽杆菌及革兰阳性厌氧杆菌如产气荚膜杆菌、破伤风梭菌敏感。③革兰阴性球菌：对脑膜炎奈瑟菌和淋病奈瑟菌敏感。④螺旋体：对梅毒螺旋体、钩端螺旋体、回归热螺旋体、鼠咬热螺菌等高度敏感。⑤放线菌。

【用途】 各敏感菌感染均为首选。

1. 革兰阳性球菌感染 如咽炎、扁桃体炎、中耳炎、猩红热、风湿热、心内膜炎、大叶性肺炎、疖痈、骨髓炎、败血症等。

2. 革兰阳性杆菌感染 如破伤风、气性坏疽、白喉、炭疽；需加相应抗毒素。

3. 革兰阴性球菌感染 如脑膜炎、淋病。

4. 螺旋体病 如钩端螺旋体病、回归热、梅毒。

5. 放线菌病 如放线菌引起的局部肉芽肿样炎症、脓肿、多发性瘘管及肺部感染、脑脓肿等需大剂量、长疗程用药。

【不良反应】

1. 过敏反应 青霉素类最常见的不良反应，一般表现为皮肤过敏反应和血清病样反应，停药或服用 H_1 受体阻断药可消失；严重者可出现过敏性休克，表现为胸闷、呼吸困难、面色苍白、发绀、冷汗、血压下降、脉搏细弱、昏迷、惊厥等症状，若抢救不及时，可致呼吸困难、循环衰竭而死亡。因此在应用青霉素 G 时，应采取以下防治措施。

（1）详细询问患者有无青霉素 G 过敏史及变态反应性疾病，如哮喘、荨麻疹、花粉症等，对青霉素 G 过敏者禁用。有其他药物过敏史或有变态反应性疾病者慎用。

（2）凡初次注射青霉素 G 或用药间隔 3 天以上者以及用药过程中更换不同厂家、不同批号青霉素时均应做皮试，皮试阳性者禁用。皮试阴性者仍有可能发生过敏性休克，故用药后应观察 30 min，无反应者方可离去。

（3）青霉素 G 应临用时现配，其最适 pH 值为 5～7.5，静滴时最好选用 0.9% 氯化钠注射液稀释（pH 值为 4.5～7.0）。

（4）避免在饥饿状态下注射，并避免滥用和局部用药。

（5）使用青霉素 G 前及皮试时，应准备好抢救过敏性休克的药物（肾上腺素等）和器材。

一旦发生过敏性休克，应及时抢救。抢救措施：立即皮下或肌内注射 0.1% 肾上腺素 0.5～1

159

ml,必要时可重复用药;严重者可稀释后缓慢静脉注射或静脉滴注肾上腺素;心跳停止者,可心内注射,酌情加用大剂量糖皮质激素、H_1受体阻断药,以增强疗效、防止复发;呼吸困难者可给予吸氧或人工呼吸,必要时做气管切开手术。

2. 青霉素脑病 静脉快速滴注大剂量青霉素时,可引起头痛、肌肉痉挛、惊厥、昏迷等反应,偶可引起精神失常,称为青霉素脑病。

3. 赫氏反应 青霉素治疗梅毒等螺旋体病或炭疽等感染时,可出现症状突然加重的现象,称为赫氏反应,表现为全身不适、寒战、发热、咽痛、心跳加快等,严重时可危及生命。

4. 其他 青霉素肌内注射时可出现局部红肿、疼痛、硬结,甚至引起周围神经炎,钾盐尤甚,宜选深部肌内注射或缓慢静滴,且每次应更换注射部位,必要时热敷;大剂量静脉给予青霉素钾盐时,尤其在肾功能不全或心功能不全时,可引起高钾血症,甚至心律失常,故青霉素不可快速静脉注射。青霉素与氨基糖苷类药物有协同抗菌作用,但不可混合在同一容器中使用。

【用药护理】

1. 用药前 ①应清楚患者为青霉素敏感菌感染,清楚感染的程度、症状等。②应清楚患者的疾病史、用药史、过敏史、惊厥史等,如有,应提醒医生慎用本药。用药前必须做皮试。③应清楚患者的血常规、肾功能状态、血清电解质、心脏功能等,如不正常,应提醒医生慎用本药。④应清楚高钾血症、高钠血症、心律失常的早期临床症状,以备用药后,一旦发生过敏反应能及时发现。⑤提醒患者及其家属不要在饥饿状态下用药。⑥告知患者本药局部刺激等不良反应,减轻患者的心理压力。

2. 用药期间 ①遵医嘱用药。②长期应用或大剂量静脉给予青霉素钠盐或钾盐,应监测血清钾和钠水平,监测心脏及肾脏功能,如出现异常,应及时报告医生。③注意观察患者是否有皮肤过敏症状或呼吸状态的改变,如发现患者出现胸闷、心悸、大汗及呼吸困难等情况,应及时报告医生并采取措施。④大剂量静滴青霉素时,应注意观察患者有无头痛、喷射性呕吐、肌震颤、惊厥、昏迷等症状,婴儿、老年人及肾功能不全的患者尤其应注意,一旦发生应及时报告医生。⑤对药效进行评价,感染是否得到控制,血常规是否恢复正常。

苄星青霉素

苄星青霉素(benzathine benzylpenicillin)为青霉素 G 的二苄基乙二胺盐,肌注后缓慢游离出青霉素而呈抗菌作用,具有吸收较慢、维持作用时间长等特点,是青霉素 G 的长效制剂。

苄星青霉素抗菌谱与青霉素相似,可用于治疗敏感菌所致的轻、中度感染如肺炎、扁桃体炎、泌尿道感染、淋病等,也可作为风湿性疾病患者的治疗和预防用药。由于本药在血液中浓度较低,不能替代青霉素 G 用于急性感染。

苄星青霉素不良反应主要是过敏性反应,防治措施同青霉素 G。

半合成青霉素

半合成青霉素(表 12-2-1)克服了青霉素 G 抗菌谱窄、不耐酸(胃酸)、不耐酶(β-内酰胺酶)等缺点;在青霉素母核 6-APA 的基础上引入不同侧链,分别得到具有耐酸、耐酶、广谱、抗铜绿假单胞菌、抗革兰阴性菌等特点的半合成青霉素。其抗菌机制及不良反应与青霉素相同;并与青霉素有交叉过敏反应;注射用药前需用青霉素做皮肤过敏试验。

表 12-2-1 半合成青霉素类药物比较

分类	常用药	特点	主要用途
耐酸青霉素	青霉素 V	耐酸、可口服	轻、中度感染
耐酶青霉素	苯唑西林、氯唑西林、双氯西林、氟氯西林及甲氧西林	耐酶、耐酸、可口服	耐药金葡菌感染(首选)

续表

分类	常用药	特点	主要用途
广谱青霉素	氨苄西林、羟氨苄西林(阿莫西林)等	耐酸、不耐酶、广谱	伤寒,副伤寒,呼吸道、泌尿道感染
抗铜绿假单胞菌广谱青霉素	羧苄西林、磺苄西林、替卡西林(羧噻吩西林)、呋苄西林等	不耐酸、不耐酶、广谱	革兰阴性杆菌如铜绿假单胞菌、奇异变形杆菌、大肠埃希菌及其他肠杆菌引起的感染
抗革兰阴性菌青霉素	美西林和匹美西林、替莫西林(temocillin)	对革兰阴性菌产生的β-内酰胺酶稳定,对铜绿假单胞菌无效	前两种药用于尿路、肠道感染,后者用于尿路、肺、软组织感染

(二) 头孢菌素类

头孢菌素(先锋霉素)类抗生素是以 7-氨基头孢烷酸(7-ACA)为母核,引入不同侧链而制成的一类半合成广谱抗生素,其化学结构为与青霉素相同的 β-内酰胺环。具有抗菌谱广、杀菌作用强、临床疗效高、对 β-内酰胺酶稳定及过敏反应较青霉素少等优点。

目前临床上应用的头孢菌素类药物根据抗菌谱、抗菌特点、对 β-内酰胺酶稳定性及肾毒性不同可分为四代。

第一代:头孢噻吩(cefalotin)、头孢氨苄(cefalexin)、头孢唑啉(cefazolin)、头孢拉定(cefradine)、头孢羟氨苄(cefadroxil)等。

第二代:头孢孟多(cefamandole)、头孢呋辛(cefuroxime)、头孢克洛(cefaclor)、头孢替安(cefotiam)、头孢尼西(cefonicid)、头孢雷特(ceforanide)等。

第三代:头孢噻肟(cefotaxime)、头孢唑肟(ceftizoxime)、头孢曲松(ceftriaxone)、头孢他啶(ceftazidime)等。

第四代:头孢吡肟(cefepime)、头孢匹罗(cefpirome)、头孢立定(cefclidin)等。

四代头孢菌素类药物的比较见表 12-2-2。

表 12-2-2　四代头孢菌素类药物比较

分类	作用特点			主要用途
	抗菌谱	稳定性	肾毒性	
第一代	对革兰阳性菌抗菌作用比第二、三代强	对金葡菌产生的β-内酰胺酶较稳定,但不及第二、三、四代	肾毒性比第二、三、四代强	敏感菌所致呼吸道、尿路及皮肤、软组织感染
第二代	对革兰阳性菌作用不及第一代,对革兰阴性菌作用较强,对铜绿假单胞菌无效	对多种 β-内酰胺酶稳定,作用强于第一代	肾毒性比第一代弱	敏感菌所致肺炎、尿路感染、胆道感染、菌血症及其他组织器官感染
第三代	对革兰阳性菌作用不及第一、二代,对革兰阴性菌作用强,对铜绿假单胞菌、厌氧菌有效	对多种 β-内酰胺酶稳定性高	对肾基本无毒性	危及生命的败血症、脑膜炎、肺炎、尿路严重感染、骨髓炎及铜绿假单胞菌感染

续表

分类	作用特点			主要用途
	抗菌谱	稳定性	肾毒性	
第四代	对革兰阳性菌、革兰阴性菌均有高效	对β-内酰胺酶高度稳定	对肾基本无毒性	对第三代头孢菌素耐药的细菌感染

【不良反应与用药护理】

1. 过敏反应 主要表现为皮疹、荨麻疹、哮喘、药热、血清样反应等,严重者可发生过敏性休克。头孢菌素类与青霉素类之间有部分交叉过敏反应,对青霉素过敏者慎用或禁用。发生过敏性休克的处理同青霉素。

2. 肾毒性 大剂量应用第一代头孢菌素时可出现。表现为蛋白尿、血尿、血中尿素氮升高等,肾功能不全者禁用。本类药物不宜与氨基糖苷类、强心利尿药合用,以免肾毒性增加。长期用药要定期检测尿蛋白、血尿素氮,注意观察尿量、尿色。

3. 胃肠反应 口服可引起恶心、呕吐、食欲不振等,饭后服用可减轻。

4. 双硫仑样反应 又称戒酒硫样反应,头孢曲松、头孢哌酮等有抑制乙醛脱氢酶的作用,用药期间饮酒或使用含酒精的饮料,可致剧烈头痛、恶心、呕吐、颜面潮红、呼吸困难、心跳加快、烦躁不安,甚至血压下降、休克等。一旦出现应立即停药,较重者需吸氧、静脉推注地塞米松或肌内注射纳洛酮等对症处理,静脉滴注葡萄糖注射液、维生素 C 等进行护肝治疗。用药前应该告诉患者使用头孢菌素类药物期间及停药 5 天内应该禁酒,以免发生"双硫仑样反应"。

5. 菌群失调症 如肠球菌、铜绿假单胞菌和念珠菌的增殖现象,尤以第三代、第四代为甚,临床应严格掌握其适应证。

6. 其他 头孢孟多、头孢哌酮高剂量可引起低凝血酶原血症,与抗凝药、水杨酸制剂等合用时,增加出血的危险,故用药期间应观察患者有无出血倾向,必要时酌情补给维生素 K 等。

(三) 其他β-内酰胺类抗生素

碳青霉烯类

临床上常将亚胺培南(imipenem)与脱氢肽酶(DHP-Ⅰ)抑制药西司他丁合用治疗多种耐药菌引起的严重感染、医院内感染、严重需氧菌和厌氧菌混合感染。常见不良反应为恶心、呕吐、药疹、静脉炎、一过性转氨酶升高等。

本类药物尚有帕尼培南(panipenem)和美罗培南(meropenem),对肾脱氢肽酶稳定,故无需与脱氢肽酶抑制药合用,且中枢神经毒性较轻。

头 霉 素 类

常用药物有头孢美唑(cefmetazole)、头孢西丁(cefoxitin)等,抗菌活性与第二代头孢菌素类似,对革兰阳性菌作用不及第一代,对厌氧菌(包括脆弱拟杆菌)有效,对铜绿假单胞菌无效,对β-内酰胺酶稳定性高,主要用于盆腔、妇科、腹腔等厌氧/需氧菌混合感染,不良反应有皮疹、静脉炎、蛋白尿、嗜酸性粒细胞增多等。

氧头孢烯类

常用药物有拉氧头孢(latamoxef)、氟氧头孢(flomoxef),抗菌活性与第三代头孢菌素相似,对β-内酰胺酶稳定;$t_{1/2}$长;可用于敏感菌所致的呼吸道、妇科、胆道、泌尿道感染及败血症、脑膜炎等的治疗。不良反应有皮疹、凝血障碍等。

单环 β-内酰胺类

氨曲南（aztreonam），窄谱，对革兰阴性菌作用强，对铜绿假单胞菌有效，但军团菌、厌氧菌耐药，耐药菌发展慢。氨曲南主要用于革兰阴性杆菌所致严重感染，用于敏感菌所致的呼吸道、腹腔、盆腔、胆道、泌尿道、皮肤软组织感染，以及败血症、脑膜炎等的治疗。氨曲南与青霉素无交叉过敏反应，不良反应少而轻。

β-内酰胺酶抑制药

本类药物包括克拉维酸（clavulanic acid，棒酸）、舒巴坦（sulbactam，青霉烷砜）、他唑巴坦（tazobactam）等，抗菌谱广，但抗菌活性低，有抑酶增效作用，与青霉素类、头孢菌素类合用有协同作用，使不耐酶抗生素的抗菌谱扩大，抗菌作用显著增强。临床应用的 β-内酰胺类与酶抑制剂的复方制剂有氨苄西林-舒巴坦（sultamicillin，舒他西林）、阿莫西林-克拉维酸钾（augmentin，奥格门汀）、哌拉西林-他唑巴坦（tazocin，特治星）、亚胺培南-西司他丁（tienam，泰能）等。

二、大环内酯类

大环内酯类药物是一类具有 14～16 元大环内酯结构的抗生素。本类药物通过抑制菌体蛋白质合成，迅速发挥抑菌作用。本类药物之间存在交叉耐药性。

常用药物有红霉素、乙酰螺旋霉素、罗红霉素、阿奇霉素、克拉霉素等。

知识链接
12-2-2

红　霉　素

红霉素（erythromycin）是从链丝菌培养液中提取的，红霉素常用剂型有琥乙红霉素，无味，对胃酸稳定，在肠道中以基质和酯化物的形式被吸收；依托红霉素，又称无味红霉素，为红霉素丙酸酯的十二烷基硫酸盐，耐酸，吸收好；硬脂酸红霉素，为糖衣片或薄膜衣片，对酸较稳定，在小肠吸收；乳糖酸红霉素，为水溶性的红霉素乳糖醛酸酯，主要用于静脉滴注给药；红霉素眼膏制剂和外用制剂。

【作用】　对革兰阳性菌及革兰阴性球菌作用与青霉素类似（较弱）；对百日咳鲍特菌、流感嗜血杆菌、布鲁菌、弯曲菌、军团菌高度敏感；对螺旋体、肺炎支原体、沙眼衣原体、立克次体等有效。

【用途】　红霉素主要用于对青霉素过敏或耐药的革兰阳性菌感染，尤其是金黄色葡萄球菌感染者；本药是军团菌肺炎、白喉带菌者、百日咳、支原体肺炎、沙眼衣原体所致的婴儿肺炎、结肠炎、弯曲杆菌所致的肠炎或败血症等的首选药。

【不良反应与用药护理】

1. 局部刺激　刺激性大，口服可出现恶心、腹痛等胃肠道反应，饭后服用可减轻。食物可影响吸收，宜餐前或餐后 3～4 h 服用。肠溶片应整片吞服，且不能与酸性药同服。静脉给药可引起局部疼痛或血栓性静脉炎，应稀释后缓慢滴注。

2. 乳糖酸红霉素　静滴时，应先用注射用水配制成 5% 的溶液，再用 5% 葡萄糖溶液稀释后滴注。不宜用 0.9% 氯化钠溶液稀释，否则可析出沉淀。

3. 肝损害　长期或大量使用红霉素，尤其是酯化红霉素如依托红霉素、琥乙红霉素可引起肝损害，主要表现为黄疸、胆汁淤积和转氨酶升高等，及时停药可自行恢复，应定期检测肝功能，如有异常应立即通知医生，肝功能不全、孕妇和哺乳期妇女慎用。

4. 耳毒性　过量应用（每日 4 g）有一定的耳毒性，表现为耳鸣、耳聋等。用药期间注意观察患者有无上述症状，一旦出现，应立即通知医生。应嘱患者多饮水。

5. 过敏反应　偶见药热、药疹等，对本类药过敏者禁用。

6. 其他　口服时偶见假膜性肠炎。静脉滴注速度过快易出现心脏毒性，表现为心电图复极异常、恶性心律失常、Q-T 间期延长等，可发生晕厥或猝死。

阿 奇 霉 素

阿奇霉素（azithromycin）口服吸收迅速，生物利用度高；$t_{1/2}$长达 68～76 h；主要用于敏感菌所致的扁桃体炎、咽炎、中耳炎、鼻窦炎、支气管炎、肺炎、皮肤及软组织感染、沙眼等；不良反应主要为轻、中度胃肠道反应。

地 红 霉 素

地红霉素（dirithromycin）口服迅速吸收，主要经胆汁途径消除，$t_{1/2}$约 8 h；主要用于治疗敏感菌引起的轻、中度感染；急性支气管炎、慢性支气管炎急性发作；由嗜肺军团菌、肺炎支原体、肺炎链球菌引起的社区获得性肺炎；由化脓性链球菌引起的咽炎和扁桃体炎等；不良反应较少，主要为头痛、腹痛、恶心、腹泻、呕吐、消化不良等。

克 拉 霉 素

克拉霉素（clarithromycin）耐酸，口服吸收迅速而完全，分布广泛，主要经肾排泄，$t_{1/2}$为 3.5～4.9 h，主要用于治疗化脓性链球菌所致的咽炎、扁桃体炎，肺炎链球菌所致的急性中耳炎、肺炎、支气管炎，流感嗜血杆菌、卡他球菌所致的支气管炎、支原体肺炎及衣原体肺炎，葡萄球菌、链球菌所致的皮肤、软组织感染。克拉霉素与其他药物合用，还可用于治疗幽门螺杆菌感染。克拉霉素的不良反应主要为胃肠道反应。

罗 红 霉 素

罗红霉素（roxithromycin）空腹服用吸收良好，$t_{1/2}$长达 12～14 h，主要用于敏感菌所致的呼吸道、泌尿生殖系统、皮肤软组织及耳鼻咽喉部位的感染。不良反应多见胃肠道反应。用药期间嘱患者尽量避免驾驶、机械操作或高空作业。

乙 酰 螺 旋 霉 素

乙酰螺旋霉素（acetylspiramycin）耐酸，口服易吸收，组织中浓度较高。抗菌谱与红霉素相似，但作用较弱。主要用于治疗敏感菌引起的呼吸道、泌尿道及软组织感染，也可用于治疗军团菌病及弓形体病。不良反应较红霉素轻，大剂量可产生胃肠道反应。

三、氨基糖苷类

氨基糖苷类抗生素是由氨基糖分子和氨基醇环以苷键连接而成的碱性化合物，包括链霉素、新霉素、卡那霉素、妥布霉素、大观霉素、巴龙霉素、庆大霉素、小诺霉素、西索米星、奈替米星、阿米卡星等。

（一）氨基糖苷类抗生素的共性

1. 口服难吸收 仅用于肠道感染，全身感染必须注射给药，肌内注射吸收迅速而完全。

2. 抗菌谱较广 对革兰阴性杆菌如大肠埃希菌、克雷伯菌属、肠杆菌属、变形杆菌属、志贺菌属等具有强大抗菌作用，对枸橼酸菌属、沙雷菌属、沙门菌属、产碱杆菌属、不动杆菌属、分枝杆菌属等也有一定抗菌活性，对链球菌作用强。此外，链霉素对结核分枝杆菌敏感。

3. 抗菌机制 影响蛋白质合成，还可造成细菌胞质膜缺损。属于静止期杀菌药，与 β-内酰胺类药物有协同作用。

4. 耐药性 易产生，本类药物之间有部分或完全交叉耐药性。

5. 不良反应

（1）耳毒性　包括前庭神经和耳蜗功能损害。前庭神经损害表现为眩晕、恶心、呕吐、眼球震颤和共济失调；耳蜗功能损害表现为耳鸣、听力下降甚至耳聋。用药期间应注意询问患者有无眩晕、耳鸣等症状，并进行听力监测，一旦出现早期症状，应立即报告医生，及时停药。老年人、儿童、哺乳期妇女慎用，孕妇禁用。

（2）肾毒性　表现为蛋白尿、管型尿、血尿等，严重时可致无尿、氮质血症和肾衰竭。用药期间定期检查肾功能，老年人、小儿毒性反应尤其明显，更应该注意观察尿量及颜色变化，一旦出现肾功能损害，应立即通知医生，及时调整用量或停药。肾功能不全者禁用。

（3）过敏反应　可引起皮疹、发热、嗜酸性粒细胞增多，严重者可引起过敏性休克。链霉素引起过敏性休克发生率较低，但死亡率高，应警惕，用药前应皮试。一旦发生，应立即首选葡萄糖酸钙静脉注射，同时皮下或肌内注射肾上腺素。

（4）阻断神经肌肉接头　大剂量静滴或腹腔内、胸腔内给药，也偶见肌内注射，可出现心脏抑制、血压下降、四肢瘫痪、呼吸困难甚至停止。本类药物严禁静脉推注，避免与肌松药、全麻药合用，重症肌无力、血钙过低的患者禁用或慎用。用药前应准备好钙剂和新斯的明等解救药。

（5）注意药物的相互作用　①与呋塞米、依他尼酸、甘露醇、万古霉素等有耳毒性的药物合用，可增加耳毒性。苯海拉明、美克洛嗪等抗组胺药可掩盖其毒性，不宜合用。②与两性霉素B、头孢噻吩、多黏菌素及万古霉素等合用，可增加肾毒性。③与肌松药或具有肌松作用的药物地西泮合用，可增加神经肌肉阻滞作用。④不宜与青霉素类同瓶滴注或混合注射，以免降低药物疗效。⑤本类药物之间不可联用，以免毒性相加。

（二）常用药物

链　霉　素

链霉素（streptomycin，SM）是最早用于临床的氨基糖苷类药物，性质稳定。碱化尿液效价升高。目前临床上用于以下几种情况。①鼠疫与兔热病：链霉素为首选药。②细菌性心内膜炎：青霉素加链霉素。③结核病：链霉素加异烟肼。④布鲁菌病：链霉素加四环素。⑤尿路感染：与碱性药合用可增强抗革兰阴性菌作用，因毒性大和耐药性多见，被庆大霉素代替，现已少用。仅作为二线抗结核病药。

庆　大　霉　素

庆大霉素（gentamicin，GM）抗菌谱广、抗菌作用比链霉素强，最常用。对各种需氧革兰阴性杆菌，包括铜绿假单胞菌作用强大，对结核分枝杆菌无效。临床主要用于以下几种情况。①一般需氧革兰阴性杆菌感染，为首选药物。②铜绿假单胞菌感染，常合用羧苄西林。③细菌性心内膜炎：青霉素加庆大霉素。④肠道手术前准备。口服用于肠道感染。肾毒性多见，可有前庭神经损伤，甚至不可逆的耳聋。偶见过敏反应，甚至过敏性休克。

阿　米　卡　星

阿米卡星（amikacin）又名丁胺卡那霉素，本药抗菌谱最广，对各种需氧革兰阴性杆菌、结核分枝杆菌、铜绿假单胞菌均有效，不易产生耐药性（对钝化酶稳定）。用于治疗各种需氧革兰阴性杆菌耐药菌株的感染。不良反应发生率低，但听力损害较常见，可致二重感染，偶见过敏反应。

奈　替　米　星

奈替米星（netilmicin）的抗菌谱与庆大霉素相似，对多种革兰阴性杆菌具有较强的抗菌活性；对耐其他氨基糖苷类的革兰阴性杆菌及耐青霉素的金葡菌也有效。临床上主要用于治疗敏感菌所致的呼吸道、泌尿道、消化道、皮肤软组织等部位的感染。耳毒性、肾毒性在氨基糖苷类抗生素中最轻，但仍需注意。

妥 布 霉 素

妥布霉素（tobramycin）又名妥布拉霉素，抗菌作用与庆大霉素相仿，最突出的是对铜绿假单胞菌较庆大霉素强，即使耐药菌株也有效，主要用于铜绿假单胞菌的严重感染。对肾有一定的毒性。耳毒性以前庭神经损害多见，但比庆大霉素轻。

大 观 霉 素

大观霉素（spectinomycin）仅对淋病奈瑟菌有强大的杀灭作用，由于易产生耐药性，仅限于对青霉素、四环素耐药或对青霉素过敏的淋病患者。

四、其他类

（一）林可霉素类

林可霉素、克林霉素

林可霉素（lincomycin）、克林霉素（clindamycin）临床上主要用于金黄色葡萄球菌引起的骨髓炎，为首选药。还可用于治疗链球菌引起的咽喉炎、中耳炎、肺炎等感染，以及厌氧菌引起的腹腔、口腔和妇科感染等。克林霉素抗菌作用较强，且毒性较小，故较林可霉素常用。不良反应主要为胃肠道反应，表现为恶心、呕吐、腹痛、腹泻，口服给药较注射给药多见，长期应用可发生严重的伪膜性肠炎，可用万古霉素类和甲硝唑治疗。偶见皮疹、一过性中性粒细胞减少、血小板减少、黄疸等。

（二）万古霉素类

万古霉素、去甲万古霉素

万古霉素（vancomycin）、去甲万古霉素（norvancomycin）对革兰阳性菌有强大的杀菌作用，对厌氧的难辨梭菌亦有较好的抗菌作用。抗菌机制是抑制细菌细胞壁的合成。临床上主要用于耐药革兰阳性菌引起的严重感染，如败血症、肺炎、心内膜炎、结肠炎、脑膜炎、骨髓炎及某些抗生素如克林霉素引起的伪膜性肠炎。不良反应：听力损伤，肾毒性。避免与氨基糖苷类及高效能利尿药合用，以免增加耳、肾毒性。

（三）多黏菌素类

多黏菌素类是从多黏杆菌培养液中提取的碱性多肽类化合物，临床常用药物如下。

多黏菌素 E、多黏菌素 B

多黏菌素 E（polymyxin E）、多黏菌素 B（polymyxin B）对多数革兰阴性菌如铜绿假单胞菌、大肠埃希菌、流感嗜血杆菌、沙门菌属等有强大的杀灭作用。因毒性较大，临床上多局部用于敏感菌引起的眼、耳、皮肤、黏膜感染及烧伤后铜绿假单胞菌感染。不良反应主要为肾损害及神经系统毒性。

（四）四环素类

四环素类药物属广谱抗生素，对革兰阳性菌和革兰阴性菌具有快速抑菌作用，对立克次体、支原体和衣原体也具有较强的抑制作用；四环素类尚可抑制某些螺旋体和原虫。但对真菌和病毒无效。

【作用】

抗菌谱广,对革兰阳性菌、革兰阴性菌、立克次体、支原体、衣原体、螺旋体及放线菌均有抑制作用。抗菌机制是四环素类可抑制细菌蛋白质的合成,属于快速抑菌剂。

【用途】

由于耐药菌株的日益增多、不良反应较多,现临床应用较少。可作为立克次体、支原体、衣原体、某些螺旋体感染的首选药,也可用于布鲁菌病及霍乱。

【不良反应与用药护理】

(1) 胃肠道反应　口服可出现恶心、呕吐、上腹不适、腹胀、腹泻等胃肠道反应,饭后或与食物同服可减轻。

(2) 二重感染(菌群交替症)　长期使用广谱抗生素,敏感菌的生长受抑制,不敏感菌趁机大量繁殖,引起新的感染。较常见的有以下两种。①真菌感染:多见,表现为鹅口疮、阴道炎、肠炎等,一旦发现立即停药,并用抗真菌药治疗。②伪膜性肠炎:表现为肠壁坏死、剧烈腹痛、休克等凶险症状,应立即停药,采用万古霉素、甲硝唑等治疗。免疫功能低下的老年患者及幼儿尤易发生。

(3) 影响骨、牙生长　影响婴幼儿牙齿发育和骨骼的生长。故禁用于孕妇、哺乳期妇女、8 岁以下儿童。

(4) 其他　长期大剂量应用可引起肝、肾损坏;偶见过敏反应。禁用于孕妇、哺乳期妇女、8 岁以下儿童及肝、肾功能不全者。

多 西 环 素

多西环素(doxycycline)又名强力霉素,脂溶性较高,吸收快而完全,食物对其吸收影响较小,口服和注射给药均起效快。

在体内分布广泛,脑脊液中浓度也较高。由于显著的肝肠循环,$t_{1/2}$ 长。小部分从肾排泄,大部分药物随粪排出。抗菌谱、作用机制与四环素相似,但作用较后者强。具有速效、强效、长效的优点,目前在临床上最为常用,是四环素的替代品,特别适合肾外感染伴肾衰竭者以及胆道系统感染。皮疹、二重感染、肾毒性少见。

米 诺 环 素

米诺环素(minocycline)又名二甲胺四环素,抗菌作用在该类药中最强,口服吸收率高,不受食物的影响,但抗酸药或重金属离子仍可影响其吸收,脂溶性高于多西环素,组织穿透力强,分布广泛,在脑脊液中的浓度高,抗菌谱与四环素相似,但对四环素或青霉素耐药的细菌仍敏感。主要用于治疗酒渣鼻、痤疮和沙眼衣原体所致的性传播疾病,以及四环素或青霉素耐药菌感染。可出现头晕、恶心、呕吐及运动失调等前庭反应,用药期间不宜从事高空作业、驾驶和机器操作。

(五) 氯霉素类

氯霉素(chloramphenicol),自从 1950 年发现氯霉素可诱发致命性不良反应(抑制骨髓造血功能),其临床应用受到极大限制。目前临床上使用人工合成的左旋体。

【作用】

广谱抗菌药,速效抑菌剂,对革兰阳性菌、革兰阴性菌均有抑制作用,高浓度也有杀菌作用。氯霉素在弱酸性和中性溶液中较稳定,遇碱易分解。作用特点:对革兰阴性菌的抑制作用强于革兰阳性菌,尤其对伤寒杆菌、流感杆菌、肺炎链球菌、脑膜炎球菌作用强,对立克次体属、螺旋体、沙眼衣原体有效。但对结核分枝杆菌、真菌、原虫和病毒无效。

抗菌机制是抑制细菌蛋白质的合成,属于快速抑菌剂。

【用途】

氯霉素的毒性较大,临床上应用受到限制,仅适用于某些敏感菌所致的严重感染,如伤寒和副伤寒流感杆菌性脑膜炎、立克次体感染等。局部也用于治疗沙眼、结膜炎、耳部表浅感染等。

【不良反应与用药护理】

(1)抑制骨髓造血功能　①可逆性的血细胞减少:与剂量和疗程有关,表现为白细胞、粒细胞减少,继而血小板减少。停药后较易恢复。②不可逆再生障碍性贫血:与剂量和疗程无关,常见初次用药3~12周,各类血细胞减少,虽极罕见但死亡率高。用药时应严格控制氯霉素的用药指征,详细询问患者有无与药物有关的血液毒性既往史,用药期间定期检查血常规,一旦发现毒性反应,立即停药。

(2)灰婴综合征　由于新生儿和早产儿肝功能发育不全,肝内酶的含量和活性较低,解毒功能差,肾脏排泄功能也低下,使用大量氯霉素易引起蓄积中毒。主要表现为腹胀、呕吐、呼吸抑制、皮肤灰白、发绀,最后循环衰竭、休克,称灰婴综合征。40%患者在症状出现2~3天内可死亡。因此新生儿和早产儿两周内禁用氯霉素或每日量不超过 25 mg/kg,出现上述症状后应立即停药。

(3)其他　口服发生胃肠道反应,长期使用可引起二重感染。少数患者出现视神经炎、中毒性精神障碍或皮疹、药热、血管神经性水肿等过敏反应。

(4)肝、肾功能不良者应慎用或禁用。孕妇及哺乳期妇女慎用或禁用。

第三节　人工合成抗菌药

一、喹诺酮类

（一）概述

喹诺酮类(quinolone)是一类含有 4-喹酮母核的人工合成抗菌药物。根据药物合成先后和化学结构等分为如下四代。

第一代:萘啶酸、吡咯酸,目前已淘汰。

第二代:吡哌酸,抗菌谱比第一代有所扩大,对大多数革兰阴性杆菌有效,口服易吸收,不良反应少,血中药物浓度低,尿中药物浓度高,主要用于敏感的革兰阴性杆菌所致的尿路和肠道感染。

第三代:诺氟沙星、培氟沙星、依诺沙星、氧氟沙星、左氧氟沙星、环丙沙星、洛美沙星、氟罗沙星、司帕沙星等,本代药物的分子中均有氟原子,统称为氟喹诺酮类。其特点为抗菌谱广、抗菌活性强、口服吸收好、体内分布广、半衰期较长。

第四代:莫西沙星、加替沙星、吉米沙星、克林沙星、格帕沙星、妥舒沙星等,称为新氟喹诺酮类。本代保持了第三代特点,加强了抗革兰阳性菌、抗厌氧菌、抗耐药菌的活性,降低了不良反应的发生率。

【作用】

(1)对革兰阴性杆菌如大肠埃希菌、痢疾志贺菌、铜绿假单胞菌、流感嗜血杆菌、肺炎克雷伯菌、奇异变形杆菌、百日咳杆菌、伤寒沙门菌、霍乱弧菌及军团菌等有强大的杀灭作用。

(2)对革兰阴性球菌如淋病奈瑟菌、脑膜炎奈瑟菌等也有效。

(3)对革兰阳性菌如金黄色葡萄球菌、链球菌、肺炎链球菌、肠球菌等也有良好的抗菌作用。

(4)某些药物对厌氧菌、结核分枝杆菌、支原体、衣原体也有作用。

作用机制:抑制细菌 DNA 回旋酶,阻碍 DNA 的复制,产生快速杀菌作用。细菌不易产生耐药性,与其他药物之间无交叉耐药性,但本类药物之间存在交叉耐药性。

【用途】

（1）呼吸系统感染　主要用于革兰阴性菌、支原体、衣原体、军团菌等感染所致的肺炎、支气管炎等。

（2）消化系统感染　用于革兰阴性杆菌如大肠埃希菌、痢疾志贺菌、伤寒沙门菌等引起的腹泻、胃肠炎、细菌性痢疾、伤寒或副伤寒等。

（3）泌尿生殖系统感染　用于铜绿假单胞菌、肠球菌、淋病奈瑟菌等引起的单纯性或复杂性尿路感染、前列腺炎、尿道炎或宫颈炎。

（4）骨骼系统感染　药物可渗入骨组织，用于急、慢性骨髓炎和骨关节炎的治疗。

（5）五官科、皮肤软组织、外科伤口感染。

（6）化脓性脑膜炎、败血症，耐药结核分枝杆菌和麻风杆菌的感染。

【不良反应】

1. 消化道反应　味觉异常、食欲减退、胃痛、恶心等。

2. 中枢神经系统反应　表现为头晕、头痛、失眠、烦躁、焦虑及精神症状。

3. 骨、关节损伤　影响软骨发育，引起关节肿胀、疼痛、骨损害等症状。

4. 过敏反应　出现皮疹、红斑、瘙痒、血管神经性水肿等，个别患者可出现光敏性皮炎。

5. 其他　大剂量或长期使用易致肝、肾损害，少数患者有肌肉酸痛、肌无力现象。

【用药护理】

1. 用药前　①应清楚用药目的，首先要了解患者的症状、体征及血、尿常规等实验室检查结果，诊断为细菌感染者以及经病原检查确诊为细菌感染者才能应用抗菌药；②掌握患者基本情况，询问相关的用药史和药物过敏史；③尽早确定感染部位、致病菌的种类以及对抗菌药的敏感度；④根据抗菌药的抗菌活性、耐药性、药动学特性及药物敏感度试验结果选择用药；⑤儿童、青少年、孕妇及哺乳期妇女禁用喹诺酮类抗菌药。

2. 用药期间　①不要与富含钙、镁、锌等高价离子的食物与药物合用，以免影响药物的吸收；②每天多饮水，定时定量用药，若出现消化道症状和神经系统反应，不用害怕，停药后症状会消失；③若合并有消化性溃疡和肝肾功能不良者要谨慎用药，并做好观察、检查和防治；④有些药物会引起光敏反应，注意避免阳光和紫外线直接或间接照射；⑤用药后不要从事带危险性操作的工作；⑥出现皮疹、瘙痒、白细胞减少等情况及时停药；⑦长期用药要注意关节肿胀、疼痛和肌腱炎等症状，一旦出现立即报告医生；⑧原有中枢神经系统疾病患者，例如癫痫及癫痫病史者均应避免使用；⑨对喹诺酮类抗菌药的药效作出正确评价。

（二）常用氟喹诺酮类药

左氧氟沙星

左氧氟沙星（levofloxacin）与环丙沙星比，对葡萄球菌和链球菌的活性是后者的2～4倍，对厌氧菌的活性是后者的4倍，对肠杆菌的活性二者相当。对支原体、衣原体及军团菌也有较强的杀灭作用。因不良反应发生率远远低于氧氟沙星，故广泛应用于敏感菌所致的泌尿道、呼吸道、胆道、皮肤软组织、耳鼻喉及眼的感染，也用作抗结核病的二线药物。

莫西沙星

莫西沙星（moxifloxacin）是第四代喹诺酮类药，对大多数革兰阳性菌和革兰阴性菌、厌氧菌、结核分枝杆菌、衣原体和支原体均有较强的抗菌活性。临床上用于敏感菌所致的急、慢性支气管炎和上呼吸道感染及泌尿生殖系统和皮肤软组织感染等。

二、磺胺类

（一）概述

【作用】

磺胺类药（sulfonamides）为广谱抑菌药，对大多数革兰阳性菌和革兰阴性菌有良好的抗菌活性，以溶血性链球菌、肺炎链球菌、脑膜炎奈瑟菌、淋病奈瑟菌、鼠疫耶尔森菌、痢疾志贺菌最为敏感。对葡萄球菌、大肠埃希菌、变形杆菌属和沙门菌属有良好抑菌效果；对沙眼衣原体、弓形体、放线菌、疟原虫也有抑制作用；对支原体、立克次体、螺旋体无效，甚至可促进立克次体生长。

作用机制：磺胺类药与细菌竞争并抑制二氢叶酸合成酶，阻碍二氢叶酸的合成，进而影响核酸和蛋白质的合成，抑制细菌的生长繁殖（图 12-3-1）。

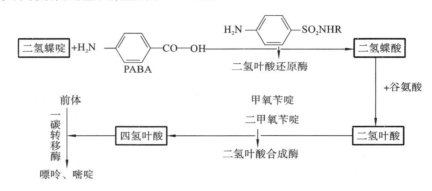

图 12-3-1　磺胺类药物和甲氧苄啶作用示意图

【不良反应】

1. 泌尿道损害　乙酰化代谢产物溶解度较低，易在肾小管析出结晶，引起腰痛、尿痛、结晶尿、尿少，甚至尿闭。

2. 过敏反应　以皮疹、药热多见，严重者可出现剥脱性皮炎、多形性红斑，甚至死亡。

3. 抑制骨髓造血功能　长期用药可引起粒细胞减少、血小板减少及再生障碍性贫血。葡萄糖-6-磷酸脱氢酶缺乏者发生溶血性贫血。

4. 神经系统反应　可有头晕、头痛、乏力、精神不振等。

5. 肝损害　严重者可发生急性重型肝炎。

6. 消化系统反应　可引起胃部不适、恶心、呕吐等症状。

（二）常用磺胺类药物

1. 用于全身性感染的磺胺类药

见表 12-3-1。

表 12-3-1　用于全身性感染的磺胺类药

药物	半衰期/h	药物特点	临床应用
磺胺异噁唑（sulfafurazole，SIZ）	6～7	口服易吸收，体内分布广泛，尿中浓度高且不易析出结晶，抗菌效力强于磺胺嘧啶	用于敏感菌引起的泌尿道感染，亦可用于其他部位引起的感染
磺胺嘧啶（sulfadiazine，SD）	10～13	口服吸收较慢但完全，体内分布广泛，能透过血脑屏障，脑脊液中浓度较高，尿中易析出结晶	用于防治流行性脑膜炎及敏感菌所致感染

续表

药物	半衰期/h	药物特点	临床应用
磺胺甲噁唑 （sulfamethoxazole,SMZ）	10～12	口服吸收完全,分布广泛,脑脊液浓度低于磺胺嘧啶,尿中易析出结晶而损害肾脏	用于敏感菌所致的呼吸道、泌尿道感染

2. 用于肠道感染的磺胺类药

柳 氮 磺 吡 啶

柳氮磺吡啶（sulfasalazine,SASP）临床用于治疗急性和慢性溃疡性结肠炎、节段性回肠炎、直肠炎或肠道手术预防感染。

3. 外用的磺胺类药

磺 胺 米 隆

磺胺米隆（sulfamylon,SM）又名甲磺灭脓,穿透力强,且不受脓液、分泌物、坏死组织的影响,同时能促进创面上皮愈合及提高植皮成活率。适用于烧伤后创面感染及化脓创面的治疗。

磺 胺 嘧 啶 银

磺胺嘧啶银（sulfadiazime silver,SD-Ag）又名烧伤宁,用于治疗Ⅱ度或Ⅲ度烧烫伤创面感染和预防烧伤创面的感染。

磺 胺 醋 酰 钠

磺胺醋酰钠（sulfacetamide,SA）主要用于敏感菌所致的眼部感染,如结膜炎、角膜炎、眼睑炎等;也可用于沙眼及其他衣原体感染的局部辅助治疗。

（三）磺胺类药物用药护理

1. 用药前　①应清楚用药目的,首先要了解患者的症状、体征及血、尿常规等实验室检查结果,诊断为细菌感染者以及经病原检查确诊为细菌感染者才能应用抗菌药;②掌握患者基本情况,询问相关的用药史和药物过敏史,对磺胺过敏及葡萄糖-6-磷酸脱氢酶缺乏者禁用,年老者、体弱者、儿童、肝肾功能不全的患者慎用或禁用磺胺类药;③尽早确定感染部位、致病菌的种类以及对抗菌药的敏感度;④根据抗菌药的抗菌活性、耐药性、药动学特性及药物敏感度试验结果选择用药。

2. 用药期间　①嘱咐患者首次剂量加倍给药,要多饮水,同时服等量的碳酸氢钠,增高磺胺类药的溶解率,防止出现肾损害;②密切观察患者有无过敏、黄疸、咽痛、发热、疲乏等现象,定期做血常规、尿常规和肝功检查,防止发生骨髓抑制、肝损害、剥脱性皮炎等;③外用磺胺类药物时要把脓液和坏死组织清理干净,以免降低疗效;④用普鲁卡因、丁卡因做局麻时,不宜使用磺胺类药物;⑤对磺胺类抗菌药的药效作出正确评价。

三、其他类

（一）甲氧苄啶

甲 氧 苄 啶

甲氧苄啶（trimethoprim,TMP）又名磺胺增效剂。

【作用和用途】

抗菌谱与磺胺类药基本相似,但抗菌作用较强,对多种革兰阳性菌和革兰阴性菌有效。TMP 抑制二氢叶酸还原酶,单用易产生耐药性,与磺胺类药合用可对细菌的叶酸代谢形成双重阻断,抗菌作用增强数十倍,并可减少耐药菌株的形成。也能增强头孢菌素、庆大霉素、红霉素等多种抗菌药的抗菌作用。用于敏感菌所致的呼吸道、泌尿道、肠道感染,伤寒等,以及流脑的预防。

【不良反应与用药护理】

有恶心、呕吐、皮疹、血尿、过敏等反应;可出现粒细胞减少,巨幼红细胞性贫血,致畸等。若长期用药需同时服用亚叶酸钙,定期检查血常规。

(二)硝基咪唑类

甲 硝 唑

甲硝唑(metronidazole)又名灭滴灵。

【作用和用途】

1. 抗厌氧菌作用　对革兰阴性厌氧杆菌、革兰阳性厌氧棱状芽孢杆菌和厌氧球菌均有杀灭作用,尤其对脆弱杆菌更为敏感,至今未发现耐药菌株。临床上用于厌氧菌感染的治疗和预防,如牙周炎、骨髓炎、口腔黏膜感染、中耳炎、盆腔炎、腹膜炎、阑尾炎、妇产科手术的患者等,是临床治疗厌氧菌感染的首选药。

2. 抗滴虫作用　治疗阴道滴虫病的首选药。

3. 抗阿米巴原虫作用　对肠内和肠外阿米巴滋养体均有强大杀灭作用,是治疗肠内、肠外阿米巴病的首选药。

4. 抗贾第鞭毛虫作用　目前治疗贾第鞭毛虫病最有效的药物。

【不良反应与用药护理】

1. 消化道反应　可出现食欲不振、呕吐、腹泻、口腔金属味。

2. 神经系统反应　表现为头痛、头晕、肢体麻木、感觉异常及共济失调等。

3. 过敏反应　少数人可发生皮疹、白细胞减少、荨麻疹等。

4. 注意点　用硝基咪唑类药物期间,告诉患者会出现恶心、厌食、头晕、头痛、感觉异常等,停药后自然消失;若出现眩晕、共济失调、惊厥的情况,立即停药;药物抑制乙醇代谢,用药期间禁止饮酒和含酒精的饮料。

(三)硝基呋喃类

呋 喃 妥 因

呋喃妥因(nitrofurantoin)又名呋喃坦啶。

【作用和用途】　人工合成的硝基呋喃类抗菌药,可有效地杀灭引起下尿路感染的革兰阳性菌和革兰阴性菌,包括大肠埃希菌、肠球菌、葡萄球菌和肺炎克雷伯菌等。主要用于敏感菌引起的急性下尿路感染、慢性菌尿症和反复发作的慢性尿路感染。

【不良反应与用药护理】　不良反应常见恶心、呕吐、腹泻,亦可引起头痛、眼球震颤和伴有脱髓鞘的多种神经病变等,长期应用可引起急性肺炎,部分患者可出现高敏反应。新生儿和孕妇禁用。

(张国恩)

第四节 抗结核病药

患者，男，38 岁，技师，因低热伴咳嗽盗汗 1 个月来诊。于 1 个月前受凉后出现低热，下午明显，体温最高不超过 38 ℃。咳嗽，咳少量白色黏痰，无咯血和胸痛，自认为感冒，服用各种抗感冒药和止咳药，无明显好转，因工作忙未去医院检查，但逐渐乏力，工作力不从心，有时伴夜间盗汗。经胸片检查和痰培养后医生诊断为"肺结核"。

工作任务：

1. 给患者选择合适的抗结核病药。

2. 解释服药后可能出现的不良反应。

3. 告知患者规范使用抗结核病药的重要性。

4. 用药期间应如何进行用药护理？

案例答案
12-4

结核病是由结核分枝杆菌引起的慢性传染病，可侵袭全身多个器官，多见肺部受累。结核病合理的化学药物治疗是控制疾病发展、复发及抑制结核分枝杆菌耐药性产生的关键。目前用于临床的抗结核病药（antituberculous drugs）种类很多，通常把疗效高、不良反应较少、患者较易耐受的称为一线抗结核病药，包括异烟肼、利福平、乙胺丁醇、吡嗪酰胺、链霉素等；而将毒性较大、疗效较差，主要用于对一线抗结核病药产生耐药性或用于与其他抗结核病药配伍使用的称为二线抗结核病药，包括对氨基水杨酸钠、氨硫脲、卡那霉素、阿米卡星、环丝氨酸等。此外，近年开发出一些疗效较好、毒副作用相对较小的新一代抗结核病药，如利福定、左氧氟沙星、新大环内酯类、莫西沙星等。

知识链接
12-4-1

一、一线抗结核病药

异 烟 肼

异烟肼（isoniazide，INH）又称雷米封（rimifon），水溶性好且性质稳定。具有杀菌力强、不良反应少、分布广，穿透力强，口服吸收快而完全且价格低廉的特点。代谢产物及部分原型药物从尿中排泄。

【作用】

异烟肼对结核分枝杆菌具有高度的选择性，其作用强度与渗入病灶部位的浓度有关，低浓度时有抑菌作用，高浓度时有杀菌作用。对繁殖期结核分枝杆菌有强大的杀灭作用，对静止期结核分枝杆菌无杀灭作用而仅有抑菌作用，故清除药物后，结核分枝杆菌可恢复正常的增殖活动，是治疗活动性结核的首选药物，具有疗效高、毒性小、口服方便、价格低廉等优点。

【用途】

异烟肼对全身各种类型的结核病患者均为首选药物。对早期轻症肺结核或预防用药时可单独使用，规范化治疗时必须联合使用其他抗结核病药，以防止或延缓耐药性的产生。对急性粟粒性结核和结核性脑膜炎需增大剂量，必要时采用静脉滴注。

【不良反应】

异烟肼不良反应发生率与剂量有关,治疗量时不良反应少而轻。

1. 神经系统毒性 多见于长期或大剂量应用及慢乙酰化代谢患者,常见反应为周围神经炎,表现为麻木、肌肉震颤和步态不稳等。中枢神经症状,表现为肌肉萎缩、痉挛、四肢麻木、烧灼感、刺痛以及兴奋、头痛、精神异常、惊厥、中毒性脑病、诱发癫痫发作等。加服维生素 B_6 可预防。

2. 肝毒性 多见于 50 岁以上、快乙酰化代谢型患者、嗜酒者,一般剂量可见短暂性的转氨酶升高、黄疸,较大剂量或长期使用可致肝细胞坏死。若与利福平合用可增强肝毒性,因此肝功能不全者慎用。

3. 过敏反应 偶见皮疹,药热,粒细胞减少等。因可抑制酒精代谢,故用药期间不宜饮酒。孕妇慎用。

4. 急性中毒 大剂量可致昏迷、抽搐,甚至死亡。

【用药护理】

(1) 用药前清楚患者是否有禁用或慎用情况;要联合用药,规律用药;嘱患者严格遵守抗结核病药的用药原则;嘱咐患者不可擅自减量、停药、更换药物。

(2) 用药中异烟肼不良反应的产生与用药剂量及疗程有关,严密监测肝功能和神经系统毒性,补充维生素 B_6,及时调整剂量,以免严重不良反应发生。

(3) 提醒患者禁酒。饮酒与利福平合用可增加异烟肼对肝的毒性作用。与肾上腺皮质激素合用,血药浓度降低。与肼屈嗪合用则毒性增加。

(4) 异烟肼为肝药酶抑制剂,可使香豆素类抗凝血药、苯妥英钠及交感胺的代谢减慢,血药浓度升高,合用时应调整剂量。

利 福 平

利福平(rifampicin)为橘红色结晶粉末,口服吸收迅速且完全,穿透力强,体内分布广。

【作用】

利福平抗菌谱广且作用强大,对静止期和繁殖期的细菌均有作用,能增加链霉素和异烟肼的抗菌活性。利福平不仅对结核分枝杆菌及麻风分枝杆菌有作用,亦可杀灭多种革兰阳性菌及革兰阴性球菌如金黄色葡萄球菌、脑膜炎奈瑟菌等,对革兰阴性杆菌如大肠埃希菌、变形杆菌、流感杆菌等也有抑制作用。抗菌强度与其浓度有关,低浓度抑菌、高浓度杀菌,其疗效与异烟肼相当。

【用途】

1. 抗结核 对结核分枝杆菌有强大的杀灭作用,对繁殖期结核分枝杆菌作用最强,对吞噬细胞内结核分枝杆菌也有杀菌作用。单用易产生耐药性,与其他抗结核病药无交叉耐药性。主要与其他抗结核病药合用,治疗各种类型的结核病。

2. 抗麻风病 对麻风分枝杆菌有强大的杀灭作用,且作用快,与氨苯砜合用治疗麻风病。

3. 其他 也可用于耐药金葡菌及其他敏感菌引起的感染如脑膜炎,重症胆道感染以及沙眼、急性结膜炎及病毒性角膜炎等。

【不良反应】

1. 消化道反应 发生率较低且轻微,表现为恶心、呕吐、腹痛、腹泻等。

2. 肝脏毒性 少数患者可出现黄疸、转氨酶升高、肝肿大、肝功能减退等症状,严重时可致死亡。嗜酒或与异烟肼合用时更易发生,其机制尚不清楚。

3. 过敏反应 少数患者可出现皮疹、药热,偶见血小板和白细胞减少等。该药有致畸作用,故禁用于妊娠早期妇女。

4. 神经系统反应 可见头痛,眩晕,嗜睡,乏力,视物模糊和共济失调等。

5. 流感综合征 大剂量间隔使用时可诱发寒战,发热,头痛,全身酸痛等类似感冒的症状。

6. 疗效降低　本药为药酶诱导剂,可加速肾上腺皮质激素、口服避孕药、双香豆素、甲苯磺丁脲等药物的代谢,故这些药与利福平合用疗效降低。

【用药护理】

(1)提前告知患者:利福平及代谢物呈橘红色,加之体内分布广,故其代谢物可使尿、粪、唾液、泪液、汗液均呈橘红色,不必惊慌。

(2)因肝脏毒性机制尚不清楚。应注意监测肝功能。

(3)应指导患者空腹用药,宜晨起顿服。与对氨基水杨酸合用时,应间隔 6~8 h。严重肝功能不全、胆道阻塞、对本药过敏者、妊娠早期及哺乳期孕妇禁用。

乙 胺 丁 醇

乙胺丁醇(ethambutol,EMB)是人工合成的乙二胺衍生物。

【作用】

抗结核分枝杆菌作用较异烟肼、利福平弱,乙胺丁醇对繁殖期结核分枝杆菌有较强的抑制作用。单用耐药性可缓慢形成,与其他抗结核病药无交叉耐药性。

【用途】

用于各型肺结核和肺外结核。与异烟肼、利福平联用治疗初治患者;与利福平和卷曲霉素合用治疗复治患者。特别适用于经链霉素和异烟肼治疗无效的患者。安全有效、不良反应发生率低、耐药性产生慢,目前已取代对氨基水杨酸钠成为一线抗结核病药。

【不良反应及用药护理】

不良反应少见,大剂量长期用药可致球后视神经炎,表现为视力下降、视野缩小、辨色力减弱、红绿色盲等,服用乙胺丁醇期间应注意患者视力的变化和红绿色分辨力,出现异常应立即停药。偶见消化道反应、过敏反应和肝功能损害、高尿酸血症等,痛风患者慎用。

连续大量使用 2~6 个月可产生严重毒性反应,一般服用期间 2~4 周做一次视力检查。

吡 嗪 酰 胺

吡嗪酰胺(pyrazinamide,PZA)口服易吸收,半衰期为 6 h。本药在弱酸性环境中可杀灭结核分枝杆菌,但作用较异烟肼、利福平、链霉素弱。单用易产生耐药性,与其他抗结核病药之间无交叉耐药性。常与其他抗结核病药联合使用,增强疗效,缩短疗程。可见转氨酶升高、黄疸等,用药期间应定期检查肝功能。肝功能不全者慎用,孕妇禁用。吡嗪酰胺可抑制尿酸盐的排泄而诱发痛风,应注意关节症状,并定期检查血尿酸。

链 霉 素

链霉素(streptomycin,SM)抗结核分枝杆菌作用弱于异烟肼和利福平。其穿透力差,对巨噬细胞内细菌无作用,不易渗入纤维化、干酪化及厚壁空洞病灶。临床上主要与其他抗结核病药联合应用,治疗浸润性肺结核、粟粒性结核等。结核分枝杆菌对链霉素易产生耐药性,且长期使用耳毒性发生率高。

二、二线抗结核病药

对氨基水杨酸钠

对氨基水杨酸钠(sodium para-aminosalicylate,PAS)口服吸收良好,半衰期为 1 h,可分布于全身组织和体液(脑脊液除外)。本药抗菌谱窄,仅对细胞外的结核分枝杆菌有较弱的抑制作用。耐药性产生缓慢,常与异烟肼等其他抗结核病药合用,以延缓耐药性产生。服药期间,应嘱患者多饮水,以防出现结晶尿或血尿。胃、十二指肠溃疡者禁用。本品水溶液不稳定，见光可分解变色，故应用时应新鲜配制，并在避热避光条件下使用。

丙硫异烟胺

丙硫异烟胺（protionamide）是异烟肼的衍生物，仅对结核分枝杆菌有较弱的作用，但组织穿透能力强，分布于全身各组织和体液中。临床作为治疗结核病的辅助用药。不良反应以胃肠道反应多见。

三、新一代抗结核病药

利　福　定

利福定（rifamdin）为我国首先应用于临床的人工合成利福霉素的衍生物，抗菌作用强大，抗菌谱广。利福定抗结核分枝杆菌能力强于利福平，对麻风分枝杆菌的抑制作用也优于利福平。抗菌机制、耐药机制与利福平相同，不良反应与利福平相似。利福定与利福平有交叉耐药现象，故不适用于后者治疗无效患者。一般情况下利福定与异烟肼、乙胺丁醇等合用，可延缓耐药性的产生。但通过临床观察发现，其稳定性差，且复发率高，现已少用。

利　福　喷　丁

利福喷丁（rifapentine）也是利福霉素的衍生物，抗菌强度为利福平的 7 倍。其特点为半衰期长，为 26 h，每周只需给药 2 次。利福喷丁具有一定的抗艾滋病（AIDS）能力，应用前景好。

氟喹诺酮类

包括高剂量左氧氟沙星（750 mg/d）、莫西沙星及加替沙星。这组药物为 MDR-TB 核心方案的最重要组成部分，能显著改善 RR-TB 及 MDR-TB 成年患者的疗效。因此，若非存在绝对禁忌证，必须纳入治疗方案。

罗　红　霉　素

新大环内酯类均有抗结核分枝杆菌作用，罗红霉素（roxithromycin，RXM）是其中抗结核分枝杆菌作用最强的一个，与异烟肼或利福平合用有协同作用。

四、抗结核病药的临床应用原则

1. 早期用药　患者一旦确诊为结核病后应立即用药治疗。结核病早期多为渗出性反应，病灶区域血液循环良好，药物易渗入，此时机体的抗病能力和修复能力也较强，且细菌正处于繁殖期，对药物敏感，故疗效显著。

2. 联合用药　根据不同病情和抗结核病药特点联合两种或两种以上药物以增强疗效，并可避免严重的不良反应和延缓耐药性的产生。临床通常根据病情的严重程度采取二联、三联、四联的用药方案，通常轻症肺结核选用异烟肼和利福平联合使用，重症则采取四联或更多抗结核病药联合使用。

3. 适量用药　用药剂量要适当。药量不足，组织内药物难以达到有效浓度，且易诱发细菌产生耐药性使治疗失败；药物剂量过大则易产生严重不良反应而使治疗难以继续。

4. 坚持全程规律用药　结核病的治疗必须做到有规律长期用药，不能随意改变药物剂量或改变药物品种，否则难以治疗成功。规律全程用药，不过早停药是治疗成功的关键。轻症肺结核应持续治疗 9～12 个月，中度及重度肺结核持续治疗 18～24 个月，或根据患者病情调整用药方案。

第五节　抗真菌药和抗病毒药

一、抗真菌药

抗真菌药(antifungal agents)是指具有抑制真菌生长或繁殖或杀灭真菌作用的药物。真菌感染一般分两种：表浅部真菌感染和深部真菌感染。前者常由各种癣菌引起，主要侵犯皮肤、毛发、指(趾)甲、口腔或阴道黏膜等，发病率高。后者多由白色念珠菌和新型隐球菌引起，主要侵犯内脏器官和深部组织，病情严重，病死率高。近年来，深部真菌感染的发病率呈持续上升趋势，这与长期不合理使用广谱抗菌药、免疫抑制剂、肾上腺皮质激素和细胞毒抗恶性肿瘤药物等有关。

根据化学结构的不同可分为如下几种：抗真菌类(antibiotic)抗真菌药，如两性霉素 B；唑类(azole)抗真菌药，如酮康唑；丙烯胺类(allylamines)抗真菌药，如特比萘芬；嘧啶类(pyrimidine)抗真菌药如氟胞嘧啶等。

（一）抗生素类抗真菌药

抗生素类抗真菌药包括多烯类(polyene)抗生素如两性霉素 B、制霉菌素，和非多烯类抗生素如灰黄霉素，其中两性霉素 B 抗真菌活性最强。

两性霉素 B

自 20 世纪 50 年代以来，两性霉素 B(amphotericin B)已成为治疗各种严重真菌感染的首选药之一。但其毒性较大，限制了其广泛应用。两性霉素 B 的新剂型如脂质体剂型、脂质体复合物、胶样分散剂型等可提高其疗效，并降低其毒性。

两性霉素 B 抗真菌活性最强，是抗生素类抗真菌药中唯一可用于治疗深部和皮下真菌感染的多烯类药物。其他多烯类只限于局部使用治疗表浅部真菌感染。

【作用】

两性霉素 B 几乎对所有真菌均有抗菌活性，为广谱抗真菌药。对新型隐球菌、白色念珠菌、皮炎牙生菌、荚膜组织胞质菌、粗球孢子丝菌等有较强的抑菌作用，高浓度时有杀菌作用。

【用途】

两性霉素 B(静脉滴注)是治疗深部真菌感染的首选药。真菌性脑膜炎时，除静脉滴注外，还需鞘内注射。口服仅用于肠道真菌感染。局部使用治疗皮肤、指甲及黏膜等表浅部真菌感染。

【不良反应】

两性霉素 B 毒性大，不良反应较多，常见寒战、发热、头痛、呕吐、厌食、贫血、低血糖、低血钾、低血镁、血栓性静脉炎、肝功能损害、肾功能损害等。如事先给予解热镇痛抗炎药、抗组胺药及糖皮质激素，可减少治疗初期寒战、发热反应的发生。应定期进行血、尿常规，肝、肾功能和心电图检查以便及时调整剂量。本药禁用 0.9% 氯化钠注射液稀释，需用 5% 葡萄糖注射液稀释。

【用药护理】

（1）应定期进行血、尿常规，肝、肾功能和心电图检查。

（2）注意不同给药途径治疗范围的区别。

制　霉　菌　素

制霉菌素(nystatin)为多烯类抗真菌药，抗真菌作用和机制与两性霉素 B 相似，对念珠菌属的抗菌活性较高,且不易产生耐药性。制霉菌素主要局部外用治疗皮肤、黏膜等表浅部真菌感染。口服吸收很少,仅适用于肠道内白色念珠菌感染。注射给药时制霉菌素毒性大,故不宜用于注射。局部应用时不良反应少见。口服后可引起暂时性恶心、呕吐、食欲缺乏、腹泻等胃肠道反应。

灰 黄 霉 素

灰黄霉素(grifulvin,grisactin)为非多烯类抗生素。

【作用】

杀灭或抑制各种皮肤癣菌如表皮癣菌属、小芽孢菌属和毛菌属,对生长旺盛的真菌起杀灭作用,对静止状态的真菌只有抑制作用。对念珠菌属以及其他引起深部感染的真菌没有作用。灰黄霉素可沉积在皮肤、毛发及指(趾)甲的角蛋白前体细胞中,干扰侵入这些部位的敏感真菌的微管蛋白聚合成微管,抑制其有丝分裂。此外,作为鸟嘌呤的类似物,竞争性抑制鸟嘌呤进入 DNA 分子中,从而干扰真菌细胞 DNA 的合成。

【用途】

主要用于各种皮肤癣菌的治疗。对头癣疗效较好,指(趾)甲癣疗效较差。因静止状态的真菌仅被抑制,病变痊愈有赖于角质的新生和受感染角质层的脱落,故治疗常需数周至数月。由于该药毒性反应较大,临床已少用。

【不良反应】

常见的有头痛、头晕等反应,恶心、呕吐等消化道反应,皮疹等皮肤反应以及白细胞减少等血液系统反应。动物实验中有致畸胎和致癌作用。

(二)唑类抗真菌药

唑类(azoles)抗真菌药可分成咪唑类(imidazoles)和三唑类(triazoles)。咪唑类包括酮康唑、咪康唑、益康唑、克霉唑和联苯苄唑等,酮康唑等可作为治疗表浅部真菌感染首选药。三唑类包括伊曲康唑、氟康唑和伏立康唑等,可作为治疗深部真菌感染的首选药。与咪唑类相比,三唑类对人体细胞色素 P_{450} 的亲和力降低,而对真菌细胞色素 P_{450} 仍保持高亲和力,因此毒性较小,且抗菌活性更高,是目前抗真菌药中最有发展前途的一类。

酮 康 唑

酮康唑(ketoconazole)是第一个广谱口服抗真菌药,口服可有效治疗深部、皮下及表浅部真菌感染,亦可局部用药治疗表浅部真菌感染。酮康唑口服生物利用度个体差异较大,由于酮康唑是二碱化合物,溶解和吸收都需要足够的胃酸,故与食物、抗酸药或抑制胃酸分泌的药物同服可降低酮康唑的生物利用度。口服酮康唑不良反应较多,常见的有恶心、呕吐等胃肠道反应,以及皮疹、头晕、嗜睡、畏光等,偶见肝毒性。极少数人发生内分泌异常,常表现为男性乳房发育,可能与本品抑制睾酮和肾上腺皮质激素合成有关。

咪 康 唑

咪康唑(双氯苯咪唑,霉可唑,miconazole)为广谱抗真菌药。口服时生物利用度很低,静脉注射给药时不良反应较多。目前临床上主要用于治疗阴道、皮肤或指甲的真菌感染。因皮肤和黏膜不易吸收,无明显不良反应。益康唑(econazole,氯苯咪唑)抗菌谱、抗菌活性和临床应用均与咪康唑相仿。

克 霉 唑

克霉唑(clotrimazole;又称三甲苯咪唑,canesten)为广谱抗真菌药。口服不易吸收,血药峰浓度较低,代谢产物大部分由胆汁排出,1%由肾脏排泄。$t_{1/2}$为 3.5~5.5 h。局部用药治疗各种表浅部真菌感染。

联 苯 苄 唑

联苯苄唑(bifonazole)不仅可抑制 2,4 甲烯二氢羊毛固醇转化为脱甲基固醇,也可抑制羟甲基戊二酰辅酶 A 转化为甲羟戊酸,从而双重阻断麦角固醇的合成,使抗菌活性明显强于其他咪唑类抗真菌药,具有广谱、高效抗真菌活性。联苯苄唑在真皮内活性可持续 48 h,10~30 min 在胞质中达有效浓度,且持续 100~120 h。临床上用于治疗皮肤癣菌感染。不良反应包括接触性皮炎、一过性轻度皮肤变红、烧灼感、瘙痒感、脱皮及龟裂。

伊 曲 康 唑

伊曲康唑(itraconazole)抗真菌谱较酮康唑广,体内外抗真菌活性较酮康唑强 5~100 倍,可有效治疗深部、皮下及表浅部真菌感染,已成为治疗罕见真菌如组织胞质菌感染和芽生菌感染的首选药物。口服吸收良好,生物利用度约 5%。不良反应发生率低,主要为胃肠道反应、头痛、头晕、低血钾、高血压、水肿和皮肤瘙痒等。肝毒性明显低于酮康唑。由于不抑制雄激素合成,故也可避免酮康唑所发生的内分泌异常。

氟 康 唑

氟康唑(fluconazole)具有广谱抗真菌作用,包括抗隐球菌属、念珠菌属和球孢子菌属等作用,体内抗真菌活性较酮康唑强 5~20 倍。本品是治疗艾滋病患者隐球菌性脑膜炎的首选药,与氟胞嘧啶合用可增强疗效。口服和静脉给药均有效。口服吸收良好,生物利用度为 95%。血浆蛋白结合率仅 11%。多次给药可进一步增高血药浓度,为单次给药的 2.5 倍。可分布到各组织和体液,对正常和炎症脑膜均具有强大穿透力,脑脊液血药浓度高达 50%~60%。极少在肝脏代谢,尿中原型排泄量可达给药量的 80%以上,半衰期为 35 h,肾功能不良时可明显延长,故应减小剂量。不良反应发生率低,常见恶心、腹痛、腹泻、胃肠胀气、皮疹等。氟康唑因可能导致胎儿缺陷禁用于孕妇。

伏 立 康 唑

伏立康唑(voriconazole)为广谱抗真菌药,对多种条件性真菌和地方流行性真菌均具有抗菌活性,抗真菌活性为氟康唑的 10~500 倍,对多种耐氟康唑、两性霉素 B 的真菌深部感染有显著治疗作用。可口服和静脉给药,口服后生物利用度达 90%,血浆蛋白结合率为 60%,能分布到各种组织和体液内,在肝内代谢,主要以代谢产物从尿中排出,仅有 1%以原药形式排出。不良反应主要为胃肠道反应,其发生率较氟康唑低,患者更易耐受。

卡 泊 芬 净

卡泊芬净(caspofungin)为棘白菌素类抗真菌药物,是葡聚糖合成酶抑制剂,能有效抑制葡聚糖的合成,从而干扰真菌细胞壁的合成。本品有广谱抗真菌活性,对白色念珠菌、热带念珠菌、光滑念珠菌、克柔念珠菌等有良好的抗菌活性,对烟曲霉、黄曲霉、土曲霉和黑曲霉及除曲菌以外的几种丝状真菌和二形真菌也有抗菌活性。临床上主要用于治疗念珠菌败血症和下列念珠菌感染:腹腔脓肿腹膜炎和腹腔感染;食管念珠菌病;难治性或不能耐受其他治疗如两性霉素 B、两性霉素 B 脂质体制剂和(或)伊曲康唑的侵袭性曲霉病。

(三) 丙烯胺类抗真菌药

丙烯胺类抗真菌药包括萘替芬(naftifine)和特比萘芬(terbinafine),为鲨烯环氧化酶的非竞争性可逆性抑制剂。在真菌细胞中,如果鲨烯不能转化为羊毛固醇,羊毛固醇向麦角固醇的转化也被阻断,继而影响真菌细胞膜的结构和功能。

特比萘芬(terbinafine)是通过对萘替芬结构进行改造而发现的活性更高、毒性更低和口服有效的丙烯胺类衍生物。对曲霉菌、镰孢和其他丝状真菌具有良好抗菌活性。口服吸收快速良好,在毛囊、毛发、皮肤和甲板等处长时间维持较高浓度。可以外用或口服治疗甲癣和其他一些表浅部真菌感染。对深部曲霉菌感染、侧孢感染、假丝酵母菌感染和肺隐球酵母菌感染并非很有效,但若与唑类药物或两性霉素 B 合用,可获得良好结果。不良反应轻微,常见胃肠道反应,较少发生肝炎和皮疹。

(四) 嘧啶类抗真菌药

氟 胞 嘧 啶

氟胞嘧啶(flucytosine)是人工合成的广谱抗真菌药。氟胞嘧啶是通过胞嘧啶透性酶作用而进入敏感真菌的细胞内,在胞嘧啶脱氨酶的作用下,脱去氨基而形成抗代谢物 5-氟尿嘧啶。后者再由尿苷-5-磷酸焦磷酸化酶转变为 5-氟尿嘧啶脱氧核苷,抑制胸腺嘧啶核苷合成酶,阻断尿嘧啶脱氧核苷转变为胸腺嘧啶核苷,影响 DNA 的合成。另一方面 5-氟尿嘧啶还能掺入真菌的 RNA,影响蛋白质合成。由于哺乳动物细胞内缺乏胞嘧啶脱氨酶,5-氟胞嘧啶不能转变为 5-氟尿嘧啶,所以人体组织细胞代谢不受影响。主要用于隐球菌和念珠菌感染,疗效不如两性霉素 B。由于易透过血脑屏障,对隐球菌性脑膜炎有较好疗效,但不主张单独使用,常与两性霉素 B 合用。

不良反应为恶心、呕吐、腹泻、皮疹、发热、转氨酶升高、黄疸、贫血、白细胞减少、血小板减少、尿素氮升高等。用药期间注意检查血常规和肝、肾功能,如有异常立即停药,孕妇禁用。

二、抗病毒药

病毒性传染病居传染病之首(占 60% 以上),发病率高、传播快,对人类健康构成巨大的威胁。如艾滋病(AIDS)、甲型 H1N1 流感,各种病毒性肝炎、流行性出血热、流感、婴幼儿病毒性肺炎、成人腹泻、病毒性心肌炎、病毒性脊髓灰质炎、麻疹、天花、狂犬病等。由于病毒结构和生活过程简单,不易与宿主细胞加以区别,因而大多数抗病毒药在发挥治疗作用时,对人体也会产生较大毒性或对抗病毒作用较弱,致使抗病毒药研发的进程缓慢。但从 20 世纪 90 年代到 21 世纪,抗病毒药发展突飞猛进,尤其是治疗艾滋病和抗肝炎病毒药的发现,抗病毒药现已成为国内外医药市场上最活跃的药品之一。目前在临床应用的抗病毒药达 40 多种,占抗感染药的 1/14 左右。

根据抗病毒药的主要用途不同,可分为治疗艾滋病的抗 HIV 药和治疗疱疹病毒、流感病毒以及肝炎病毒的其他抗病毒药。

(一) 广谱抗病毒药

该类药物具有抑制多种病毒生长繁殖的作用,主要有嘌呤或嘧啶核苷类似物和生物制剂类药物。

利 巴 韦 林

利巴韦林(ribavirin,virazole)(三氮唑核苷,病毒唑)是一种人工合成的鸟苷类衍生物,为广谱抗病毒药,对多种 RNA 和 DNA 病毒有效,包括甲型肝炎病毒和丙型肝炎病毒。也有抗腺病毒、疱疹病毒和呼吸道合胞病毒的作用。

【作用】

利巴韦林具有抑制呼吸道合胞病毒、流感病毒、甲肝病毒、腺病毒等多种病毒生长的作用,其机制不完全清楚。本品并不改变病毒吸附、侵入和脱壳,不诱导干扰素的产生。药物进入被病毒感染的细胞后迅速磷酸化,其产物作为病毒合成酶的竞争性抑制剂,抑制肌苷单磷酸脱氢酶、流感病

RNA 多聚酶和 mRNA 鸟苷转移酶,从而引起细胞内鸟苷三磷酸的减少,损害病毒 RNA 和蛋白质合成,使病毒的传播受抑制。

【用途】

对急性甲型和丙型肝炎有一定疗效,治疗呼吸道合胞病毒肺炎和支气管炎效果最佳,通常以小颗粒气雾剂形式给药,流感也用气雾剂给药,而其他大多数病毒感染则通过静脉注射进行治疗。

【不良反应】

常见的有发热、寒战、贫血、乏力等,停药后即消失。动物实验有致畸作用。因本品可抑制齐多夫定转变成磷酸齐多夫定,故与齐多夫定同时使用有拮抗作用。

【用药护理】

(1)对育龄期妇女常规询问末次月经,同时提示患者停药 6 个月内避免怀孕。在治疗开始前、治疗期间和停药后至少 6 个月,服用本品的男性和女性均应避孕,育龄期妇女及其伴侣应采取至少两种避孕方式有效避孕,一旦怀孕立即报告医生。

(2)建议严重贫血患者慎用利巴韦林,治疗前后及治疗中应频繁监测血红蛋白,有地中海贫血、镰刀细胞贫血患者不推荐使用利巴韦林。有胰腺炎症或明确有胰腺炎的患者不可使用利巴韦林。如果使用利巴韦林出现任何心脏病恶化症状,应立即停药并给予相应治疗。肝、肾功能异常者慎用。老年患者中使用本品发生贫血的可能性大于年轻患者,老年人肾功能多有下降,容易导致蓄积,不推荐老年患者使用本品。

干　扰　素

【作用】

干扰素(interferon,IFN)是机体细胞在病毒感染或受其他刺激后,体内产生的一类抗病毒的糖蛋白物质,具有抗病毒、免疫调节和抗恶性肿瘤作用。在病毒感染的各个阶段都发挥一定的作用,在防止再感染和持续性病毒感染中也有一定作用。

【用途】

干扰素具有广谱抗病毒活性,临床上主要用于急性病毒感染性疾病如流感及其他上呼吸道感染性疾病、病毒性心肌炎、流行性腮腺炎、乙型脑炎、慢性病毒性感染如慢性活动性肝炎、巨细胞病毒感染等。另外还广泛用于肿瘤治疗。

【不良反应】

全身用药最常见的不良反应为一过性发热、恶心、呕吐、倦怠、纳差等流感样反应,偶有骨髓抑制、肝功能障碍,但反应为一过性,停药后即消退。反应在治疗初期较明显,随着疗程的进行会减轻,大多数患者能耐受。如果中止治疗,疗效将迅速消失。禁用于对本药过敏者、肾功能不全者、妊娠期妇女等。

转　移　因　子

转移因子(transfer factor)是从健康人白细胞中提取出的一种核苷肽,无抗原性。可以将供体细胞的免疫信息转移给未致敏的受体细胞,从而使受体细胞获得供体样的特异性和非特异性细胞免疫功能,其作用可以持续 6 个月。本药还可以起到佐剂作用。临床上用于先天性和获得性免疫缺陷病、病毒感染、霉菌感染和肿瘤等的辅助治疗。

(二)抗艾滋病病毒(HIV)药

齐　多　夫　定

齐多夫定(zidovudine)为脱氧胸苷衍生物,是第一个上市的抗 HIV 药,也是治疗艾滋病(AIDS)

的首选药。

【作用与用途】　本品为治疗 HIV 感染的首选药，既有抗 HIV-1 活性，也有抗 HIV-2 活性。可降低 HIV 感染患者的发病率，并延长其存活期；可显著降低 HIV 从感染孕妇到胎儿的子宫转移发生率，为防止这种转移，需从怀孕第 14 周给药到第 34 周；除了抑制人和动物的反转录病毒外，齐多夫定也治疗 HIV 诱发的痴呆和血栓性血小板减少症。为增强疗效、防止或延缓耐药性产生，临床上多与具有聚合酶活性但不抗 HIV 药合用。常与拉米夫定合用，但不能与司他夫定合用。

【不良反应】　最常见骨髓抑制、贫血或中性粒细胞减少症；也可引起胃肠道不适、头痛；剂量过大可出现焦虑、精神错乱和震颤。肝功能不全患者服用后更易发生毒性反应。

奈 韦 拉 平

奈韦拉平（nevirapine）为特异性抑制 HIV-1 反转录酶，对 HIV-2 反转录酶和动物细胞 DNA 聚合酶无抑制作用。

【作用和用途】　常与其他抗反转录病毒药物合用于治疗 HIV-1 成人和儿童患者。最近研究表明，用奈韦拉平、齐多夫定和双脱氧肌苷三药合用治疗 HIV-1 成年患者，52% 的患者血浆 HIV-1 RNA 低于 400 拷贝/毫升。

【不良反应】　最常见的有药疹、发热、疲劳、头痛、失眠、恶心。

茚 地 那 韦

茚地那韦（indinavir）口服吸收迅速，临床上用于成人 HIV-1 感染。可与抗反转录病毒制剂（如核苷和非核苷类反转录酶抑制剂）合用治疗成人的 HIV-1 感染。单独应用治疗临床上不适宜用核苷或非核苷类反转录酶抑制剂治疗的成年患者。可见虚弱、疲劳、眩晕、头痛、感觉迟钝失眠、味觉异常；胃肠道反应；皮肤干燥、瘙痒、药疹等皮肤过敏反应；肾结石，肝、肾功能异常；血友病患者的自发出血增加；急性溶血性贫血；血糖升高或者糖尿病加重；血清甘油三酯增高。

（三）抗疱疹病毒药

疱疹病毒分为单纯疱疹病毒（HSV）和水痘带状疱疹病毒（VZV）。Ⅰ型 HSV 主要导致口唇疱疹，Ⅱ型 HSV 主要导致生殖器疱疹。

阿 昔 洛 韦

阿昔洛韦（aciclovir）为人工合成的嘌呤核苷类衍生物，为广谱、高效的抗病毒药。阿昔洛韦为单纯疱疹病毒（HSV）感染的首选药。局部应用治疗疱疹性角膜炎、单纯疱疹和带状疱疹，口服或静注可有效治疗单纯疱疹脑炎、生殖器疱疹、免疫缺陷患者单纯疱疹感染等。最常见的不良反应为胃肠道功能紊乱、头痛和斑疹。静脉输注可引起静脉炎、可逆性肾功能紊乱（包括血尿素氮和肌酐水平升高）以及神经毒性（包括震颤和谵妄）等。与青霉素类、头孢菌素类和丙磺舒合用可致血药浓度升高。可通过减慢注射速度、控制剂量及增加饮水等方法减轻肾损害。肾功能不全者、小儿及哺乳期妇女慎用，禁用于妊娠期妇女。

阿 糖 腺 苷

阿糖腺苷（vidarabine，ara-A）为嘌呤类衍生物。具有强大的抗单纯疱疹病毒、水痘带状疱疹病毒和巨细胞病毒活性，也能抑制乙型肝炎病毒（hepatitis B virus，HBV）和某些 RNA 病毒，抗病毒谱较广。在体内可在腺苷脱氨酶作用下脱去 6 位氨基，被迅速代谢成阿糖次黄嘌呤核苷，使其抗病毒活性显著降低。局部使用可有效治疗 HSV-1 和 HSV-2 引起的急性角膜结膜炎、表皮结膜炎和反复性上皮结膜炎。静脉注射可有效治疗 HSV 脑炎、新生儿疱疹和免疫功能低下患者的水痘带状疱疹病毒感染。尽管阿糖腺苷仍能有效抑制对阿昔洛韦耐药的单纯疱疹病毒,但它疗效低、毒性大,现已较少使用。不良反应主要表现为神经毒性,发生率可达 10%,也常见胃肠道反应。

碘　　苷

碘苷(idoxuridine)又名疱疹净,竞争性抑制胸苷酸合成酶,使 DNA 合成受阻,故能抑制 DNA 病毒,如 HSV 和牛痘病毒的生长,对 RNA 病毒无效。本品全身应用毒性大,临床仅限于局部用药,治疗眼部或皮肤疱疹病毒和牛痘病毒的感染,对急性上皮型疱疹性角膜炎疗效最好,对慢性溃疡性实质层疱疹性角膜炎疗效很差,对疱疹性角膜虹膜炎无效。长期使用可出现角膜混浊或染色小点。局部有瘙痒、疼痛、水肿,甚至睫毛脱落等症状。孕妇、肝病或造血功能不良者禁用或慎用。

(四) 抗流感病毒药

金刚乙胺和金刚烷胺

金刚乙胺(rimantadine)是金刚烷胺的 α-甲基衍生物,均可特异性抑制 A 型流感病毒,大剂量也可抑制 B 型流感病毒、风疹和其他病毒。金刚乙胺抗 A 型流感病毒的作用优于金刚烷胺,金刚乙胺抗病毒谱也较广,主要作用于病毒复制早期,通过防止 A 型流感病毒进入宿主细胞,干扰宿主细胞中 A 型流感病毒 RNA 脱壳和病毒核酸到宿主胞质的转移而发挥作用。主要用于预防 A 型流感病毒的感染。金刚烷胺(amantadine)尚具有抗震颤麻痹作用。金刚烷胺和金刚乙胺口服生物利用度较高,分别为 75% 和 90%。在体内不被代谢,90% 以原型经肾排泄。两药半衰期约 24 h。不良反应包括紧张、焦虑、失眠及注意力分散,有时可在老年患者出现幻觉、癫痫。金刚乙胺脂溶性较低,不能通过血脑屏障,故中枢神经系统副作用较少。

奥 司 他 韦

磷酸奥司他韦是奥司他韦(oseltamivir)活性代谢产物的药物前体,其活性代谢产物(奥司他韦羧酸盐)是强效的选择性流感病毒神经氨酸酶抑制剂。病毒神经氨酸酶活性对新形成的病毒颗粒从被感染细胞释放和感染性病毒在人体内进一步传播十分关键。药物的活性代谢产物抑制 A 型和 B 型流感病毒的神经氨酸酶。在体外观察到极低的纳克分子浓度的活性代谢产物即可抑制流感病毒生长;在体内也观察到其抑制流感病毒的复制和致病性。通过抑制病毒从被感染的细胞中释放,从而减少甲型或乙型流感病毒的传播。治疗流感,且可减少并发症的发生和抗生素的使用,是目前治疗流感的常用药物之一,也是抗禽流感甲型 H1N1 病毒安全有效的药物之一。常见的不良反应是恶心和呕吐,症状是一过性的,常在服用第一剂时发生。其他临床不良反应还有腹泻、头晕疲劳、鼻塞、咽痛和咳嗽等。

扎 那 米 韦

扎那米韦(zanamivir)通过抑制流感病毒的神经氨酸酶,改变了流感病毒在感染细胞内的聚集和释放。体外试验时发现,当药物浓度不断增加时,仍有流感病毒对扎那米韦的敏感性下降。经分析,这与病毒突变引起神经氨酸酶及血细胞凝集素二者或其一的氨基酸发生改变有关。临床用于成年患者和 12 岁以上的青少年患者,治疗由 A 型和 B 型流感病毒引起的流感。不良反应包括对哮喘或慢性阻塞性肺疾病患者治疗无效,甚至可能引起危险。服用此药的其他不良反应包括头痛、腹泻、恶心、呕吐、眩晕等。发生率低于 2%,多为轻度反应。

(五) 抗肝炎病毒药

病毒性肝炎是一种世界性常见病,西方国家以丙型肝炎为最多,我国主要流行乙型肝炎。肝炎病毒感染是当今国际公认的治疗学难题,肝炎病毒被分为甲、乙、丙、丁、戊五种类型。人们发现尚有

10%～20%的病毒性肝炎患者不能分型,尚待进一步研究。其中乙型(HBV)、丙型(HCV)和丁型(HDV)在急性感染后有80%以上会转为慢性,其中20%若持续感染有可能发展成肝硬化,其中1%～5%转为肝癌,世界卫生组织已把乙型肝炎列为世界第九死因,故而国内外医药学家积极探索与开发抗病毒措施。

目前除丙型肝炎外,对其他类型病毒性肝炎的抗病毒治疗还没有特效药。急性肝炎一般无需使用抗病毒药物,尤其是甲型肝炎和戊型肝炎,两者都不会转为慢性,只需对症治疗即可,对重型肝炎一般也不需要使用抗病毒药物,特别是干扰素,因为它可加重病情。所以抗病毒治疗的主要对象仅为慢性乙型肝炎和丙型肝炎,而目前抗病毒药物对乙型肝炎只能达到抑制病毒的目的,对丙型肝炎可达到根治作用。临床上治疗慢性病毒性肝炎的药物主要有干扰素、利巴韦林等;治疗乙型肝炎的核苷类似物,如拉米夫定;特异性靶向HCV抗病毒药,如索非布韦。

1. 抗乙肝病毒药

干 扰 素

干扰素(interferon,IFN)是美国食品与药品管理局批准的第一个抗肝炎病毒药,与利巴韦林联合使用较单用效果更好。在临床上主要用于治疗乙型、丙型和丁型肝炎。

拉 米 夫 定

拉米夫定(lamivudine)除了用于HIV治疗外,也能抑制HBV的复制,有效治疗慢性HBV感染,成为目前治疗HBV感染有效的药物之一。

阿 德 福 韦 酯

阿德福韦酯(adefovir dipivoxil)是一种无环腺嘌呤核苷同系物,口服后被体内酯酶水解,释放出阿德福韦而起作用。阿德福韦在细胞内被磷酸激酶转化为具有抗病毒活性的二磷酸盐,通过对天然底物二脱氧腺苷三磷酸的竞争作用,抑制HBV DNA多聚酶(反转录酶),并吸收及渗入病毒DNA,中止DNA链的延长,从而抑制HBV的复制;促进ALT恢复,改善肝组织炎症、坏死和纤维化。阿德福韦二磷酸盐能迅速进入宿主细胞,乙肝病毒对本品不易产生耐药性,与拉米夫定无交叉耐药性。本品联合拉米夫定,对于拉米夫定耐药的慢性乙型肝炎患者能有效抑制HBV DNA,促进ALT复常,且耐药率更低,适用于HBeAg和HBV DNA阳性、ALT增高的慢性乙型肝炎患者,特别是对拉米夫定耐药的患者。

恩 替 卡 韦

恩替卡韦(entecavir)为鸟嘌呤核酸同系物,用于治疗慢性乙型肝炎患者。它在肝细胞内转化为三磷酸恩替卡韦,在细胞内的半衰期为15 h,对HBV DNA聚合酶和反转录酶有明显抑制作用,其抑制乙型肝炎病毒的作用较拉米夫定强30～1000倍。连续服用2年或以上可增高HBeAg血清转换率和使HBSAg消失。

2. 抗丙肝病毒药

丙型肝炎是治疗比较棘手的传染病,既往主要采用干扰素和利巴韦林治疗,但往往治疗时间长,副作用多,很多患者难以坚持完成治疗疗程。近年来随着对丙型肝炎研究的深入,治疗丙型肝炎的药物有了重大突破。治疗丙型肝炎新药:特异性靶向HCV抗病毒药,因其可以特异性、直接作用于HCV而被称为直接抗病毒药物(direct-acting antiviral agent,DAA)。这类药物用于治疗丙型肝炎,使其有治愈的可能。

1) 第一代直接用于丙肝病毒的药物

博　赛　匹　韦

博赛匹韦(boceprevir)是第一个批准上市的抗 HCV 药物。HCV 基因组编码的 NS3 丝氨酸蛋白酶是参与 HCV 复制的关键酶,它在 HCV 加工成熟过程中起重要作用,能催化 NS3 之后所有剪切位点的剪切。它可以直接作用于 NS3 丝氨酸蛋白酶而有效地抑制病毒的复制;有研究表明,宿主细胞通过对聚乙二醇干扰素的应答,可降低其敏感性,NS3 丝氨酸蛋白酶能抑制宿主细胞的应答,从而修复聚乙二醇干扰素的敏感度。因此博赛匹韦具有直接抑制病毒复制和修复干扰素活性的双重作用,但因价格昂贵而限制了它的应用。

特　拉　匹　韦

特拉匹韦(telaprevir)能直接攻击 HCV,阻断其复制。药理学研究表明,在体外,特拉匹韦能呈浓度和时间依赖性地降低 HCV 的 RNA 和蛋白质数量。与 α-干扰素和利巴韦林联合使用,可有效抑制 HCV 的复制,用于慢性丙型肝炎的治疗。

2) 第二代直接作用于丙肝病毒的药物

索　非　布　韦

索非布韦(sofosbuvir)联合利巴韦林用于治疗基因 2 型和 3 型慢性丙型肝炎成人患者,索非布韦联合 PEG-INF-α 和利巴韦林,则可用于基因 1 型和 4 型慢性丙型肝炎初治成人患者的治疗。不良反应较少,常见头痛、疲乏、恶心、失眠和中性粒细胞减少。

哈　瓦　尼

哈瓦尼(harmon)为索非布韦(sofosbuvir)与雷迪帕韦(ledipasvir)的复合制剂,用于 1、4、5、6 型慢性丙型肝炎的治疗。既可以单药使用,也可以和其他口服制剂如利巴韦林联合使用。常见的不良反应有乏力、头痛及疲惫感。

第六节　消毒防腐药

一、概述

消毒药是指能杀灭环境中病原微生物的药物;防腐药是指能抑制病原微生物生长繁殖的药物。二者之间没有严格的界限,低浓度消毒药有防腐作用,高浓度防腐药有消毒作用,故统称为消毒防腐药。因本类药物对人体组织细胞和微生物没有选择性,故不作为全身用药,主要用于体表(皮肤、黏膜、伤口等)、器械、排泄物和周围环境的消毒。

二、常用消毒防腐药

(一) 酚类

酚类对细菌和真菌有效,对芽胞和病毒无效。

苯　　酚

苯酚(phenol):3%～5%溶液用于手术器械和房屋的消毒;0.5%～1%水溶液或2%软膏用于皮肤止痒;1%～2%酚甘油溶液用于中耳炎,有消毒止痛作用。

高浓度对皮肤、黏膜有腐蚀作用,避免应用于损伤的皮肤和伤口,有异臭,有引湿性。

甲　　酚

甲酚(cresol)抗菌作用较苯酚强 3 倍,腐蚀性及毒性均较小。2%溶液用于皮肤、橡胶手套消毒;3%～5%水溶液用于消毒器械;5%～15%溶液用于环境及排泄物消毒。

甲酚有臭味,不能用于食具和厨房的消毒。浓度大于 2%对皮肤、黏膜有刺激作用。

（二）醇类

本类药物能杀灭常见致病菌。对芽胞、病毒无效。

乙　　醇

乙醇(alcohol)又称酒精,具有脱水凝固蛋白质等作用。75%(体积比)杀菌力最强,主要用于皮肤、体温计及器械消毒;20%～30%稀释液用于皮肤涂擦,使高热患者体温降低;50%用于防止压疮;无水乙醇注入神经干,可缓解三叉神经痛、坐骨神经痛。

乙醇对组织有强的刺激性,不能用于伤口内及黏膜的消毒;勿用于大面积涂擦,因可引起血管扩张,散热增多,老年人可发生体温下降。

（三）醛类

本类药物能使蛋白质沉淀、变性,能杀灭细菌、真菌、芽胞及病毒。

甲醛溶液

10%福尔马林溶液即 4%甲醛溶液(formaldehyde solution),用于固定标本及保存疫苗等;2%福尔马林溶液用于器械消毒;用于房屋消毒时,每立方米取甲醛 1～2 ml 加等量水,加热蒸发。牙科用甲醛配成干髓剂,充填髓洞,使牙髓失活。

挥发性较强,其气体对黏膜和呼吸道有强烈刺激性,可引起流泪、咳嗽等。低温久置可发生沉淀、混浊。

（四）酸类

本类药物能使蛋白质沉淀、变性或改变周围环境的酸碱度而影响细菌的生长繁殖。

醋　　酸

醋酸(acetic acid):0.5%～2%溶液用于洗涤烧伤感染的创面。0.1%～0.5%溶液冲洗阴道以治疗滴虫性阴道炎,以 2 ml/m³ 的食醋加热蒸发消毒房屋。

水　杨　酸

水杨酸(salicylic acid)对细菌、真菌有杀灭作用,有刺激性,10%～25%溶液可溶解角质层,治疗鸡眼和疣;3%～6%醇溶液或 5%软膏用于表皮癣病。易溶于醇,微溶于水。

苯　甲　酸

苯甲酸(benzoic acid)毒性小,常与水杨酸制成复方溶液,用于体癣、手足癣;每 100 g 食物加本品 0.1 g,用于食物防腐。

苯甲酸在酸性环境中作用增强,忌与铁盐、重金属盐配伍。

（五）卤素类

本类药物对细菌、芽胞、病毒、真菌均有强大的杀菌作用。

碘　伏

碘伏（iodophor）杀菌力强、作用持久、无刺激性、无致敏性、毒性低,为广谱杀菌剂,能杀死细菌、病毒、芽胞、真菌、原虫等,酸性环境中更稳定,作用更强。0.5%碘伏用于手术部位的皮肤消毒,5%～10%的碘伏用于治疗烫伤。另外,碘伏还可治疗滴虫性阴道炎。

应避光密闭保存。对碘过敏者慎用。烧伤面积大于20%者不宜用。

含 氯 石 灰

含氯石灰（chlorinatedlime）含有效氯25%～35%,灰白色粉末,在水中易溶解生成次氯酸,具有快而强的杀菌作用,酸性环境中有利于释放氯。0.5%溶液用于非金属用具和无色衣物的消毒。1∶5的干粉用于粪便消毒,每1000 ml水中加入含氯石灰16～32 mg,用于饮水消毒,漂白粉硼酸溶液用于化脓性创面、脓肿冲洗及湿敷。

含氯石灰受潮易分解失效,应密闭、干燥保存;有漂白作用,对皮肤有刺激作用,对金属有腐蚀作用。

（六）氧化剂

本类药物遇有机物释放新生态氧,使菌体内活性基团氧化而杀菌。

过 氧 乙 酸

过氧乙酸（peracetic acid）对细菌、芽胞、真菌、病毒均有较强的杀灭作用。0.1%～0.2%溶液用于洗手消毒,浸泡1 min;0.3%～0.5%溶液用于器械消毒,浸泡15 min;0.04%溶液喷雾或熏蒸用于食具、空气、地面、墙壁、家具及垃圾物消毒;1%溶液用于衣服、被单消毒,浸泡2 h。

过氧乙酸对金属有腐蚀性,勿用于金属器械消毒;稀释液易分解,宜现用现配;本品的作用与温度有关,气温低于10 ℃,应延长消毒时间;遇火易燃,保存于阴凉处,应注意有效期。

高 锰 酸 钾

高锰酸钾（potassium permanganate）有较强的杀菌作用。本品低浓度有收敛作用,高浓度有刺激和腐蚀作用。0.1%～0.5%溶液用于膀胱及创面洗涤;0.01%～0.02%溶液用于某些药物、毒物中毒时洗胃;0.0125%用于阴道冲洗或坐浴;0.01%用于足癣浸泡;0.02%溶液用于口腔科冲洗感染的拔牙窝、脓腔等。

浓溶液有刺激性,会损伤皮肤;配制时用凉开水,因热开水能使高锰酸钾失效;应现配现用,久放变为褐紫色时,说明失去消毒作用;密闭保存、防潮,不宜与甘油、酒精、糖、碘等放在一起,以防爆炸。

过氧化氢溶液

过氧化氢溶液（hydrogen peroxide solution）杀菌力弱,作用时间短,遇有机物释放出氧分子产生气泡,可机械消除脓块、血痂及坏死组织,除臭。3%用于清除创伤、松动痂皮,尤其是厌氧菌感染的伤口;1%用于化脓性中耳炎、口腔炎、扁桃体炎和坏死性牙龈炎等局部冲洗。

过氧化氢溶液遇光、热易分解变质;高浓度对皮肤、黏膜有刺激性灼伤,形成疼痛性"白痂";连续漱口可出现舌头肥厚,停药后可恢复。

（七）表面活性剂

可降低表面张力，使油脂乳化，从而清除油污，起清洁作用。阳离子活性剂易于吸附在细菌表面，改变细菌胞质膜通透性，使菌体成分外渗而杀菌。

苯 扎 溴 铵

苯扎溴铵（benzalkonium bromide）杀菌和去污作用快而强、毒性低、渗透力强、无刺激性。0.05%～0.1%溶液用于外科手术前洗手（浸泡 5 min）；0.01%～0.05%溶液用于黏膜和创面消毒；0.1%溶液用于食具及器械消毒（浸泡 30 min）。

苯扎溴铵不宜用于膀胱镜、眼科器械消毒以及痰、粪便、呕吐物、污水等消毒；忌与肥皂、洗衣粉等合用；金属器械需加 0.5%亚硝酸钠以防锈。

氯 己 定

氯己定（chlorhexidine）抗菌谱广、作用快而强，毒性小、无刺激性。0.02%溶液用于术前洗手消毒（浸泡 3 min）；0.05%溶液冲洗伤口及牙龈炎、牙周炎；0.1%溶液用于器械消毒（加 0.5%亚硝酸钠以防锈）；0.5%乙醇溶液用于手术前皮肤消毒；1%氯己定软膏用于烧伤、创伤表面消毒。

氯己定不可与碘酊、高锰酸钾、红汞配伍以免沉淀；不可与肥皂、合成洗涤剂同用；高温时易分解；作为含漱剂长期使用可使齿、舌黄染，偶致口腔黏膜剥脱，此时宜停药。

（八）染料类

本类药物分子中的阳离子或阴离子可与细菌蛋白质羧基或氨基结合，从而抑制细胞的生长繁殖。

甲 紫

甲紫（methylrosanilinium chloride）（龙胆紫）对革兰阳性菌、念珠菌、皮肤真菌有杀灭作用；对铜绿假单胞菌有效。本品有收敛作用，无刺激性及毒性，1%～2%溶液用于皮肤、黏膜、创伤感染、烫伤及真菌感染。

甲紫不宜在黏膜或开放的创面上使用；脓血、坏死组织等可降低其效力。

（九）重金属化合物

重金属化合物可与细菌蛋白质结合成金属蛋白质沉淀，同时重金属离子能与某些酶的巯基结合影响细菌的代谢而杀菌。

硝 酸 银

硝酸银（silver nitrate）杀菌力强，腐蚀性强。常用棒剂腐蚀黏膜溃疡、出血点、肉芽组织过度增生及疣；10%水溶液可用于重症坏死性牙龈炎和牙本质脱敏；0.25%～0.5%水溶液点眼用于结膜炎、沙眼睑缘炎。

硝酸银稀释和配制均需用蒸馏水，并避光保存。用后即用生理盐水冲洗以免损伤周围组织。

（十）其他类

环 氧 乙 烷

环氧乙烷（ethyleneoxide）是一种广谱、高效的气体杀菌消毒剂。对消毒物品的穿透力强，可达到物品深部，可以杀灭大多数病原微生物，包括细菌繁殖体、芽胞、病毒和真菌。常用于器械、被服、装备、敷料、塑料及橡胶制品、书籍、包装材料的消毒,以及工业产品如烟草、皮革等的灭菌。

环氧乙烷易爆易燃,储存及应用均须严密防火,消毒后放通风处 1 h 后方可使用;本品对眼、呼吸道有刺激性;吸收可引起中枢抑制、呼吸困难、肺水肿等。

碳 酸 氢 钠

在线答题

碳酸氢钠(sodium bicarbonate)为口腔科常用的消毒防腐药,1%～4%碳酸氢钠溶液用于口腔黏膜念珠菌感染,饭后含漱,1 次 10 ml,1 日 3 次,也可用于预防及抑制义齿或奶瓶表面真菌生长;1%～3%溶液冲洗口腔黏膜、颜面部等酸性物质的灼伤;5%溶液冲洗有机溶剂灼伤部位。

碳酸氢钠应现用现配制,一般可用配好的瓶装 5%碳酸氢钠溶液,加注射用水适量稀释配成所需的浓度。

（童江涛）

第十三章　抗寄生虫病的药物

学习目标

熟悉:氯喹、伯氨喹、乙胺嘧啶等抗疟药的药理作用、临床应用及不良反应;甲硝唑的药理作用、临床应用及不良反应。

了解:青蒿素及抗肠蠕虫药的药理作用及临床应用。

抗寄生虫病药是指能驱除或杀灭体内外寄生虫的药物。根据寄生虫感染的类型,抗寄生虫药分为抗疟药、抗阿米巴病药、抗滴虫病药、抗血吸虫和抗丝虫病药以及抗肠蠕虫病药等。

第一节　抗　疟　药

案例引导

患者,李某,24 岁,近日因经常发热到医院就诊。在过去的 3 年内,几乎每隔 2 个月出现一次发热症状。体格检查和常规血液检查发现轻度贫血和转氨酶水平升高;经快速抗原检测试验,对疟疾呈阳性反应;血涂片试验结果显示鞭毛生物的存在。诊断:该患者感染的寄生虫为间日疟原虫。

讨论:

1. 该患者可选用哪种抗疟药?

2. 大剂量应用该药,应注意什么问题?

抗疟药是用于预防或治疗疟疾的药物,通过作用于疟原虫生活史的不同环节,既能防治疟疾,又能阻止疟原虫的传播并消灭传染源。了解疟原虫的生活史对正确理解抗疟药的作用及应用非常重要。

一、疟原虫的生活史和抗疟药的作用环节

疟疾是由疟原虫感染引起的,经雌性按蚊传播的一种传染性疾病,流行于热带、亚热带地区。致病的疟原虫主要有间日疟原虫、三日疟原虫及恶性疟原虫,它们分别引起间日疟、三日疟及恶性疟,前两种又称良性疟。恶性疟病情较严重,可危及患者生命。疟疾的主要临床症状有周期性的寒战、

高热、大汗后缓解,常伴有肝脾肿大、贫血等。在我国以间日疟和恶性疟最为常见。

疟原虫的生活史分为两个阶段,即人体内的无性生殖阶段和雌性按蚊内的有性生殖阶段。

（一）人体内的无性生殖阶段

1. 红细胞外期　包括原发性红细胞外期和继发性红细胞外期。

（1）原发性红细胞外期:受感染的雌性按蚊叮咬人体时,蚊体内的子孢子随唾液进入人体血液,在肝细胞内发育、繁殖,并形成大量裂殖体。此期无临床症状,为疟疾的潜伏期。乙胺嘧啶对此期有杀灭作用,是病因性预防的首选药。

（2）继发性红细胞外期:间日疟原虫的子孢子有两种遗传亚型,即速发型和迟发型。当按蚊叮咬人体时,两种子孢子同时进入肝细胞,速发型子孢子首先完成原发性红细胞外期的裂殖体发育,进入红细胞内期,导致疟疾的临床发作;迟发型子孢子则经过长短不一的休眠后,才能发育、繁殖成裂殖体,是间日疟复发的根源。伯氨喹对间日疟红细胞外期迟发型子孢子有较强的杀灭作用,是根治间日疟的首选药。

2. 红细胞内期　肝细胞破裂释放出大量的裂殖子进入血液,侵入红细胞,生长发育为成熟的滋养体、裂殖体,并破坏红细胞,释放出大量裂殖子,使机体发生周期性反复发作的寒战、高热、大汗、贫血及肝脾肿大。裂殖子又可侵入新的红细胞进行新一轮裂殖增殖,氯喹、奎宁、青蒿素对此期疟原虫有杀灭作用,既可控制临床症状的发作,也可用于症状性预防。

（二）雌性按蚊体内的有性生殖阶段

经过红细胞内期的发育后,部分裂殖子发育成雌、雄配子体。当雌性按蚊叮咬疟疾患者时,配子体进入蚊体内,进而发育成子孢子,移行至唾液腺内,成为疟疾传播的根源。伯氨喹对配子体有较强的杀灭作用,乙胺嘧啶能抑制配子体在蚊体内发育,可防止疟疾的传播。

二、常用抗疟药

（一）控制疟疾症状的药物

控制疟疾症状的药物主要有氯喹,临床常用的其他抗疟药见表 13-1-1。

表 13-1-1　临床常用的其他抗疟药

药名	作用及应用	不良反应及疗效须知
奎宁 （quinine）	抗疟作用同氯喹,但作用弱、见效慢、维持时间短且毒性较大。主要用于耐氯喹或多种药物耐药的恶性疟,尤其是脑型疟或其他危重疟疾	①金鸡纳反应:长期或大量使用可引起恶心、呕吐、头痛、耳鸣、视力下降等金鸡纳样反应,停药后一般可恢复。②心血管系统反应:减弱心肌收缩力,减慢传导和延长有效不应期。③特异质反应:少数恶性疟患者即使少量用药也可出现急性溶血。④其他:刺激胰岛素的释放,易引起低血糖。可兴奋子宫,孕妇禁用
咯萘啶 （malaridine）	抗疟作用同氯喹,不良反应轻,用于各种类型疟疾,主要用于耐氯喹的恶性疟	部分患者有轻度胃肠道反应。严重心、肝、肾疾病患者慎用
青蒿素 （artemisinin）	能迅速杀死各种红细胞内期疟原虫,对红细胞外期疟原虫无效。主要用于治疗耐氯喹或多种药物耐药的恶性疟;抢救脑型疟	不良反应少,少数患者有轻度胃肠道反应,个别患者有一过性转氨酶升高及轻度皮疹

知识链接
13-1-1

氯　喹

【作用及应用】

1. 抗疟作用　氯喹(chloroquine)又称红细胞内期杀灭剂,主要杀灭各型疟原虫红细胞内期的裂殖体,能有效控制疟疾症状,其特点是疗效高、见效快、作用持久。给药后 24～48 h 临床症状消退,72 h 内血中疟原虫全部消失。为目前控制各型疟疾症状的首选药,也能预防性抑制疟疾症状发作。

2. 抗肠外阿米巴病作用　对阿米巴滋养体有强大杀灭作用,口服后在肝脏中浓度很高,为治疗阿米巴肝脓肿和阿米巴肝炎的首选药。

3. 免疫抑制作用　大剂量时能抑制免疫反应,对自身免疫性疾病如类风湿关节炎、系统性红斑狼疮等有效。

【不良反应与用药护理】

（1）一般反应　主要有轻度头晕、耳鸣、胃肠不适等,停药可消失。

（2）视力障碍　大剂量或长期用药时可出现视物模糊,应定期做眼科检查。

（3）急性中毒　可因呼吸衰竭而导致死亡,用氯化铵酸化尿液可促进药物的排泄。

（4）其他反应　大剂量或快速静脉给药,可致低血压、心律失常、惊厥等,故禁止静脉推注,不宜肌注。还可致畸,孕妇禁用。

（二）控制复发和传播的药物

伯　氨　喹

【作用及应用】

伯氨喹(primaquine)是人工合成的 8-氨基喹啉类衍生物,又称为迟发型红细胞外期和配子体杀灭剂,对良性疟红细胞外期迟发型子孢子和各种疟原虫配子体有较强的杀灭作用,是根治良性疟和控制疟疾传播的首选药。

【不良反应与用药护理】

（1）治疗量可引起头晕、乏力、恶心、呕吐等,停药后可消失。

（2）大剂量可引起高铁血红蛋白血症,可用小剂量亚甲蓝抢救。

（3）少数特异质患者(先天缺乏 G-6-PD 者)可发生急性溶血性贫血,服用本品应注意观察尿液颜色,如变黑色,为溶血的表现,应及时处理。

（三）疟疾病因性预防的药物

乙　胺　嘧　啶

【作用及应用】

乙胺嘧啶(pyrimethamine)又称为速发型红细胞外期杀灭剂,是病因性预防的首选药,口服吸收慢而完全,服药一次有效血药浓度可维持约 2 周,对各型疟原虫的红细胞外期速发型裂殖子有抑制作用,对红细胞内期的未成熟裂殖体也有抑制作用。

【不良反应与用药护理】

1. 巨幼红细胞性贫血　治疗量时不良反应轻,长期大剂量应用可抑制二氢叶酸还原酶,出现叶酸缺乏现象,引起巨幼红细胞性贫血,及时停药或用甲酰四氢叶酸可恢复,长期应用要定期检查血常规。

2. 急性中毒　本药略带甜味,小儿误服可引起中毒,表现为恶心、呕吐、发热、发绀、惊厥等,应加强管理。

第二节 抗阿米巴病药

阿米巴病是由溶组织阿米巴原虫感染引起的疾病。临床上可分为肠内阿米巴病（常见急性或慢性阿米巴痢疾）和肠外阿米巴病（有阿米巴肝、肺及脑脓肿）。根据药物作用部位，将抗阿米巴病药分为如下几种类型。①抗肠内、肠外阿米巴病药，如甲硝唑、依米丁；②抗肠内阿米巴病药，如二氯尼特、卤化喹啉类；③抗肠外阿米巴病药，如氯喹。临床常用的抗阿米巴病药见表 13-2-1。

表 13-2-1 临床常用的抗阿米巴病药

药名	作用及应用	不良反应及疗效须知
二氯尼特 （diloxanide）	目前最有效的杀包囊药，有效防止复发。与甲硝唑合用，用于肠内阿米巴病的根治。可作为治疗无症状包囊携带者的首选药。对肠外阿米巴病无效	不良反应轻，偶有恶心、呕吐、皮疹等。动物实验证明，大剂量可致流产，孕妇禁用
氯喹 （chloroquine）	可杀灭阿米巴大滋养体。主要用于甲硝唑无效或者有禁忌的阿米巴肝脓肿的治疗	治疗量氯喹不良反应少

甲 硝 唑

【作用及应用】

1. 抗阿米巴原虫作用 甲硝唑（metronidazole）对肠内、肠外阿米巴滋养体有强大杀灭作用，是治疗急性阿米巴痢疾和肠外阿米巴病的首选药。但单用甲硝唑治疗阿米巴痢疾时复发率较高，宜合用肠内抗阿米巴病药，以减少复发。

2. 抗滴虫作用 对阴道滴虫有直接杀灭作用，为治疗阴道滴虫病的首选药，为保证疗效，已婚患者应夫妇同服。

3. 抗厌氧菌作用 用于口腔、盆腔和腹腔内的厌氧菌感染及由此引起的败血症、骨髓炎等，是治疗厌氧菌感染的首选药。

4. 抗贾第鞭毛虫作用 甲硝唑是治疗贾第鞭毛虫的有效药物，有效率达 90% 以上。

【不良反应与用药护理】

（1）胃肠道反应最常见，可引起头晕、恶心、呕吐、口腔金属味等。

（2）极少数患者出现神经系统症状，如肢体麻木、感觉异常、共济失调或惊厥等，一经出现，立即停药。

（3）本药可抑制乙醛脱氢酶，用药期间饮酒可引起双硫仑样反应，服药期间应禁止饮酒。

（4）长期大剂量使用有致癌、致畸作用，故孕妇及哺乳期妇女禁用。

第三节 抗血吸虫病药及抗丝虫病药

一、抗血吸虫病药

血吸虫病是由血吸虫感染人体所引起的地方性疾病。我国流行的血吸虫病主要是日本血吸虫，主要分布于长江流域及以南地区。目前治疗血吸虫病的药物主要是吡喹酮。

<h3 style="text-align:center">吡 喹 酮</h3>

吡喹酮(praziquantel)为吡嗪异喹啉的衍生物,为广谱抗吸虫药,兼有抗绦虫作用。

【作用及应用】

1. 抗血吸虫作用 吡喹酮对血吸虫成虫有明显的杀灭作用,但对未成熟的幼虫无效,是治疗各型血吸虫病的首选药。

2. 抗其他寄生虫作用 吡喹酮可杀灭绦虫、华支睾吸虫、姜片吸虫、肺吸虫等。

【不良反应与用药护理】

不良反应轻,主要有胃肠道反应(如恶心、腹部不适等)和神经肌肉反应(如头晕、头痛、乏力、肌肉酸痛、肌束颤动等)。孕妇禁用。

二、抗丝虫病药

丝虫病是由丝状线虫感染引起的一种流行性寄生虫病。我国流行的丝虫有班氏丝虫和马来丝虫,蚊子为其传播媒介。丝虫病在感染早期表现为急性淋巴管炎和淋巴结炎,晚期表现为淋巴管阻塞性病变,如象皮肿、睾丸鞘膜积液及乳糜尿等。乙胺嗪是目前治疗丝虫病的首选药。

<h3 style="text-align:center">乙 胺 嗪</h3>

乙胺嗪(diethylcarbamazine)又称海群生,口服吸收迅速,1～2 h可达血药浓度峰值,可广泛分布于全身组织和体液。其代谢迅速,$t_{1/2}$约为8 h,反复给药无蓄积性。碱化尿液可使药物排泄量减少。

【作用及应用】

本药在体内有杀灭班氏丝虫、马来丝虫微丝蚴或成虫作用,体外无作用,是治疗丝虫病的首选药。

【不良反应与用药护理】

本药引起的毒性较低,可引起恶心、呕吐、食欲不振、头晕、头痛等,用药数日后可消失。但因杀死的丝虫释放出大量异性蛋白质,可引起过敏反应,表现为皮疹、寒战、发热、血管神经性水肿、哮喘等,用地塞米松可以缓解。

第四节 抗肠蠕虫病药

肠道内寄生的蠕虫主要有线虫、绦虫和吸虫三大类。抗肠蠕虫药是驱除或杀灭肠道蠕虫的药物。由于不同蠕虫对药物的敏感性不同,因此,必须根据感染蠕虫的类别正确选择药物。临床常用的抗肠蠕虫病药见表13-4-1。

表13-4-1 临床常用的抗肠蠕虫病药

分类	药名	作用及应用	不良反应及疗效须知
抗线虫药	阿苯达唑(albendazole)	广谱驱肠虫药,对多种肠道寄生虫有较强的驱杀作用。主要用于治疗蛔虫、钩虫、蛲虫、鞭虫单独及混合感染;也可用于各种囊虫病、包虫病及吸虫病	不良反应少,偶有腹痛、腹泻、恶心、头痛、头晕等症状。少数患者血清转氨酶升高,停药后可恢复正常。孕妇、哺乳期妇女及2岁以下婴幼儿禁用

续表

分类	药名	作用及应用	不良反应及疗效须知
抗线虫药	甲苯达唑 （mebendazole）	广谱、高效、低毒的抗肠蠕虫病药，作用机制与阿苯达唑相似，对多种线虫的成虫和幼虫都有杀灭作用。主要用于治疗蛔虫、蛲虫、钩虫、鞭虫和绦虫感染，治愈率达 90％以上	不良反应同阿苯达唑
	左旋咪唑 （levamisole）	主要对蛔虫、蛲虫、钩虫有效，还具有免疫增强作用	不良反应主要为胃肠道反应、皮疹，偶见肝功能异常
	哌嗪 （piperazine）	对蛔虫和蛲虫作用较强，对虫体无刺激性，可减少虫体游走。主要用于驱除肠道蛔虫	不良反应轻，大剂量可出现胃肠道反应，甚至神经系统症状。肾功能不全及神经系统疾病患者禁用
	噻嘧啶 （pyrantel）	主要用于治疗蛔虫、钩虫、蛲虫单独或混合感染	偶有发热、头痛、腹部不适等不良反应
驱绦虫药	氯硝柳胺 （niclosamide）	主要用于治疗牛肉绦虫、猪肉绦虫、阔节裂头绦虫和短膜壳绦虫感染，尤其对牛肉绦虫效果好。对钉螺和日本血吸虫尾蚴有杀灭作用，也可用于防治血吸虫病传播	不良反应少，偶见胃肠道反应

（马彩霞）

在线答题

第十四章　抗恶性肿瘤的药物

学 习 目 标

掌握：常用抗恶性肿瘤药的药理作用、临床应用。

熟悉：细胞增殖周期与抗恶性肿瘤药的关系，抗恶性肿瘤药的主要不良反应。

了解：抗恶性肿瘤药的作用机制。

恶性肿瘤是严重危害人类健康和生命的常见病，其病因和发病机制尚未完全阐明，目前主要采用手术治疗、化学治疗、放射治疗、基因治疗等。其中以抗恶性肿瘤药进行的化学治疗仍是肿瘤综合治疗的重要手段。

第一节　概　　述

一、抗恶性肿瘤药分类

（一）按细胞增殖周期分类

1. 细胞周期非特异性药　对增殖细胞群中各期细胞均有杀灭作用的药物，缺乏选择性。主要有烷化剂、抗肿瘤抗生素及铂类等。

2. 细胞周期特异性药　对细胞增殖周期中的某一期肿瘤细胞有较强杀灭作用的药物，具有选择性。如抑制 DNA 合成的抗代谢药甲氨蝶呤、氟尿嘧啶、羟基脲等，主要作用于 S 期细胞。作用于 M 期有丝分裂的药物长春新碱等。

知识链接

14-1-1

（二）按作用机制分类

1. 干扰核酸生物合成的药物

（1）脱氧胸苷酸合成酶抑制药，如 5-氟尿嘧啶。

（2）二氢叶酸还原酶抑制药，如甲氨蝶呤。

（3）嘌呤核苷酸合成抑制药，如巯嘌呤。

（4）DNA 多聚酶抑制药，如阿糖胞苷。

（5）核苷酸还原酶抑制药，如羟基脲。

2. 破坏 DNA 结构和功能的药物　常用药物有烷化剂、博来霉素、顺铂等。

3. 干扰转录过程和阻止 RNA 合成的药物　常用药物有放线菌素 D、柔红霉素等。

4. 抑制蛋白质合成和功能的药物　微管蛋白活性抑制药，如长春碱类；核糖体功能干扰药，如三尖杉酯碱；氨基酸供应调节药，如 L-天冬酰胺酶。

Note

5. 影响体内激素平衡的药物 常用药物如肾上腺皮质激素、雄激素、雌激素等。

（三）按化学结构和来源分类

1. 烷化剂 环磷酰胺、氮芥、塞替派等。

2. 抗代谢药 氟尿嘧啶、巯嘌呤、羟基脲、甲氨蝶呤等。

3. 抗肿瘤抗生素 丝裂霉素、放线菌素 D、柔红霉素等。

4. 抗肿瘤植物药 紫杉醇、高三尖杉酯碱、长春碱、长春新碱等。

5. 激素类药 肾上腺皮质激素、雄激素、雌激素、他莫昔芬等。

6. 其他药物 顺铂、卡铂、L-天冬酰胺酶等。

二、抗恶性肿瘤药的不良反应

多数抗恶性肿瘤药的选择性低,治疗指数小,毒性大,在杀伤肿瘤细胞的同时,对正常组织细胞也有杀伤作用,尤其是对增殖较快组织细胞如骨髓、消化道黏膜上皮、毛囊、生殖细胞等。其主要不良反应如下。

1. 骨髓抑制 对骨髓造血功能有抑制作用,主要表现为白细胞、血小板及红细胞减少,可致出血、贫血、感染等。用药期间应定期检查血常规。

2. 胃肠道反应 可引起恶心、呕吐、腹痛、腹泻、食欲减退等反应,严重者可引起消化道出血。应避免食用过硬、过热及刺激性食物。

3. 皮肤及毛发损害 抗恶性肿瘤药能损伤毛囊上皮细胞,引起脱发;损害皮肤,引起红斑、水肿。用药期间应保持皮肤及毛发清洁。

4. 肝、肾毒性 多数抗恶性肿瘤药在肝脏代谢,引起肝毒性,主要表现为肝肿大、黄疸、肝功能减退等;肾毒性可出现蛋白尿、管型尿、血尿、血尿素氮升高等。用药期间应定期检查肝、肾功能。

5. 神经毒性 长春新碱、紫杉醇和顺铂对周围神经有毒性,可引起手足麻木、腱反射消失及末梢神经感觉障碍。

6. 免疫抑制 可抑制机体的免疫功能,长期应用可使机体抵抗力下降而诱发感染。应注意采取预防感染的措施,严格消毒和无菌操作,如发现应及时处理。

7. 其他 环磷酰胺可引起急性出血性膀胱炎;博来霉素、甲氨蝶呤可引起肺纤维化,表现为干咳、呼吸困难;长春碱类可引起周围神经炎;阿霉素、丝裂霉素、环磷酰胺等可引起心肌损伤、心肌炎、心律失常等。此外,某些药物还有致癌、致畸、致基因突变等作用。

第二节 常用抗恶性肿瘤药

案例引导

患者,女,42 岁。半年前无意间发现右侧乳房有一硬结,花生米大小,无痛,无其他不适症状。两天前发现硬结增大,且右侧腋窝也出现大小不一的硬结,遂来院就诊,医生对其进行了活组织检查。诊断:乳腺癌。

讨论:

1. 针对此患者,治疗原则是什么?

2. 应选用什么药物?用药期间应注意哪些事项?请说明理由。

案例答案
14-2

一、干扰核酸生物合成的药物

本类药物的化学结构与核酸代谢所必需的物质如叶酸、嘌呤、嘧啶等相似,通过干扰正常核酸代谢而阻止肿瘤细胞分裂,又称为抗代谢药。

(一)二氢叶酸还原酶抑制剂

甲 氨 蝶 呤

甲氨蝶呤(methotrexate,MTX)结构与二氢叶酸类似,与其竞争二氢叶酸还原酶,干扰叶酸的代谢,继而影响 DNA 合成代谢。主要用于治疗儿童急性白血病;对绒毛膜上皮癌、恶性葡萄胎、乳腺癌、头颈部及消化道肿瘤等均有疗效;也可用于器官移植的排斥反应和自身免疫性疾病的治疗。用药前后应密切监测骨髓及肝、肾功能,如出现严重黏膜溃疡、腹泻、血便及白细胞、血小板明显减少等严重反应,应立即停药。大剂量应用时需与亚叶酸钙合用,以保护骨髓正常细胞。

(二)胸苷酸合成酶抑制剂

氟 尿 嘧 啶

氟尿嘧啶(fluorouracil,FU)在细胞内转变为 5-氟尿嘧啶脱氧核苷酸,竞争性抑制脱氧胸苷酸合成酶,继而影响 S 期的 DNA 合成代谢,是常用的周期特异性药物。主要用于消化道癌、乳腺癌、卵巢癌、绒毛膜上皮癌、肺癌、皮肤癌等的治疗。不良反应的监测及停药指征同甲氨蝶呤。

(三)嘌呤核苷酸互变抑制剂

巯 嘌 呤

巯嘌呤(mercaptopurine,6-MP)可抑制腺嘌呤、鸟嘌呤的合成代谢,对 S 期细胞作用显著。临床主要用于儿童急性淋巴细胞性白血病的治疗,大剂量对绒毛膜上皮癌也有较好的疗效。不良反应有骨髓抑制和消化道反应。

(四)核苷酸还原酶抑制剂

羟 基 脲

羟基脲(hydroxycarbamide,HU)是核苷酸还原酶抑制剂,可抑制核苷二磷酸还原酶,阻止胞苷酸转变为脱氧胞苷酸,从而影响 DNA 的合成,杀伤 S 期细胞,是治疗慢性粒细胞性白血病的首选药,对黑色素瘤有缓解作用。主要不良反应为骨髓抑制,大剂量可引起肝损伤、恶心、呕吐等。

(五)DNA 多聚酶抑制剂

阿 糖 胞 苷

阿糖胞苷(cytarabine,Ara-C)抑制 DNA 多聚酶的活性,从而影响 DNA 的合成。多用于治疗急性粒细胞性白血病或单核细胞性白血病。不良反应主要是骨髓抑制和消化道反应,静脉注射可致静脉炎。

二、破坏 DNA 结构和功能的药物

(一)烷化剂

氮 芥

氮芥(chlormethine,HN_2)是最早用于临床的抗肿瘤化疗药物,能迅速与多种有机物的亲核基团

结合,是一种高度活性的周期非特异性药。由于选择性低,毒性大,现已少用,主要用于治疗霍奇金淋巴瘤、非霍奇金淋巴瘤等,尤其适用于纵隔压迫症状明显的恶性淋巴瘤患者。常见不良反应为胃肠道反应、骨髓抑制、脱发、听力损害等。

环 磷 酰 胺

环磷酰胺(cyclophosphamide,CTX)为氮芥的衍生物,作用机制同氮芥,但体外无活性,需在组织或肿瘤细胞内分解出有活性的磷酰胺氮芥而发挥作用。其抗瘤谱广,对恶性淋巴瘤疗效显著,对急性淋巴细胞性白血病、肺癌、乳腺癌、卵巢癌、多发性骨髓瘤、儿童神经母细胞瘤等均有一定疗效。亦可用于某些自身免疫性疾病和器官移植的排斥反应等。主要不良反应与氮芥相似;大剂量可引起出血性膀胱炎,表现为尿频、尿急、蛋白尿等,多饮水或给予美司钠可预防。

塞 替 派

塞替派(thiotepa,TSPA)的作用机制同氮芥,但选择性高、抗瘤谱广、局部刺激性小,多用于治疗乳腺癌、卵巢癌、膀胱癌、肝癌等。主要不良反应为骨髓抑制。

白 消 安

白消安(busulfan)在体内解离后起烷化作用,主要用于慢性粒细胞性白血病,但对急性粒细胞性白血病无效。主要不良反应为骨髓抑制,长期应用可致肺纤维化、闭经及睾丸萎缩等。

亚 硝 脲 类

亚硝脲类(nitrosoureas)有卡莫司汀(carmustine,BCNU)、洛莫司汀(lomustine,CCNU)、司莫司汀(semustine,me-CCNU)。主要用于原发性及转移性脑肿瘤的治疗,对胃肠道肿瘤、黑色素瘤和恶性淋巴瘤等有效。主要不良反应有骨髓抑制、消化道反应,肝、肾毒性。

(二) 抗生素类

丝 裂 霉 素

丝裂霉素(mitomycin,MMC)能与 DNA 双链交叉联结,抑制 DNA 复制并使其断裂,属于周期非特异性药物。对多种实体瘤有效,特别是对消化道肿瘤,可用于治疗胃癌、胰腺癌、肺癌、乳腺癌、慢性粒细胞性白血病、恶性淋巴瘤等。主要不良反应有骨髓抑制、胃肠道反应,偶见过敏反应、间质性肺炎等。

博 来 霉 素

博来霉素(bleomycin,BLM)可与铜或铁离子络合,使氧分子大量转化为氧自由基,抑制 DNA 复制。属于周期非特异性药物,但对 G_0 期细胞作用较强。多用于治疗各种鳞状上皮细胞癌。主要不良反应有肺毒性,可引起肺间质炎性病变甚至肺间质纤维化。

(三) 铂类配合物

顺铂和卡铂

顺铂(cisplatin,DDP)进入癌细胞后在低氯离子环境下水解为具有烷化功能的阳离子水化物,发挥周期非特异性抗癌作用。用于对多种实体瘤(如睾丸肿瘤、卵巢癌、膀胱癌等)的治疗,对非精原细胞性睾丸瘤最有效。不良反应有消化道反应、肾脏毒性、骨髓抑制及听力减退。卡铂(carboplatin,CBP)的作用机制类似于顺铂,但其疗效和不良反应均有所改善。

(四)鬼臼毒素类行生物

鬼臼毒素能与微管蛋白结合,使细胞的有丝分裂停止。其半合成衍生物依托泊苷(etoposide,VP-16)和替尼泊苷(teniposide,VM-26)主要抑制 DNA 拓扑异构酶Ⅱ,从而干扰 DNA 复制、转录和修复功能。依托泊苷主要用于治疗肺癌、睾丸癌。替尼泊苷对儿童白血病和脑瘤有较好疗效。不良反应有骨髓抑制、消化道反应等,大剂量可引起肝毒性。

(五)拓扑异构酶抑制剂

喜树碱和羟喜树碱

喜树碱(camptothecin,CPT)是从植物喜树中提取的一种生物碱。临床常用其衍生物羟喜树碱(hydroxycamptothecine,OPT)。能特异性抑制 DNA 拓扑异构酶Ⅰ,从而干扰 DNA 的复制、转录和修复功能,为周期特异性药物。用于治疗胃癌、肠癌、绒毛膜上皮癌和急、慢性粒细胞性白血病等。不良反应有消化道反应、骨髓抑制,严重者可出现膀胱毒性,引起尿频、尿痛及血尿等。

三、干扰转录过程和阻止 RNA 合成的药物

放线菌素 D

放线菌素 D(dactinomycin,DACT)能嵌入 DNA 双螺旋中相邻的鸟嘌呤和胞嘧啶碱基之间,与DNA 结合成复合体干扰转录过程,阻止 RNA 的合成。常用于霍奇金淋巴瘤、恶性葡萄胎、绒毛膜上皮癌、恶性淋巴瘤等的治疗。主要不良反应为骨髓抑制。

多 柔 比 星

多柔比星(doxorubicin)能嵌入 DNA 碱基对之间,并紧密结合到 DNA 上,影响 DNA 复制和RNA 转录。属细胞周期非特异性药物,对 S 期细胞更为敏感。多用于急性白血病、乳腺癌、卵巢癌、小细胞肺癌及膀胱癌等。主要不良反应为心脏毒性、骨髓抑制、消化道反应等。

柔 红 霉 素

柔红霉素(daunorubicin,DNR)抗恶性肿瘤作用和不良反应与多柔比星相似。多用于治疗急性淋巴细胞白血病和急性粒细胞性白血病,尤其适合于儿童患者。主要不良反应为骨髓抑制和心脏毒性。

四、抑制蛋白质合成和功能的药物

(一)微管蛋白抑制剂

长 春 新 碱

长春新碱(vincristine,YCR)为夹竹桃科植物长春花所含的生物碱。主要用于 M 期细胞,抑制微管聚合和纺锤丝的形成,使细胞有丝分裂停止。主要用于治疗急性白血病、恶性淋巴瘤及绒毛膜上皮癌。长春新碱对儿童急性淋巴细胞性白血病疗效好,起效快,常与泼尼松合用。主要不良反应有骨髓抑制、神经毒性、消化道反应、脱发及注射局部刺激性等。

紫 杉 醇

紫杉醇(paclitaxel)是从紫杉和红豆杉植物中提取的有效成分,能选择性地促进微管蛋白聚合并抑制其解聚,从而影响纺锤体的功能,抑制肿瘤细胞的有丝分裂。对卵巢癌和乳腺癌有独特的疗效,

对肺癌、食管癌、大肠癌、黑色素瘤、淋巴瘤及脑肿瘤等也有一定疗效。主要不良反有骨髓抑制,其次是周围神经性病变、心脏毒性。

（二）干扰核糖体功能的药物

三 尖 杉 碱

三尖杉碱(cephalotaxin)为三尖杉属植物提取的生物碱,能抑制蛋白质合成的起始阶段,并使核糖体分解、蛋白质合成及有丝分裂停止。对急性粒细胞性白血病疗效较好,也可用于急性单核细胞性白血病及慢性粒细胞性白血病等。不良反应有骨髓抑制、消化道反应,偶见心脏毒性。

（三）影响氨基酸供应的药物

L-天冬酰胺酶

L-天冬酰胺酶(L-asparaginase,L-ASP)通过选择性抑制某些肿瘤细胞生长所必需的氨基酸生成和供给而发挥作用。L-天冬酰胺是重要的氨基酸,某些肿瘤细胞不能自行合成,需从细胞外摄取。L-天冬酰胺酶水解血清中的天冬酰胺,使肿瘤细胞缺乏天冬酰胺供应,从而使其生长受到抑制。而正常细胞可自行合成天冬酰胺,受影响较小。主要用于治疗急性淋巴细胞性白血病。主要不良反应有消化道反应,偶见过敏反应,用药前应做皮试。

五、影响体内激素平衡的药物

某些具有激素依赖性的肿瘤如乳腺癌、前列腺癌、甲状腺癌、宫颈癌、睾丸肿瘤,其生长与相应的激素平衡失调有关。可用某些激素或其拮抗药改变其失调状态,抑制肿瘤的生长。本类药物无骨髓抑制等不良反应,但激素作用广泛,选择性低,不良反应较多,临床应用时需特别注意。常用药物包括糖皮质激素类、雌激素类、雄激素类及抗雌激素药等。

(马彩霞)

在线答题

实 验 内 容

实验一　调配操作练习及溶液浓度和剂量计算

【实验目的】

1. 掌握浓溶液稀释的计算方法和配制方法。

2. 学会称、量的正确操作方法。

3. 提高学生对护理基层工作的适应能力。

【实验材料】

器材:5 ml、50 ml 和 100 ml 量杯各 1 个,玻棒 1 根,调剂天平 1 架,药匙 1 把。

药物:95％乙醇、蒸馏水、碘、碘化钾。

【方法步骤】

1. 配制 75％乙醇溶液 100 ml　根据公式 $C_1V_1 = C_2V_2$,计算出配制 75％乙醇溶液 100 ml 所需 95％乙醇的量。取 100 ml 量杯一个,倒入所需的 95％乙醇,再加入适量的蒸馏水至 100 ml,搅拌均匀即得。

2. 配制 3％碘酊 50 ml　称取碘化钾 1 g 置入 50 ml 量杯内,加蒸馏水 2 ml,搅拌使之完全溶解,再称取碘 1.5 g 加入上液中,并加入少量 95％乙醇搅拌使之溶解,再加入蒸馏水 23 ml,最后加 95％乙醇至 50 ml,搅拌均匀即得。

实验二　静脉给药速度对药物作用的影响

【实验目的】

1. 观察静脉给药速度对药物作用的影响,并联系其临床意义。

2. 练习家兔的捉拿及耳缘静脉注射法。

3. 了解注射器结构及正确使用方法。

【实验材料】

动物:家兔。

器材:磅秤 1 台、10 ml 注射器 2 支、血管钳 1 把、75％酒精棉球、干棉球。

药物:5％氯化钙注射液。

【方法步骤】

1. 取家兔 2 只,编号、称量,观察正常呼吸、心跳和活动情况。

2. 甲兔耳缘静脉快速注射(5～10 s 内推注完)5％氯化钙注射液 5 ml/kg,乙兔耳缘静脉缓慢注射(5 min 推注完)5％氯化钙注射液 5 ml/kg。

3. 观察、比较两兔呼吸、心跳和活动情况及最终结果。

【结果记录】

兔号	体重/kg	给药速度	用药后反应
甲			
乙			

【注意事项】

1. 所用药物必须在规定时间内一次推注完毕。

2. 给药速度,各组按实际所用时间记录。

实验三 药物的体外配伍禁忌

【实验目的】

1. 观察药物的体外配伍变化。

2. 学会正确使用注射剂配伍禁忌表的检索能力。

【实验材料】

器材:5 ml 注射器 3 支、血管钳 1 把。

药物:乳糖酸红霉素注射剂 3 瓶(0.25 克/瓶)、0.9％氯化钠注射液、5％葡萄糖注射液、注射用水。

【方法步骤】

1. 将乳糖酸红霉素注射剂编号为甲、乙、丙。

2. 甲瓶加入 0.9％氯化钠注射液,乙瓶加入 5％葡萄糖注射液,丙瓶加入注射用水,均为 5 ml。

3. 振摇 3～5 min,观察是否溶解。

【结果记录】

瓶号	溶剂	结果
甲	0.9％氯化钠注射液	
乙	5％葡萄糖注射液	
丙	注射用水	

实验四 药物剂量对药物作用的影响

(一) 家兔实验法

【实验目的】

1. 观察药物的不同剂量对药物作用的影响。

2. 理解临床用药时应严格掌握用药剂量的重要性。

3. 熟练掌握家兔的捉拿和耳缘静脉注射法。

【实验材料】

动物:家兔。

器材:磅秤1台、5 ml注射器2支、血管钳1把、75％酒精棉球、干棉球。

药物:1％硫喷妥钠注射液、0.2％硫喷妥钠注射液。

【方法步骤】

1. 取家兔2只,称量、编号后,观察正常活动和翻正反射情况。

2. 甲兔耳缘静脉注射1％硫喷妥钠注射液1 ml/kg,乙兔耳缘静脉注射0.2％硫喷妥钠注射液1 ml/kg。

3. 观察和比较两兔用药后的反应。

【结果记录】

兔号	体重/kg	药物与剂量	翻正反射消失时间
甲		1％硫喷妥钠	
乙		0.2％硫喷妥钠	

【注意事项】

1. 翻正反射是指动物可保持正常姿势,若将其仰卧,动物会立即翻正过来。中枢神经受到抑制后,动物的翻正反射可能消失。

2. 翻正反射消失时间是指药物注射完毕至翻正反射刚好消失的时间。

(二) 小白鼠实验法

【实验目的】

1. 观察药物的不同剂量对药物作用的影响。

2. 理解临床用药时应严格掌握用药剂量的重要性。

3. 练习小白鼠的捉拿和腹腔注射法。

【实验材料】

动物:小白鼠。

器材:托盘天平1台、钟罩2个、1 ml注射器2支。

药物:0.2％苯甲酸钠咖啡因(简称安钠咖)注射液、2％苯甲酸钠咖啡因注射液。

【方法步骤】

1. 取小白鼠2只,编号、称量后,分别放入钟罩下观察正常活动。

2. 甲鼠腹腔注射0.2％苯甲酸钠咖啡因注射液0.2 ml/10 g,乙鼠腹腔注射2％苯甲酸钠咖啡因注射液0.2 ml/10 g。

3. 给药后分别放回钟罩内,观察有无兴奋、竖尾、惊厥甚至死亡等情况,记录作用发生的时间。

【结果记录】

鼠号	体重/g	药物与剂量	用药后反应	发生时间
甲				
乙				

注:本实验也可选用2％水合氯醛注射液0.05 ml/10 g、0.15 ml/10 g分别腹腔注射。

实验五　给药途径对药物作用的影响

（一）家兔实验法

【实验目的】

1. 观察不同给药途径对药物作用的影响。

2. 熟练掌握家兔耳缘静脉注射法和肌内注射法。

【实验材料】

动物:家兔。

器材:磅秤 1 台、5 ml 注射器 2 支、血管钳 1 把、75％酒精棉球、干棉球。

药物:5％异戊巴比妥钠注射液。

【方法步骤】

1. 取家兔 2 只,编号、称量后,观察正常活动和翻正反射情况。

2. 甲兔耳缘静脉注射 5％异戊巴比妥钠注射液 1 ml/kg,乙兔肌内注射 5％异戊巴比妥钠注射液 1 ml/kg。

3. 比较两兔用药后反应。

【结果记录】

兔号	药物与剂量	给药途径	翻正反射消失时间
甲		静脉注射	
乙		肌内注射	

（二）小白鼠实验法

【实验目的】

1. 观察不同给药途径对药物作用的影响。

2. 练习小白鼠的捉拿法、灌胃法和肌注法。

【实验材料】

动物:小白鼠。

器材:托盘天平 1 台、1 ml 注射器 2 支、小白鼠灌胃器 1 个、钟罩 2 个。

药物:10％硫酸镁注射液。

【方法步骤】

1. 取 2 只体重相近的小白鼠,编号、称量后,观察其正常活动。

2. 以 10％硫酸镁注射液 0.2 ml/10 g 剂量分别给甲鼠肌注和乙鼠灌胃后放入钟罩内,观察两鼠用药后反应。

【结果记录】

鼠号	体重/g	药物与剂量	给药途径	用药后反应
甲			肌注	
乙			灌胃	

【注意事项】

小白鼠灌胃操作时不要用力过猛,以免刺破食管或误入气管,造成动物死亡。

实验六　阿托品和毛果芸香碱对瞳孔的影响

【实验目的】

1. 观察阿托品和毛果芸香碱对瞳孔的影响。

2. 学会家兔的滴眼法和量瞳法。

【实验材料】

动物:家兔。

器材:量瞳尺、剪刀。

药物:1%硫酸阿托品滴眼液、1%硝酸毛果芸香碱滴眼液(药品标签可不写明是何药,分别用 A 药和 B 药代替)。

【方法步骤】

1. 取家兔 1 只,剪去睫毛,用量瞳尺测量并记录正常瞳孔直径。

2. 用拇指和食指将下眼睑拉成杯状,中指按住鼻泪管,右眼滴入 A 药 3 滴,左眼滴入 B 药 3 滴,使药液在眼睑内保留 2 min,然后将手放开,任其溢出。

3. 滴眼 15 min 后,测量两眼瞳孔直径。

【结果记录】

家兔	药物	瞳孔直径/mm		判断所用药物
		给药前	给药后	
右眼	A 药			
左眼	B 药			

【注意事项】

1. 测量瞳孔直径时不可刺激角膜,光线和角度应前后一致。

2. 滴药时应压迫鼻泪管,以防药液流入鼻腔,经鼻黏膜吸收中毒。

3. 滴药量要准确,两药在眼内停留时间要一致。

实验七　普鲁卡因与丁卡因的表面麻醉作用比较

【实验目的】

1. 观察和比较普鲁卡因与丁卡因的表面麻醉作用。

2. 学会家兔的滴眼法及眨眼反射的观测方法。

【实验材料】

动物:家兔。

器材:剪刀。

药物:1%盐酸普鲁卡因溶液、1%盐酸丁卡因溶液(用 A 药、B 药作为标签)。

【方法及步骤】

1. 取家兔 1 只,剪去睫毛,用兔须触及角膜,测试正常眨眼反射。

2. 左眼滴入 A 药 3 滴,右眼滴入 B 药 3 滴,2 min 后将手放开,任其溢出,15 min 后再测试眨眼反射。

【结果记录】

家兔	药物	眨眼反射		判断所用药物
		用药前	用药后	
左眼	A 药			
右眼	B 药			

【注意事项】

1. 滴眼方法及有关注意事项详见实验六。

2. 测试眨眼反射时刺激的部位和力度用药前后应一致。

3. 兔须不可触及眼睑,以免影响实验结果。

实验八　普鲁卡因与丁卡因毒性比较

【实验目的】

观察和比较普鲁卡因与丁卡因的毒性作用。

（一）家兔法

【实验材料】

动物:家兔。

器材:磅秤 1 台、2 ml 注射器 2 支、血管钳 1 把、75％酒精棉球、干棉球。

药物:1％盐酸普鲁卡因注射液、1％盐酸丁卡因注射液(用 A 药、B 药作为标签)。

【方法步骤】

1. 取家兔 2 只,称量、编号,观察正常活动情况。

2. 甲兔耳缘静脉注射 A 药 0.5 ml/kg,乙兔耳缘静脉注射 B 药 0.5 ml/kg,观察两兔用药后的反应,有无兴奋、惊厥、死亡发生。

【结果记录】

兔号	体重/kg	药物及剂量	用药后反应	判断所用药物
甲		A 药		
乙		B 药		

（二）小白鼠法

【实验材料】

动物:小白鼠。

器材:托盘天平 1 台、1 ml 注射器 2 支、钟罩 2 个。

药物:1％盐酸普鲁卡因注射液、1％盐酸丁卡因注射液。

【方法步骤】

1. 取小白鼠 2 只,编号、称量,观察正常活动情况。

2. 甲鼠腹腔注射 1％盐酸普鲁卡因注射液 0.1 ml/20 g,乙鼠腹腔注射 1％丁卡因注射液 0.1 ml/20 g,观察两鼠用药后的反应,有无兴奋、惊厥、死亡。

【结果记录】

鼠号	体重/g	药物及剂量	用药后反应	判断所用药物
甲		A 药		
乙		B 药		

实验九　药物的抗惊厥作用

（一）苯巴比妥钠的抗惊厥作用

【实验目的】

观察苯巴比妥钠的抗惊厥作用,并联系其临床应用。

【实验材料】

动物:家兔。

器材:磅秤 1 台,2 ml、10 ml 注射器各 1 支,血管钳 1 把,75％酒精棉球,干棉球。

药物:0.2％盐酸二甲弗林注射液(或 25％尼可刹米注射液)、1％苯巴比妥钠注射液、0.9％氯化钠注射液。

【方法步骤】

1. 取家兔 2 只,称量、编号,观察正常活动情况。

2. 甲兔耳缘静脉注射 1％苯巴比妥钠注射液 2.5 ml/kg,乙兔耳缘静脉注射 0.9％氯化钠注射液 2.5 ml/kg。

3. 30 min 后,甲、乙两兔均耳缘静脉注射 0.2％盐酸二甲弗林注射液 0.4 ml/kg(或用 25％尼可刹米注射液 0.6 ml/kg)。

4. 观察并比较两兔注射盐酸二甲弗林后的反应。

【结果记录】

兔号	药物及剂量		惊厥发生情况		
			发生时间	惊厥程度	持续时间
甲	1％苯巴比妥钠	0.2％二甲弗林			
乙	0.9％氯化钠	0.2％二甲弗林			

【注意事项】

1. 家兔惊厥表现为阵挛性惊厥(局部肌肉发生颤抖)、强直性惊厥(四肢伸直、脊柱硬挺、头后仰、尾上翘)。

2. 惊厥出现时间是指药物注射完毕至第一次惊厥开始的时间;惊厥持续时间是指第一次惊厥开始至最后一次惊厥结束的时间。

（二）地西泮的抗惊厥作用

【实验目的】

观察地西泮的抗惊厥作用,并联系其临床应用。

【实验材料】

动物:小白鼠。

器材:托盘天平 1 台、钟罩 4 个、2 ml 注射器 4 支。

药物:0.05%地西泮注射液、0.04%盐酸二甲弗林注射液(或2.5%尼可刹米注射液)、0.9%氯化钠注射液。

【方法步骤】

1. 取小白鼠4只,随机分为两组,编号、称量。

2. 两组小白鼠均腹腔注射0.04%盐酸二甲弗林注射液(或2.5%尼可刹米注射液)0.2 ml/10 g。

3. 待小白鼠出现惊厥后,甲组立即腹腔注射0.9%氯化钠注射液0.2 ml/10 g,乙组立即腹腔注射0.05%地西泮注射液0.2 ml/10 g,观察两组小白鼠用药后反应。

【结果记录】

组别	鼠号	体重/g	二甲弗林	药物及剂量	给药后惊厥发生情况
甲	1			0.9%氯化钠	
	2				
乙	1			0.05%地西泮	
	2				

实验十　氯丙嗪的镇静安定作用和对体温的影响

【实验目的】

1. 观察氯丙嗪的镇静安定作用。

2. 观察在不同的环境温度下氯丙嗪对体温的影响,并联系其临床应用。

3. 学会体温表的使用和家兔体温的测量方法。

【实验材料】

动物:家兔(也可用小白鼠)。

药物或辅料:0.3%盐酸氯丙嗪注射液、液状石蜡、热水。

器材:磅秤1台、肛表3支、5 ml注射器3支、冰块、盐水瓶数个、毛巾1块、纸箱1个。

【方法步骤】

1. 取家兔3只,编号、称量,测量正常体温,并观察其活动情况。

2. 3只家兔均耳缘静脉注射0.3%盐酸氯丙嗪注射液1 ml/kg。

3. 给药后将甲兔置于室温下,乙兔置于冰块上(低温),丙兔置于高温环境中,30 min后再测量体温并观察活动情况。

【结果记录】

兔号	条件	活动情况		体温		体温变化
		给药前	给药后	给药前	给药后	
甲	室温					
乙	低温					
丙	高温					

【注意事项】

1. 肛表在用前必须甩至35 ℃以下,并涂上液状石蜡。

2. 测量体温时肛表插入深度(4～5 cm)与放置时间(3 min)前后要一致,雌兔应避免插入阴道内。

3. 实验室温度可影响实验结果,应保持恒定,室温必须在 30 ℃以下。

4. 将热水灌入数个盐水瓶中(根据需要),用湿热毛巾包住盐水瓶,既可避免家兔被烫伤,又可造成局部环境温度升高,形成高温环境(最好在 34~36 ℃),将盐水瓶置于纸箱中,家兔注射完氯丙嗪后,将各实验小组的丙兔做好标记,置于纸箱中,30 min 后取出,观察活动情况并测量体温。

实验十一　普萘洛尔的抗缺氧作用

【实验目的】

1. 观察普萘洛尔对动物缺氧的耐受力的影响,联系其临床应用。

2. 学会小白鼠的耐缺氧实验方法。

【实验材料】

动物:小白鼠。

药物:0.1%盐酸普萘洛尔注射液、0.9%氯化钠注射液、钠石灰。

器材:托盘天平 1 台、250 ml 广口瓶 1 个、1 ml 注射器 2 支、秒表 1 只、大烧杯 1 只。

【方法步骤】

1. 取 250 ml 广口瓶 1 个,放入钠石灰 15 g,以吸收二氧化碳和水分。

2. 取小鼠(体重为(20±2) g 为宜)2 只,编号、称量。一只腹腔注射 0.1%盐酸普萘洛尔注射液 0.2 ml/10 g,另一只腹腔注射 0.9%氯化钠注射液 0.2 ml/10 g。

3. 给药 15 min 后,将鼠同时放入广口瓶中,盖严瓶口(瓶盖可涂凡士林以便盖严),立即记录时间。观察两鼠直至死亡,记录各鼠的存活时间。

【结果记录】

综合各实验组实验结果,分别计算出给药组和对照组小白鼠的平均存活时间,再用下式求得存活时间延长百分率。

$$存活时间延长百分率=\frac{给药组平均存活时间-对照组平均存活时间}{对照组平均存活时间}\times100\%$$

实验十二　呋塞米的利尿作用

【实验目的】

1. 观察呋塞米的利尿作用,并联系其临床应用。

2. 初步学会家兔背位固定法和插导尿管的方法。

【实验材料】

动物:雄性家兔。

药物:1%呋塞米注射液、液状石蜡。

器材:磅秤 1 台、兔解剖台 1 个、绑线 4 根、50 ml 烧杯 2 个、2 ml 注射器 1 支、8 号导尿管 1 根、胶布。

【方法步骤】

1. 取雄性家兔 1 只,称量,将家兔背位固定于兔解剖台上。

2. 将用液状石蜡润滑过的导尿管从尿道外口插入膀胱,当导尿管进入膀胱即有尿液滴出,再插入 1～2 cm,共计插入 8～10 cm,然后用胶布固定于兔体上,适度按压家兔下腹部,使膀胱内积尿排尽。

3. 收集 30 min 滴出的尿液,记录其尿量,作为给药前的对照值。然后耳缘静脉注射 1% 呋塞米注射液 0.5 ml/kg,收集用药后 30 min 的总尿量。

【结果记录】

家兔 30 min 总尿量/ml	用药前/ml	用药后/ml	尿液增加量/ml

【注意事项】

1. 实验前家兔充分喂食含水较多的蔬菜,或灌水 30 ml。

2. 插导尿管时动作宜轻缓,以免损伤尿道。若尿道口因受刺激而红肿,可局部涂擦 1% 丁卡因溶液(也可在插导尿管前,先用 1% 丁卡因注射液涂擦尿道口)。

3. 家兔和导尿管须固定稳,以免实验过程中兔的挣扎而使导尿管脱出,影响实验结果。

实验十三　　硫酸镁的急性中毒及钙剂的解救

【实验目的】

1. 观察硫酸镁的急性中毒表现及钙剂的解救效应。

2. 初步学会硫酸镁急性中毒的解救方法。

【实验材料】

动物:家兔。

药物:10% 硫酸镁注射液、5% 氯化钙注射液。

器材:磅秤 1 台,5 ml、10 ml 注射器各 1 支,兔固定器 1 个,酒精棉球。

【方法步骤】

1. 取家兔 1 只,称量,观察正常活动及四肢肌张力情况。

2. 耳缘静脉注射 10% 硫酸镁注射液 2 ml/kg,观察用药后家兔的活动情况及体位变化有何改变并做记录。

3. 当家兔出现行动困难、低头卧倒时,立即由耳缘静脉缓慢注射 5% 氯化钙注射液 4～8 ml,直到站立为止。

【结果记录】

家兔	活动情况	肌张力
给药前		
用硫酸镁后		
用氯化钙后		

【注意事项】

1. 注射硫酸镁之前必须把氯化钙准备好,耳缘静脉注射点找好。

2. 注射硫酸镁的速度需稍快些,太慢不出现作用。但注射速度过快则中毒严重,不容易解救。

3. 也可通过观察耳缘动静脉颜色明显变深作为硫酸镁中毒的早期指标。

4. 注射氯化钙的速度须缓慢,过快会使动物中毒死亡。

5. 抢救后可能再次出现麻痹,应再次适当补充钙剂。

实验十四 链霉素的毒性反应及钙剂的解救

（一）家兔实验法

【实验目的】

1. 观察链霉素阻断神经肌肉接头引起的毒性反应。

2. 初步学会链霉素中毒的解救方法。

【实验材料】

动物:家兔。

药物:25％硫酸链霉素注射液、10％葡萄糖酸钙注射液或5％氯化钙注射液。

器材:婴儿秤1台、剪刀1把、10 ml注射器2支、棉球。

【方法步骤】

1. 取家兔1只,称量,观察并记录家兔的呼吸、翻正反射和四肢肌张力。

2. 肌内注射25％硫酸链霉素注射液2.5 ml/kg,观察家兔的反应。当出现呼吸频率减慢、肌张力降低时,耳缘静脉缓慢注射5％氯化钙注射液1.6 ml/kg,观察结果。

【结果记录】

家兔	呼吸/(次/分)	翻正反射	四肢肌张力
用药前			
用链霉素后			
用氯化钙后			

【注意事项】

1. 须待中毒症状明显后(约20 min),方可进行解救。

2. 注射氯化钙时,速度须缓慢。

（二）小白鼠实验法

【实验目的】

1. 观察链霉素的急性中毒症状。

2. 学会链霉素急性中毒的解救方法。

【实验材料】

动物:小白鼠。

器材:托盘天平1台、1 ml注射器2支、大烧杯2个。

药物:4％硫酸链霉素注射液、1％氯化钙注射液、0.9％氯化钠注射液。

【方法步骤】

1. 取体重相近的小白鼠2只,编号、称量。观察其正常活动、呼吸和肌张力情况。

2. 甲鼠腹腔注射1％氯化钙注射液0.1 ml/10 g,乙鼠腹腔注射0.9％氯化钠注射液0.1 ml/10 g,6 min后,两鼠分别腹腔注射4％硫酸链霉素注射液0.1 ml/10 g。观察给药后反应。

【结果记录】

鼠号	体重/g	药物及剂量	用药后反应
甲			
乙			

实验十五　有机磷酸酯类中毒及解救

【实验目的】

1. 观察敌百虫的中毒反应。

2. 观察和比较阿托品、碘解磷定的解毒效果。

3. 初步学会有机磷酸酯类中毒的解救方法。

【实验材料】

动物：家兔。

器材：磅秤 1 台、5 ml 注射器 3 支、量瞳尺 1 把、滤纸 1 张、血管钳 1 把、75% 酒精棉球、干棉球。

药物：5% 敌百虫溶液、0.1% 硫酸阿托品注射液、2.5% 碘解磷定注射液。

【方法步骤】

1. 取家兔 1 只，称其体重，观察并记录其呼吸频率、腺体分泌、肌张力、瞳孔大小、有无排便等情况。

2. 耳缘静脉注射 5% 敌百虫溶液 2.0 ml/kg，观察上述各项指标的变化情况（若 20 min 后仍无任何中毒症状，可追加注射 0.5 ml/kg）。

3. 当中毒症状明显时，耳缘静脉注射 0.1% 硫酸阿托品注射液 1.0 ml/kg。

4. 当阿托品应该解除的症状均已缓解时，观察并记录上述各项指标的变化。再由耳缘静脉注射 2.5% 碘解磷定注射液 2.0 ml/kg，观察并记录上述各项指标的变化，比较两种解救药的解救效果。

【结果记录】

家兔	瞳孔直径/mm	呼吸/(次/分)	唾液分泌	大小便	肌震颤
用药前					
用敌百虫后					
用阿托品后					
用碘解磷定后					

【注意事项】

1. 敌百虫中毒症状出现稍慢（20 min 左右），必须待中毒症状明显后再进行解救（以瞳孔缩小到 3～4 mm 为准）。

2. 记录唾液时用滤纸直接在兔口唇处按压 1 s 后，用笔圈出湿润范围的大小并写上观察序号以便前后比较。大、小便可分别记录其有无及数量。

（叶宝华）

参 考 文 献

[1] 杨宝峰.药理学[M].8版.北京:人民卫生出版社,2013.

[2] 王开贞,于天贵.药理学[M].7版.北京:人民卫生出版社,2014.

[3] 秦红兵.护理药理学[M].2版.北京:人民卫生出版社,2014.

[4] 陈树君,秦红兵.护理药理学[M].3版.北京:人民卫生出版社,2014.

[5] 符秀华,叶宝华.药物应用护理[M].北京:科学出版社,2011.

[6] 叶宝华.药物应用护理[M].南京:凤凰科学技术出版社,2014.

[7] 秦红兵,梁建梅,吴卫华.药理学[M].南京:凤凰科学技术出版社,2015.

[8] 韩蕾,秦红兵.护用药理学[M].南京:凤凰科学技术出版社,2014.

[9] 李俊.临床药理学[M].5版.北京:人民卫生出版社,2013.

[10] 陈新谦,金有豫,汤光,等.新编药物学[M].17版.北京:人民卫生出版社,2011.

[11] 盛树东,王爱和.药理学[M].上海:第二军医大学出版社,2013.

[12] 吕延杰,乔国芬.护理药理学[M].北京:人民卫生出版社,2011.

[13] 邹浩军,刘尚智.药物应用护理[M].北京:中国中医药出版社,2012.

[14] 韦翠萍,朱岫芳.护理药物学[M].南京:江苏教育出版社,2012.

[15] 王怀良,陈凤荣.临床药理学[M].北京:人民卫生出版社,2013.

[16] 孙淑娟,于翠香.感染性疾病[M].北京:人民卫生出版社,2012.

[17] 朱依谆,殷明.药理学[M].7版.北京:人民卫生出版社,2011.

[18] 李玲.药理学[M].2版.西安:第四军医大出版社,2011.

[19] 肖顺珍.护理药理学[M].3版.北京:北京大学医学出版社,2008.

[20] 姜国贤.护理药理学[M].北京:人民卫生出版社,2010.